临床儿科护理学

主　编　张念香　张　丽　陈令玉　胡玲玲

副主编　王贵玲　辛　娜　王　华　王　娇　明雅芬

编　委（按姓氏笔画排序）

丁文文　王　华　王　娇　王贵玲　辛　娜

张　丽　张念香　陈令玉　明雅芬　胡玲玲

费　萍　徐　佳

科学出版社

北京

内 容 简 介

本书共 15 章，包括概论、生长发育、小儿的一般护理、新生儿及患病新生儿的护理、营养与营养紊乱患儿的护理、消化系统疾病患儿的护理、呼吸系统疾病患儿的护理、循环系统疾病患儿的护理、泌尿系统疾病患儿的护理、造血系统疾病患儿的护理、内分泌及代谢性疾病患儿的护理、免疫系统疾病患儿的护理、结缔组织病患儿的护理、神经系统疾病患儿的护理、遗传性疾病患儿的护理。以护理程序为思维框架，以护理诊断为核心，护理措施与护理诊断相对应，理论与实践相结合，使读者能更全面、系统地领会和掌握临床观察、分析、判断问题与解决问题的能力，能运用护理程序对护理对象实施整体护理，适应现代儿科护理的需要。

本书可供在岗护士、高级护理学专业人员培训使用，也可供医院低年资医护工作者学习参考。

图书在版编目（CIP）数据

临床儿科护理学 / 张念香等主编. —北京：科学出版社，2021.10
ISBN 978-7-03-066065-7

Ⅰ. ①临… Ⅱ. ①张… Ⅲ. ①儿科学–护理学 Ⅳ. ①R473.72

中国版本图书馆 CIP 数据核字（2020）第 172268 号

责任编辑：周　园　朱　华/责任校对：宁辉彩
责任印制：李　彤/封面设计：陈　敬

科学出版社出版

北京东黄城根北街16号
邮政编码：100717
http://www.sciencep.com

北京凌奇印刷有限责任公司 印刷
科学出版社发行　各地新华书店经销

*

2021 年 10 月第 一 版　开本：787×1092　1/16
2021 年 10 月第一次印刷　印张：10 1/4
字数：303 000

定价：139.00 元
（如有印装质量问题，我社负责调换）

前　言

随着医学模式从生物医学模式向生物-心理-社会医学模式转变，医疗护理服务也相应地从单一化、片面化更新扩展为以整体化、多元化为主体的服务体系。根据临床医院岗位胜任力目标、国家执业护士资格考试要求、临床医院用人需要，儿科护理一线专家组织编写了本书。

本书以现代护理理论为指导，坚持思想性、科学性、启发性、先进性、适用性相结合的原则，力求反映儿科护理学基础知识、基本理论和基本技能，贯彻整体护理思想，强调以人的健康为中心的现代护理理念，以护理程序为思维框架编写每个疾病，以护理诊断为核心，护理措施与护理诊断相对应，理论与实践相结合，使读者能更全面、系统地领会和掌握临床观察、分析、判断问题和解决问题的能力，能运用护理程序对护理对象实施整体护理，适应现代儿科护理的需要。本书由儿科护理一线专家共同编写完成，他们从事护理、教学和科研工作，有丰富的护理经验。本书注重对循证护理思维的培养，使学生快速把握儿科护理学关键点，高效掌握并解决临床护理中遇到的具体问题。

本书在编写过程中得到了医院领导和专家的大力支持，在此一并表示诚挚的感谢。本书全体编者都以高度认真负责的态度参与了工作，但因编者水平有限，如有疏漏，敬请读者及同行批评指正，以求再版时改进与完善。

《临床儿科护理学》编写组

2020 年 6 月

目　　录

第一章　概　　论

儿科护理学（nursing care of children）是一门研究自胎儿期至青春期小儿生长发育、健康保健、疾病防治与临床护理，以促进小儿身心健康的专科护理学。

小儿是社会中最为脆弱的群体，他们应当得到社会的特别关注。儿科护理的目的是保护小儿免受疾病和伤害，在关注小儿疾病的预防、促进转归过程的同时，也关注社会和环境因素对小儿及其家庭健康状况的影响，帮助他们尽可能地达到最佳健康状态。现代儿科护理的发展模式是"以家庭为中心的健康护理"，因此，儿科护士在关注小儿生理过程和疾病的同时应关注社会和环境因素对小儿及其家庭健康状况的影响，无论是在社区还是在医疗机构，应充分运用先进的医学、护理及相关学科的理论和技术措施，全方位地为小儿提供健康护理，包括提供直接照护、健康教育、健康咨询等，以保障和促进小儿的身心健康。

第一节　儿科护理学的范围

随着医学模式从生物模式向生物-心理-社会模式的转变，儿科护理从单纯照顾患儿的生活和疾病发展为全面照顾患儿的生物、心理、社会方面的需要。凡涉及小儿时期的健康和卫生问题都属于儿科护理学的范围，从时间跨度来说，应从精子和卵子结合开始至青少年时期。根据我国卫生健康委员会的规定，临床上以出生至 14 周岁作为儿科的就诊范围。近年来，我国有许多城市和地区的儿童医院已经开设了青春期门诊。儿科护理学研究包括小儿的生长发育、营养和喂养、保健、疾病预防和临床疾病的护理。其服务对象不仅是到医院就诊的小儿，还包括家庭、社区、托幼机构和学校的小儿。

儿科护理学的任务是通过研究小儿的生长发育特点、小儿疾病防治和小儿保健规律，根据各年龄阶段小儿的体格、智力发育和心理行为特点，提供"以小儿家庭为中心"的全方位整体护理，以增强小儿体质，最大限度地降低小儿发病率和死亡率，提高疾病的治愈率，保障和促进小儿的身心健康。随着社会的进步、医学知识的普及，有关小儿免疫接种、遗传性疾病的筛查及小儿康复等内容将会占据越来越重要的地位。

儿科护士的工作职责：①收集资料，评估小儿及其家庭的健康状况；②遵照医嘱，为小儿提供各类治疗；③尽可能地维护小儿及其家庭的正常生活规律；④与小儿家庭和其他卫生保健人员合作，制订小儿的护理计划和出院计划。

儿科护理工作的内容：①临床护理工作，包括临床医院的各项护理工作，急、危、重症患儿的急救与监护工作等；②小儿保健工作，儿科护士在医院和社区（包括家庭、托幼机构、学校等地）宣传科学育儿和疾病防治的知识，以防治小儿在体格、精神、心理发育中可能遇到的障碍；③小儿及家庭的健康教育工作，小儿的健康教育必须通过成人来实施，因此要积极取得家长和社会的支持，同时要针对小儿及家庭教养中的身心健康问题，进行多种形式的宣传教育，并适时给予指导和咨询，其目的是提高小儿的健康水平和家庭的生活质量；④儿科护理研究工作，儿科护理工作者应在临床护理、社区护理、护理教学等方面，不断积累经验，积极开展护理科研工作，提高儿科护理的工作质量。

随着医学模式和护理模式的转变，儿科护理学在任务、范围、护士角色方面不断更新和扩展。儿科护理已由单纯的患儿护理发展为以小儿及家庭为中心的身心整体护理，由单纯的患儿护理扩展为包括所有小儿的生长发育、疾病防治与护理及促进小儿身心健康的研究，由单纯的医疗保健机构承担小儿的护理任务逐渐发展为全社会都来承担的小儿预防、保健和护理工作。此外，临床儿科的护理工作与小儿心理学、社会学、教育学等多门学科也有着广泛的联系。因此，应树立整体护理的理念，在儿科护理学理论的指导下，熟练掌握护理程序和护理技能，同时还应不断学习新知识、新技术。学会应用先进的医疗器械，以适应儿科护理学的飞速发展。将科学育儿知识进行多种形式的宣传教育，普及每个社区、家庭，并取得社会各个方面的支持。

第二节 儿科护理的特点

小儿时期是不断生长发育的过程，小儿不是缩小的成人，不论是在解剖、生理、营养、病理、免疫等方面，还是在疾病发生、发展、表现、治疗、护理、预后、预防等方面均与成人存在差异。熟悉和掌握小儿特点，对小儿保健和护理十分重要。

一、根据小儿特点，针对性地实施护理

（一）身体方面的特点

1. 解剖特点 小儿体格发育处于不断成长变化的过程中，遵循一定的规律，如小儿体重、身高、头围、胸围、骨骼，以及小儿内脏器官（如心、肺、肝、肾）与皮肤、肌肉、神经、淋巴等系统均随小儿年龄的增长而变化。只有了解小儿的正常生长发育规律，才能对其进行正确的护理评估，从而发现问题，做好保健和护理工作。此外，小儿各器官在解剖结构方面有着许多特殊性。例如，新生儿和小婴儿头部与身长比例相对较大，颈部肌肉和颈椎发育相对滞后，故怀抱婴儿时应注意保护头部；小婴儿髋关节附近韧带较松，白窝较浅，容易发生髋关节脱位，护理时动作应轻柔。

2. 生理特点 小儿代谢旺盛，水的需求量相对较多，应供给足够水分，以免发生脱水和电解质紊乱。此外，不同年龄的小儿有不同的生理、生化正常值，如心率、血压、呼吸、周围血象、体液成分等。

3. 免疫特点 小儿无论是先天或后天免疫均较差。小儿皮肤、黏膜柔嫩，淋巴系统发育未成熟，母体 IgM 不能透过胎盘，故新生儿的 IgM 含量低，易受革兰氏阴性菌感染；新生儿可通过胎盘从母体获得 IgG，但 6 个月后逐渐消失，其主动免疫 IgG 一般要到 6～7 岁时才达到成人水平；婴儿期分泌型 IgA（SIgA）也相对缺乏，易患呼吸道及消化道感染。其他体液因子，如补体、趋化因子、调理素等的活性及白细胞吞噬能力也较低，因此，对年幼小儿做好感染性疾病的预防、护理特别重要。

（二）心理社会方面的特点

小儿大脑的结构与功能不够成熟，故小儿的心理发育（如感知觉、情绪、记忆、思维、意志和个性等方面的发展）与成人有不同的特点，依赖性较强，合作性差。小儿时期是小儿的生长、发育过程从不成熟到成熟、从不定型到定型的时期，是可塑性最大的时期，也是接受教育最佳的时期。小儿心理、行为受家庭、学校和社会的影响，因此护理中应以小儿及其家庭为中心，在护理工作中，根据不同年龄阶段小儿的心理发展特征，采取相适应的护理措施，与小儿父母、幼教工作者、教师等共同配合，全社会参与，为小儿创建良好的生活环境，以促进小儿心理的健康发展。

（三）患病的特点

1. 疾病种类 小儿的疾病种类与成人有很大区别。例如，婴幼儿先天性、遗传性疾病和感染性疾病较成人多见；小儿心血管系统疾病以先天性心脏病为多见，成人则常见动脉粥样硬化性心脏病；小儿肿瘤疾病中急性淋巴细胞白血病多见，而成人则以其他肿瘤（肺癌、乳腺癌等）为主；中毒性菌痢多见于小儿。当小儿患急性感染性疾病时，常表现为起病急、来势猛，因缺乏局限能力而易发展为败血症，且小儿病情容易反复波动、变化快，故应加强病情观察。

2. 病理特点 由于小儿发育尚不成熟，相同的疾病因素发生在不同年龄的小儿可引起与成人

不同的病理反应，如肺部感染的病原菌均为肺炎球菌，婴幼儿常发生支气管肺炎，而成人则为大叶性肺炎。又如，当维生素 D 缺乏时婴儿易患佝偻病，而成人则表现为骨软化症。

3. 预后特点 小儿患病时虽起病急、来势猛、变化多，易恶化及死亡，但如诊治及时，措施恰当，好转恢复也快。由于小儿各脏器组织修复及再生能力较强，后遗症一般较成人少。所以，对年幼、体弱、危重的患儿，因病情变化迅速，应重点守护，严密观察，不放弃任何抢救机会，以使患儿病情转危为安，获得新生。很多疾病经积极预防，可降低发病率和死亡率。

4. 预防特点 加强预防工作是降低小儿发病率和死亡率的重要环节。近年来，我国广泛开展计划免疫和加强传染病的管理，已使麻疹、脊髓灰质炎、白喉、破伤风、伤寒、流行性乙型脑炎等许多小儿传染病的发病率和死亡率明显下降。由于重视小儿保健工作，普及了科学育儿知识，营养不良、贫血、腹泻、肺炎等常见病、多发病的发病率和病死率也已有显著降低。此外，在小儿时期注意营养供给均衡，积极参加体格锻炼，可防止小儿肥胖症，同时对进入成年后出现的高血压、动脉粥样硬化性心脏病亦起到预防作用。

（四）小儿及其家庭护理的特点

儿科护理工作应以小儿及其家庭为中心，重视小儿的生理、心理发展，关注、满足小儿及其家庭成员的心理感受和服务需求，积极为小儿及其家庭提供健康指导、疾病护理、教养咨询和家庭支持等服务，以促进小儿身心的健康成长。

二、根据小儿不同年龄阶段的特点，实施重点护理

小儿处于持续生长发育的动态阶段，各年龄时期有不同的生长发育特点。护理工作要根据不同阶段的心理和生理特点采取相应的护理措施。例如，婴幼儿期小儿好动，住院后其自由活动受到限制，再加上陌生环境及各种检查、治疗带来的痛苦和不良刺激，均会增加患儿心理上的负担，使之产生不安和恐惧心理。这就要求儿科护理人员不仅需要使病室环境舒适，更要主动关怀，多接触患儿并与之建立良好的关系，使患儿得到的爱护，感觉与在家一样。

三、顺应护理模式的转变，实施患儿的整体护理

人是身心统一的整体，护理工作不应仅限于满足小儿的生理需要或维持已有的发育，还应包括维护和促进小儿心理行为发展与心理的健康。除注意小儿机体各系统之间的关系调整外，还应使小儿的生理、心理活动状态与周围社会变化相适应。要重视把握自然环境和周围环境带给小儿的影响。护理人员需与小儿的父母、保育者、幼教工作者、学校教师等共同配合，保障和促进小儿身心两方面的健康成长。

由于小儿本身的特点，要求儿科护理工作除了以护理专业理论为指导外，还需要有儿科方面的广泛知识，需要儿童心理学、社会学、教育学等学科共同协作开展工作，以适应现代儿科护理工作的需要。

第三节 儿科临床护理的特殊性

（一）儿科护理对儿科医疗诊断、治疗起重要作用

由于患儿不会或不能完全陈述自己的病痛及病情变化，不少疾病的医疗诊断有赖于儿科护士严密、细致的观察与检查。此外，当小儿尤其是婴幼儿患病时，病情变化迅速，必须依靠护士及时发现，通知医生，才能使患儿得到及时、正确的治疗及抢救。儿科治疗措施主要依靠护士去实施，有些疾病如急性肾炎、水痘、流行性腮腺炎等，无特异治疗方法，护理工作起到使患儿康复的决定性作用。反之，不良的护理可能延误医疗诊断或治疗，甚至造成医疗事故等严重后果。

（二）生活护理多，操作要求高

儿科护士除给予患儿身心护理之外，必须与其他医务、保育人员一起，如同患儿家属般悉心呵

护患儿，给予患儿全面的生活照顾和护理。年龄越小的患儿，所需要的生活护理越多。此外，小儿躯体较娇嫩，解剖结构较精细，如周围静脉细小，有时还不易察觉，当需要静脉穿刺时，护士要做到"一针见血"，就必须不断地在实践中摸索、掌握技巧；同时，对护士的各种操作患儿往往不予以配合，从而增加了儿科护士进行操作的难度，这就要求儿科护士提高操作技能水平，更熟练地掌握操作技术。

（三）教育小儿是儿科护理的必要内容

小儿好奇心重、模仿性强，正处于获取知识、健全心理的时期。患儿住院后，医院的环境、所有医务人员都成为影响患儿的因素。有些疾病（如肾病综合征、小儿白血病等）因其转归的时间较长，使患儿住院时间较长，在此期间，儿科护士应对患儿实施整体护理，并经常与患儿沟通。在患儿面前，儿科护士同时扮演家长、教师的角色，必须寓教育于儿科护理之中，做好对患儿的身心护理。同时，要注意培养患儿生活自理的能力及良好的卫生习惯。对于年长患儿，儿科护士还可以使他们获得一些医学、自然科学等方面的知识，从而使其积极配合治疗，争取早日康复。

（四）儿科护理必须得到患儿家长的支持与配合

患儿病情大多由家长叙述，患儿的护理资料（如生活环境、各种习惯、爱好及心理特点等）大多由家长介绍。因此，儿科护理工作必须得到患儿家长的支持，才能获得准确的第一手资料，以及对患儿所采取的护理措施的正确理解与配合，有利于患儿得到安全有效的个体化整体护理。

第四节　小儿年龄分期及各期特点

小儿处于不断生长发育的动态过程中，这个过程既是连续的，又有各年龄期的阶段性和特殊性。为更准确地评价小儿的生长发育，做好各年龄期的儿童保健、疾病防治护理等，将小儿各年龄阶段划分为七个时期。

一、胎　儿　期

从精卵细胞结合至小儿出生前，这一时期称为胎儿期，正常约40周。妊娠前8周为胚胎期，是受精卵细胞不断分裂长大、各系统组织器官迅速分化发育的时期；第9周到出生为胎儿期，此时，胎儿体格迅速生长。此期是小儿生长发育的重要阶段，其特点是胎儿完全依赖母体生存，孕母的健康、营养、情绪、环境及疾病等对胎儿的生长发育影响极大，容易受内外不利因素的影响，使胚胎发育受阻，尤其是胚胎前8周，若孕母受遗传或遭到各种不利因素的影响（如营养不足、感染、药物毒害、接触放射性物质及心理创伤等），均可影响胎儿生长发育，引起胎儿畸形，甚至导致流产、死胎、早产等。

临床上还将妊娠12周以内称为妊娠早期，13周至未满28周称为妊娠中期，满28周至出生称为妊娠晚期。

此期应重视孕母的保健，包括孕妇咨询、孕母营养、孕母感染性疾病（如弓形虫、巨细胞病毒、风疹病毒、疱疹病毒及梅毒等引起的感染）的防治。高危妊娠的监测及早期处理包括胎儿生长的监测及一些遗传性疾病的筛查等。

二、新　生　儿　期

自出生后脐带结扎时起至刚满28天，称新生儿期。此期小儿刚脱离母体，开始独立生活，环境发生了极大变化，适应外界的能力较差，容易出现体温低于正常、窒息、出血、溶血、感染等各种疾病。新生儿发病率高，病死率也高，死亡率占婴儿期总死亡率的1/2~2/3，故此期应加强保暖，合理喂养，预防感染、窒息等护理措施。

胎龄满28周至出生后1周称为围生期。此期是胎儿经历分娩、生命遭受最大危险的时期，死亡率最高。应强调围生期保健，重视优生优育。

三、婴 儿 期

从出生到满1岁之前为婴儿期，又称乳儿期，其中包括新生儿期。此期小儿生长发育最快，一年身长增加50%，体重增加3倍。因而需要较高的能量及各类营养素，尤其是蛋白质，以适应生长发育的需要，但婴儿的消化、吸收功能尚不完善，易发生消化功能紊乱或营养缺乏症。此外，从母体获得的免疫抗体逐渐耗尽，而自身免疫功能尚未成熟，易受各种病原侵袭，故在6个月以后易患各种传染病及感染性疾病（呼吸道及消化道感染）。

此期的护理要点是进行科学喂养的指导，提倡母乳喂养，按时添加辅食，按免疫程序做好预防接种，预防各种感染性和传染性疾病；同时，应开始培养婴儿良好的生活习惯及注意心理卫生。

四、幼 儿 期

1岁后到满3岁前为幼儿期。此期小儿体格生长速度趋缓，但小儿开始探索周围环境，其活动范围渐广，已会独立行走，智力迅速发育，自我意识增强，语言、思维、动作、心理及应人应物能力发展较快。而且小儿乳牙出齐，断乳后饮食由乳类转换为混合膳食，并逐步向成人饮食过渡。小儿识别危险因素、保护自己的能力尚差，易发生中毒和外伤等意外事故，又因与外界接触增多，易患各种传染病（如水痘、流行性腮腺炎等）。

此期应加强教育，培养小儿良好的生活习惯，并根据小儿的心理发育特点，培养与人沟通的能力，养成诚实、活泼、开朗的良好性格。小儿的饮食调配须适应其消化、吸收能力，并应注意培养良好的饮食习惯，以及用勺、杯、碗进食的能力，做好口腔卫生护理，防止营养不良及消化紊乱。同时，应加强安全护理，必要时消毒隔离，以预防疾病的发生。

五、学 龄 前 期

3岁后到入小学前（6～7岁）为学龄前期。此期小儿体格发育速度进一步减慢，智力发育更趋完善，求知欲强，好学、好问、好模仿，知识面迅速扩大，可塑性强。虽防病能力有所增强，但因接触面广和受环境影响，易患传染病和发生各种事故及外伤。一些免疫反应性疾病（如急性肾炎、风湿热等）开始增多。

此期的护理重点是培养小儿良好的个性及道德品质，加强学前教育，重视潜在智力的开发，促进沟通能力的发展，培养良好的品德、情感、行为和良好的生活、学习习惯，为入学做好准备。同时，积极做好安全护理及预防保健。

六、学 龄 期

自6～7岁始至青春期（12～14岁）开始之前为学龄期，约相当于小学阶段。此期小儿体格稳步增长，开始正式进入学校学习，智力发育较前更为成熟，控制、理解、分析、综合能力增强。到本期末，小儿除生殖系统外，其他器官发育均已接近成人水平，大脑发育更加完善、记忆力强，理解、分析、综合能力逐渐完善，是长知识、接受科学文化教育的重要时期，也是儿童心理发展的一个重大转折时期。此期乳牙被恒牙所替代。

此期的护理重点是加强思想品德教育，促其德、智、体、美、劳全面发展。注重预防近视和龋齿，端正坐、立、行、写的姿势，安排有规律的生活、学习和锻炼，保证充足的营养和休息，防治精神、情绪和行为等问题。

七、青 春 期

从第二性征出现到生殖功能基本发育成熟、身高停止增长的时期称为青春期。一般女孩从11～12岁开始到17～18岁，男孩从13～14岁开始到18～20岁，约相当于中学学龄期。此期的特点是体格发育再度加速，生殖系统发育增快并渐趋成熟，智力飞跃发展，第二性征发育逐渐明显，女孩较男孩的体格及性器官发育约提前 2 年，且个体差异较大。由于神经内分泌调节功能不完善，还遇到升学、就业等社会压力，常不能自控自己的情感和支配自己的行为，易受社会、周围环境的影响，发生心理、精神和行为等方面的问题。此外，在青春期由于神经内分泌调节不稳定，可发生甲状腺肿大、高血压、月经失调、痤疮、贫血、肥胖症等疾病。

此期护理的重点是加强青春期教育，人生观、世界观教育与引导，及时进行生理、心理和性知识的教育，培养良好的思想道德品质，增进青少年的身心健康。同时保证充足的营养，加强体格锻炼。

第二章 生长发育

生长发育是小儿时期不同于成人的最基本的特点。生长（growth）是指随年龄的增长，机体各器官和系统的长大，表示机体在量方面的增加，可以用测量的方法表达。发育（development）是指细胞、组织和器官的分化逐渐完善与功能的逐渐成熟，表示机体在质方面的变化。生长和发育两者紧密相关，不能截然分开，共同反映机体的动态变化。熟悉和掌握生长发育的规律及其影响因素，有助于儿科临床护理工作者对儿童生长发育状况的正确评价与指导。

第一节 生长发育的规律和影响因素

一、生长发育的一般规律

（一）连续性与阶段性

在整个小儿时期，生长发育不断进行，它是一个连续的过程，但各年龄阶段生长发育的速度不同，具有阶段性。例如，体重和身长在婴儿期增长很快，尤其在前3个月最快，出现第一个高峰期。第2年以后生长速度减慢，至青春期生长速度又猛然加快，出现第2个生长高峰期。

（二）各系统器官发育不平衡

小儿各系统器官的发育有各自的生长特点，发育速度快慢不同，各有先后。例如，神经系统发育较早，脑在胎儿时期和出生后2年内发育较快，淋巴系统在婴儿时期发育迅速，11~12岁时达到高峰，继而退化，逐渐下降至成人水平。生殖系统发育最晚，在青春期才迅速发育（图2-1）。

（三）顺序规律

生长发育遵循由上到下、由近到远、由粗到细、由低级到高级、由简单到复杂的规律。例如，小儿出生后运动发育的规律是：先抬头、后抬胸，再会坐、立、行（由上到下）；婴儿首先学会控制肩和臂，再控制手及从腿到足的活动（由近到远）；先用全手掌抓握到手指端捏取物（由粗到细），如儿童先学会画直线，继而能画圈、画人（由简单到复杂）；先会看、听、感觉事物、认识事物，再发展到有记忆、思维、分析和判断等高级神经活动（由低级到高级）。

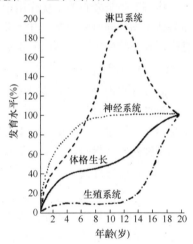

图2-1 不同系统的发育与年龄的关系

（四）个体差异

小儿生长发育虽按一般规律发展，但在一定范围内受机体内外因素（如遗传、营养、教养及环境等）的影响，会出现显著的个体差异。每个人的生长模式不会完全相同，因此小儿生长发育的所谓正常值不是绝对的，必须考虑个体发育的不同影响因素，才能做出较正确的评价。

二、影响生长发育的因素

（一）遗传

细胞染色体所载的基因是决定遗传的物质基础，这些遗传基因使小儿具有人类共同的特征。父母双方的遗传基因决定着每个小儿个体发育的特点，不同种族、父母的身材高矮、体型、性格、皮肤、头发的颜色、性成熟的迟早等都与遗传有关。如果有染色体畸形或基因缺陷的精子或卵子结合受孕时，从受精卵开始，就决定了此小儿生长缺陷发生的可能性大。因此，遗传性疾病无论是染色体畸变还是代谢缺陷、内分泌障碍等，对生长发育都有显著影响。

（二）性别

男、女小儿生长发育各有其规律与特点。女孩的身高、体重在学龄期可超过同年龄的男孩，因女孩青春期开始约较男孩早 2 年，但最终进入成人期后平均身高、体重却较男孩小。男孩青春期开始较晚，但其延续时间较女孩长，故最终体格发育明显超越女孩。女孩的语言、运动发育略早于男孩。在骨骼、肌肉和皮下脂肪发育等方面，如青春期脂肪组织占全身体重的比例有明显的性别差异，女性平均为 24.6%，约为男性的 2 倍，故青春期女孩大多显得比男孩丰满。男孩骨骼肌占体重的比例明显大于女孩。因此，在评价小儿生长发育水平时应分别按男孩、女孩标准进行。

（三）营养

营养是保证小儿生长发育的物质基础。年龄越小受营养的影响越大。宫内营养不良的胎儿不仅体格生长发育落后，脑的发育亦迟缓，甚至可至先天性缺陷。出生后营养不良，特别是第 1～2 年的严重营养不良会影响体格发育，机体的免疫力、内分泌和神经调节功能低下。婴幼儿长期缺乏蛋白质、能量，对智力可能会造成不可逆转的损害。

（四）疾病

疾病对生长发育的干扰作用十分明显。急性感染性疾病常使体重减轻，慢性感染性疾病可使身高与体重增加同时受影响，内分泌疾病引起骨骼生长和神经系统发育迟缓，先天性疾病（先天性心脏病、肾小管酸中毒、糖原贮积症）会使小儿生长发育迟缓。

（五）孕母情况

胎儿在宫内的发育受孕母的年龄、营养状况、情绪、疾病、生活环境等各种因素的影响。例如，母亲年龄在 16 岁以下或 35 岁以上易致高危儿的发生；妊娠期严重营养不良可致流产、早产和胎儿发育迟缓；妊娠早期的病毒感染（风疹病毒）可导致胎儿先天畸形；母亲妊娠早期接受 X 线照射、服用某些药物、接触环境中有毒物质等可使胎儿的发育受阻。

（六）生活环境

良好的生活环境（居住环境、家庭环境、社会环境）是促使小儿生长发育达最佳状态的重要因素。良好的居住环境应该是阳光充足、空气新鲜、水源清洁、无噪声、住房宽敞，室内无放射线、无毒物污染等。良好的家庭环境应该具有和谐的家庭气氛、合理的生活制度、较好的文化习俗及对小孩的良好教育方法。良好的社会环境能为儿童提供生长发育良好的大环境，生活环境较好的国家或地区，儿童生长发育的水平较高。因此，随着社会的进步，生命质量的提高、生活环境的好坏对儿童的健康作用不容忽视。

第二节　体格发育及评价

一、体格生长常用指标

体格生长是小儿生长发育的一个方面，应选择易于测量、有较好人群代表性的指标来表示。一般常用的体格生长指标有体重、身高（长）、坐高、头围、胸围、上臂围等。

（一）体重

体重（weight）是身体各器官、系统、体液的总重量。体重的变化是反映小儿体格生长与营养状况的重要指标，也是决定临床计算给药量和静脉补液量的重要依据。

新生儿出生时体重与胎次、胎龄、性别和宫内营养状况有关。正常足月新生儿出生时体重为 2.5~4.0kg，平均 3.0kg。出生后最初 2~3 天由于摄入少、水分丧失、胎粪及小便排出，体重可减轻 3%~9%，7~10 天可恢复到出生时体重，这种现象称为生理性体重下降。如果出生后及时喂哺可减轻或避免生理性体重下降的发生。

小儿的体重增长并非等速，年龄越小，增长速度越快。出生后前 3 个月每个月平均增长 700~800g，正常足月新生儿第 1 个月可增长 1000~1500g；4~6 个月时每个月平均增长 500~600g；7~12 个月每个月平均增长 300~400g。一般出生后 3 个月月龄的婴儿体重约为出生时的 2 倍（6kg）。1 岁时婴儿体重约为出生时的 3 倍（9kg），第一年内婴儿体重在前 3 个月增加的量相当于后 9 个月的增加量。故小儿从出生到 6 个月呈现第一个生长高峰。出生后第二年体重增加 2.5~3.5kg，2 岁时体重约为出生时体重的 4 倍（12kg）。2 岁至青春期前体重增长减慢，每年增长约 2kg。进入青春期后，由于性激素和雌激素的协同作用，体重平均每年可增加 4~5kg，可持续 2~3 年，呈现第二个生长高峰期。

为便于计算用药量和液体量，临床上可按如下公式粗略计算体重：

（1~6 个月）前半岁婴儿体重（kg）=出生时体重（kg）+月龄×0.7（kg）

（7~12 个月）后半岁婴儿体重（kg）=出生时体重（kg）+（6×0.7）+（月龄–6）×0.4（kg）

2~12 岁体重（kg）=（年龄–2）×2+12（kg）

=年龄×2+8（kg）

12 岁后的青春期发育阶段受内分泌影响（性激素和生长激素的协同作用），体重增长较快，故不能按以上公式推算。

正常同年龄、同性别小儿体重存在个体差异，但其波动范围应不超过正常值的 10%左右。若体重增长过多或不足，应查找原因，采取相应的护理措施。

（二）身高（长）

身高（height）是指头顶到足底的全身长度，是反映骨骼发育的重要指标。仰卧位测量称身长（body length），一般适应于 3 岁以下小儿。站立位测量称身高，一般适应于 3 岁以上小儿。身高（长）的增长规律与体重相似，年龄越小增长越快，婴儿期和青春期出现 2 个生长高峰。正常新生儿出生时平均身长为 50cm。1 岁时约为 75cm，其中出生后前 3 个月的增长为 11~12cm，与后 9 个月的增长量相当。第二年增长速度减慢，约为 10cm，即 2 岁时身高（长）约为 85cm。2 岁以后至青春期前身高（长）增长平稳，每年 5~7cm。因此，2~12 岁小儿身高（长）的估算公式为

身高（长）（cm）=年龄（岁）×7（cm）+70（cm）

小儿进入青春期后出现第二个身高增长高峰期，其增长速度约为学龄期的 2 倍，持续 2~3 年，故不以此公式计算。女孩进入青春期较男孩早约 2 年，故 10~13 岁的女孩常较男孩高，但因男孩的青春期开始较晚，青春期后身高加速增长，持续时间较女孩长，最终男孩身高大于女孩。

身高（长）包括头部、躯干（脊柱）和下肢的长度，各部分的增长速度是不一致的。出生后第一年头部生长最快，躯干次之。青春期身高以下肢增长最快，故头、躯干和下肢在各年龄期所占身高的比例不同。因此，临床上需要分别测量上部量（从头顶至耻骨联合上缘）和下部量（从耻骨联合上缘至足底），检查身长各部分比例有无异常。新生儿上部量大于下部量，中点在脐以上。随着下肢长骨的增长，中点下移。2 岁时中点在脐下。6 岁时中点在脐与耻骨联合上缘之间。12 岁时上、下部量相等，中点在耻骨联合上缘（图 2-2）。

身高（长）的增长与遗传、种族、内分泌、营养、运动和疾病等因素有关。

某些疾病（如甲状腺功能减退、生长激素缺乏、严重的佝偻病、营养不良等）可引起明显的身高（长）变化。一般认为低于正常值的 30%以上时为异常。短期的疾病、营养不良对身高（长）不会有明显影响。

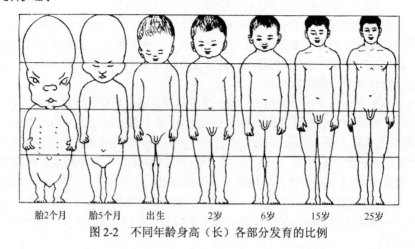

胎2个月　　胎5个月　　出生　　　2岁　　　　6岁　　　15岁　　　25岁
图 2-2　不同年龄身高（长）各部分发育的比例

（三）坐高

坐高（sitting height）是指头顶至坐骨结节的长度。坐高代表头颅与脊柱的发育。随着年龄的增长，下肢增长的速度加快，坐高占身高（长）的比例随之下降。出生时坐高占身高（长）的67%；4岁时占身高（长）的60%；至14岁时占身高（长）的53%。此百分比显示了上、下比例的改变，比测坐高的绝对值更有意义。

（四）头围

头围（head circumference）为自眉弓上缘经枕后结节绕头1周的长度。头围大小反映脑、颅骨的发育程度。胎儿时期脑发育居全身各系统的领先地位，故出生时头相对大。正常新生儿出生时头围平均为34cm。出生后3个月头围增加约6cm，后9个月头围增加约6cm，1岁时头围平均为46cm。出生后第二年始头围增加速度逐渐减慢，2岁时头围约为48cm；5岁时约为50cm；15岁时为54～58cm，接近成人。在儿童保健工作中，监测头围以出生后2年最有价值，头围过小常提示脑发育不良，多见于小头畸形。头围增长过快、过大，则提示脑积水或佝偻病。

（五）胸围

胸围（chest circumference）是指经胸部乳头下缘绕胸1周的长度。胸围代表胸廓与肺的发育，在胎儿时期胸廓相对脑的发育慢，正常新生儿出生时，胸围比头围小1～2cm，平均为32cm。1岁左右胸围与头围相等，大约为46cm。第二年约增加3cm，3～12岁胸围平均每年增加1cm。故1岁至青春期胸围约为头围数加年龄减1cm。在婴儿时期胸廓呈圆筒形，前后径与左右径相等，2岁以后左右径逐渐增大。小儿胸廓发育与营养、疾病、体格锻炼等有关。

（六）上臂围

上臂围是指自肩峰与尺骨鹰嘴连线中点的水平线绕上臂1周的长度。上臂围代表上臂骨骼、肌肉、皮下脂肪和皮肤的发育水平。1岁以内上臂围增加迅速，1～5岁增长较缓慢，为1～2cm。在无条件测量体重、身高（长）的地区，可测量上臂围以普查5岁以下小儿的营养状况。1～5岁小儿上臂围>13.5cm为营养良好，12.5～13.5cm为营养中等，<12.5cm为营养不良。

二、骨骼和牙齿的发育

（一）颅骨的发育

颅骨随脑的发育而增长，故较面部骨骼（鼻骨、下颌骨）发育早。临床上除测量头围外，还可以根据骨缝闭合、前囟和后囟闭合的迟早来衡量颅骨的发育。婴儿出生时颅骨骨缝尚有分离，于3～4个月月龄时闭合。前囟为顶骨与额骨边缘交界处形成的菱形间隙（图2-3）。出生时对边中点连线距离为1.5～2.0cm，6个月后逐渐骨化而变小，至1.0～1.5岁时闭合。后囟是两块顶骨与枕骨边缘交界处形成的三角形间隙，后囟在出生时很小或已闭合，最迟于出生后6～8周闭合。前囟检查在儿科临床上很重要：闭合过早或过小见于小头畸形；闭合过迟或过大见于佝偻病、先天性甲状腺功能低下症等；前囟饱满常提示颅内压增高，见于脑积水、脑炎、脑膜炎、脑肿瘤等疾病；前囟凹陷则见于极度消瘦或严重脱水的患儿。

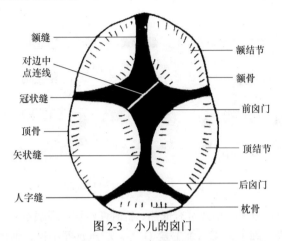

图 2-3　小儿的囟门

面骨、鼻骨、下颌骨等的发育稍晚，1～2岁时随着牙齿萌出，面骨变长，下颌骨向前凸出，面部相对变长，使婴儿期的颅骨较大，面部较短的圆胖脸型逐渐向儿童期面部增长的脸型发展。

（二）脊柱的发育

脊柱的增长反映脊椎骨的发育。出生后第一年脊柱增长快于四肢，1岁后四肢增长快于脊柱。出生时脊柱无弯曲仅呈轻微后凸，出生后2～3个月小儿会抬头时，随动作的发育，颈段脊椎前凸会出现第一个弯曲；6个月后能坐，出现胸椎后凸，为脊柱第二个弯曲；1岁左右开始站立和行走，出现腰椎前凸，为脊柱第三个生理弯曲。6～7岁时这三个脊椎自然弯曲为韧带所固定。生理弯曲的形成与直立姿势有关，有加强脊柱弹性的作用，有利于保持身体平衡，又能减少在活动时对脑部的震动。因此，应注意儿童坐、立、行走的姿势，确保儿童的脊柱正常形态，防止脊柱的异常弯曲。

（三）长骨的发育

长骨的生长主要由于长骨干骺端的软骨骨化，骨膜下成骨，使长骨增长。长骨生长结束的标志是干骺端骨骼融合。长骨的生长和成熟与体格生长密切相关，随着年龄的增长，长骨干骺端的骨化中心按一定的顺序和部位有规律地出现。通过X线检查，长骨干骺端骨化中心的出现时间、数目、形态变化，可判断骨骼的发育情况和骨骼的发育年龄，即骨龄（bone age）。骨龄反映儿童发育的成熟程度较实足年龄更为准确，临床上有重要价值。

一般摄左手X线片了解其腕骨、掌骨、指骨的发育。出生时腕部无骨化中心，出生后3个月左右出现头状骨、钩骨；约1岁时出现下桡骨骺；2～3岁出现三角骨；3～5岁出现月骨、大小多角骨；5～6岁出现舟骨；6～7岁出现下尺骨骺；9～10岁出现豆状骨。腕部骨化中心共10个，9岁前腕部骨化中心数约为其年龄加1。上肢桡骨远端骨化中心于10个月时出现，尺骨远端到6～8岁时才出现。

小儿患有生长激素缺乏性侏儒症、甲状腺功能减退症及肾小管酸中毒等疾病时表现为骨龄明显落后，而患有中枢性早熟、先天性肾上腺皮质增生症等疾病时骨龄常超值。

（四）牙齿的发育

牙齿的发育与骨骼发育有一定关系。人的一生有2副牙齿，即乳牙（20个）和恒牙（28～32个）。出生时乳牙隐在颌骨中，被牙龈遮盖，故新生儿无牙。出生后4～10个月乳牙开始萌生，12

个月尚未出牙者可视为异常。乳牙于 2.0～2.5 岁出齐。出牙顺序为下中切牙、上中切牙、上下侧切牙、第一乳磨牙、尖牙、第二乳磨牙（图 2-4）。2 岁以内乳牙的数目为月龄减（4～6）。6 岁左右开始萌出第一颗恒牙，即第一恒磨牙，位于第二乳磨牙之后；7～8 岁开始乳牙按萌出先后逐个脱落，代之以恒牙；12 岁左右萌出第二恒磨牙；18 岁后出现第三恒磨牙（智齿），但也有人终身不出此牙。恒磨牙一般在 20～30 岁时出齐。

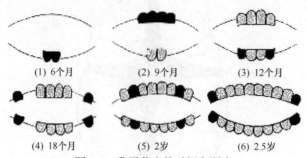

(1) 6个月   (2) 9个月   (3) 12个月

(4) 18个月   (5) 2岁   (6) 2.5岁

图 2-4 乳牙萌出的时间和顺序

出牙是一种生理现象，但个别小儿可有低热、暂时性流涎、睡眠不安等症状。健康牙齿结构需要充分的蛋白质、钙、磷、维生素 C、维生素 D 等，严重营养不良、佝偻病、甲状腺功能低下等会使牙齿发育异常。

三、体格生长的评价

体格生长评价有利于尽早发现小儿的生长水平、生长趋势、生长速度，对小儿生长发育过程中出现的异常情况，应及时给予指导，采取有效的措施，保证小儿健康成长，这是儿童保健和儿科护理工作的一项重要内容。

（一）资料分析方法

为了解个体或群体儿童现阶段的生长发育和以后的发育趋势，必须选择一个儿童体格生长的标准参比值进行比较。

1. 均值离差法　是正态分布的常用统计学方法之一。以平均值（$\bar{x}$）为基值，以标准差（s）为离散距，一般认为平均值加减两个标准差（含 95.4% 的总体）范围内的被检小儿为正常。

2. 中位数百分位法　适用于正态或非正态分布状况。以第 50 百分位为中位数，把资料分为 3、10、25、50、75、90、97 百分位数 7 个等级，一般认为在 3～97 百分位（含 95% 的总体）范围内的被检小儿为正常。

3. 生长发育图法　将各项体格生长指标按不同性别和年龄画成曲线图，对个体小儿进行全程动态监测。该图较为简单，适用于基层。图上有两条曲线，两线之间为正常范围，高于上一条曲线为营养过度或肥胖，低于下一条曲线为营养不良或发育障碍。优点是较数字直观，能较准确地了解儿童的发育水平（图 2-5）。

为了正确评价儿童体格生长状况，应注意以下几点。

（1）采用规范的测量工具和正确的测量方法，力求获得准确的测量数据。

（2）必须定期纵向观察，以了解儿童的生长趋势，不能单凭一次结果就做出结论。

（3）根据不同的对象选用合适的参考人群值。

（4）体格生长发育内容应包括发育水平、生长速度和匀称程度三个方面。①发育水平：包括所有单项体格指标，如体重、身高（长）、头围、胸围、上臂围等，将小儿某一年龄时某一项体格生长指标测量与参考人群值比较，即得到该小儿某一年龄时此项体格生长指标在此年龄的发育水平，但不能预示其生长趋势。②生长速度：对小儿某一项体格生长指标[如身高（长）、体重]进行连续

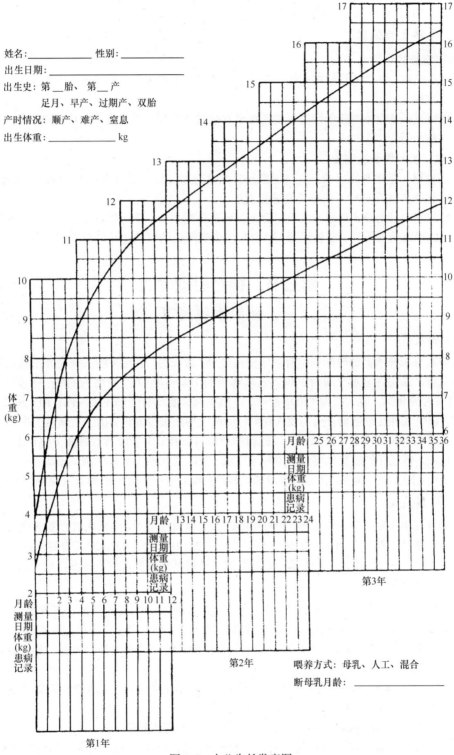

图 2-5 小儿生长发育图

监测（纵向），即可得到该项体格发育指标的生长速度。这种动态纵向观察方法，可发现每个小儿自己的生长"轨迹"，及时发现生长偏离，加以干预。③匀称程度：对体格发育各项指标之间的关系进行评估。例如，坐高与身高（长）的比值可反映下肢的发育状况，可评价身材是否匀称；体重与身高（长）的比例，可评价身材的胖瘦。

（二）体格生长偏离

1. 体重增长的偏离

（1）体重过重：是指体重超过同龄正常儿童体重平均数增加 2 个标准差（或第 97 百分位）者，如肥胖症、水肿患儿。

（2）低体重：是指体重低于同龄正常儿童平均数减 2 个标准差（或第 3 百分位）者，如营养不良、家族性矮小等。

2. 身高（长）增长的偏离

（1）高身材：是指身高（长）超过同龄正常儿童身高（长）平均数加 2 个标准差（或第 97 百分位）者，如家族性高身材、垂体性肢端肥大症等。

（2）矮身材：是指身高（长）低于同龄正常儿童身高（长）平均数减 2 个标准差（或第 3 个百分位）者，如严重营养不良、家族性矮小、内分泌疾病所致的甲状腺功能减退症、生长激素分泌不足症等。

第三节　神经心理发育

一、神经系统发育

（一）脑发育

人大脑发育成熟所需的时间在所有器官中是最早、最长的。小儿神经系统发育在胎儿期就领先于其他各系统。新生儿脑重平均为 370g，占其体重的 1/9～1/8；6 个月时为 600g；1 岁时为 900g；10 岁已达成人的 90%（成人脑为 1500g 左右）。出生时大脑已有全部主要沟回，但大脑皮质较薄、沟裂较浅。新生儿神经细胞数目已与成人相同，但树突与轴突少而短。出生后脑重的增加主要是神经细胞体积增大和树突增多、加长及神经髓鞘的形成与发育。3 岁时神经细胞分化已基本完成，8 岁时接近成人。神经纤维髓鞘化要到 4 岁时才完成，故在婴儿期由于神经髓鞘形成不全，当外界刺激传入大脑时，因无髓鞘隔离，传导时波及邻近神经纤维，故小儿对外来刺激反应慢，且易于泛化。

（二）脊髓发育

脊髓发育在出生时已相对较成熟，随着年龄的增长而重量增加，至成人时脊髓的重量约为出生时（出生时脊髓的重量为 2～6g）的 3～5 倍。小儿脊髓相对较长，胎儿时期脊髓下端达第 2 腰椎的下缘，4 岁时下端又上移到第 1 腰椎，故对婴幼儿做腰椎穿刺的部位应偏低，避免损伤脊髓。

（三）神经反射

新生儿出生时就具有一些先天性（非条件）反射，如吸吮、觅食、拥抱、握持等。

1. 吸吮反射（sucking reflex）　将乳头或其他物体放入小儿口中，即引起吸吮动作。

2. 觅食反射（rooting reflex）　触及新生儿一侧面颊时，其头即转向该侧，若轻触其上、下唇则有噘嘴唇动作。

3. 拥抱反射（embrace reflex）　用手托起新生儿呈半坐卧位，小儿即出现两臂外展伸直，继而出现屈曲内收到胸前呈拥抱状。

4. 握持反射（grasp reflex）　用物触新生儿手心，可被紧把握。

以上先天性反射随着年龄增长而消失，一般在出生后 3～4 个月，若在该消失的年龄仍然存在，则会有碍动作的发育，也可能是大脑发育异常。大脑皮质及感觉器官不断发育，各种各样的条件反射逐渐形成，使小儿能更快地适应环境。两岁以下小儿巴宾斯基征（Babinski 征）阳性为正常生理现象。

二、感知觉发育

感知觉是通过各种感觉器官从环境中选择性地取得信息的能力。感知觉是一种最简单的生理现象，是知识和经验来源的基础。感知觉是认识客观世界的起点，也是一切高级心理活动的基础。感知觉对小儿运动、言语、社会适应能力的发育起重要的促进作用。

1. 视感知 新生儿出生后对光已有反应，强光可引起闭目，但眼球的运动不协调，仅能看见 15～20cm 以内的物体，在安静、清醒状态下有短暂的注视能力。3 个月时出现头眼的协调运动，喜看自己的手，可随物体水平转动 180°；6～7 个月时目光可随上、下移动的物体垂直方向转动，眼手动作协调，能看到下落的物体，喜红色等鲜艳明亮的颜色；8～9 个月时开始出现深度视觉，能看到小物体；18 个月时能区别各种形状；2 岁时可区别垂直线与横线；5 岁时可区别各种颜色；6 岁时视深度已充分发育，视力达 1.0。

2. 听感知 听力与儿童的智力和社交能力发育有关。新生儿出生时鼓室无空气，中耳内有羊水潴留，听力差。出生后 3～7 日听觉良好；3～4 个月时头可转向声源，听到悦耳声时会微笑；7～9 个月时能确定声源，可区别语言的意义；1 岁时能听懂自己的名字；2 岁时能听懂简单吩咐；3 岁时可精细区别不同的声音；4 岁时听感知发育完善。

3. 味觉 新生儿出生时味觉发育已完善，对甜与酸等不同味道产生不同反应，如对甜水则吸吮，若苦水则拒绝。4～5 个月月龄的婴儿对食物的微小改变非常敏感，此期为味觉发育的关键时期，应及时添加各类辅食，使其习惯于不同味道的食物。

4. 嗅觉 出生时嗅觉中枢与神经末梢已发育成熟，对乳味有特殊的敏感性，闻到乳味就会寻找乳头。3～4 个月时能区别好闻与难闻的气味；7～8 个月可辨别芳香气味；2 岁时能辨别各种气味。

5. 皮肤感觉 包括触觉、痛觉、温度觉和深感觉等。新生儿触觉很灵敏，其敏感部位是眼、口周、手掌、足底等部位，触之即有反应，如瞬眼、张口、缩回手足等。新生儿对痛觉反应迟钝，2 个月起才逐渐改善，对疼痛可表示痛苦。新生儿温度觉很灵敏，特别是对冷的刺激反应敏感，如环境温度骤降时即啼哭，保暖后即安静。3 个月时已能区分 31.5℃ 与 33℃ 的水温差别；2～3 岁小儿能区分物体的软、硬、冷、热等属性。5～6 岁时能分辨体积相同而重量不同的物体。

6. 知觉 是人对事物各种属性的综合反映。知觉的发展与视、听、触等感觉的发展有密切关系。6 个月月龄小儿能对一个物体的形状、大小、质地及颜色等产生初步的综合性知觉。1 岁以后，随着语言能力的发展，在成人教育下，开始学会用词汇来概括某些感知的综合概念。1 岁时能爬高处、躲门后等；3 岁能辨上、下；4 岁能辨前、后；5 岁能辨自身左、右；5～6 岁时能区别今天、昨天、明天、上午、下午；10 岁时能掌握秒、分、时、月、年的知识。

三、运 动 发 育

运动发育与脑的形态、功能发育部位、神经髓鞘化的形成时间和程度有关。运动发育可分为大运动（包括平衡）和精细运动两大类。

（一）大运动

小儿运动的最初形式是妊娠后期出现的胎动。新生儿运动无规律、不协调。随着中枢神经系统和肌肉功能的发育，运动功能逐渐发育（图 2-6）。

1. 抬头 新生儿由于颈后肌先于颈前肌发育，俯卧时能抬头 1～2 秒；3 个月时抬头较稳；4 个月时抬头很稳，并能自由转动。

2. 坐 新生儿腰肌乏力，3 个月时扶坐腰为弧形；4 个月扶两手和髋部能坐；6 个月时能双手向前撑住独坐；8 个月时能坐稳并能左右转身。

3. 匍匐、爬行、蹲 新生儿俯卧位时能抬起身躯，2 个月时俯卧能交替踢腿；3～4 个月可用手撑起上身数分钟；7～8 个月时可用上肢支撑胸腹，使上身离开床面或桌面；8～9 个月时会用双上肢向前爬；12 个月左右时能手、膝并用爬行；15 个月会蹲着玩；18 个月时可爬上台阶。从小学习爬的动作有助于胸部和臂力的发育，扩大接触周围事物的机会，有利于认知的发育。

4. 站、走、跳 扶新生儿直立位时双下肢可稍负重，可出现踏步反射和立足反射；2～3 个月扶立婴儿时髋、膝关节屈曲；5～6 个月时扶立双下肢可负重，上下跳动；9 个月时可扶物站立；11 个月时牵手会走；11～12 个月时可独自站立；15 个月时可独自走稳；18 个月时可跑步和倒退行走；24 个月时可双足并跳；30 个月时会独足跳 1～2 次。

（二）精细运动

精细运动是指手指精细运动的发育。新生儿两手握拳很紧；3～4 个月时握持反射消失，可自行玩手，开始有意识地取物；6～7 个月时出现换手与捏、敲等探索性动作；9～10 个月时可用拇、示指拾物；12～15 个月时学会用勺，会用笔乱涂画；18 个月时能叠 2～3 块方积木；24 个月时能叠 6～7 块方积木，会翻书；3 岁时在成人的帮助下穿衣服；4 岁时能独自穿、脱简单衣服。

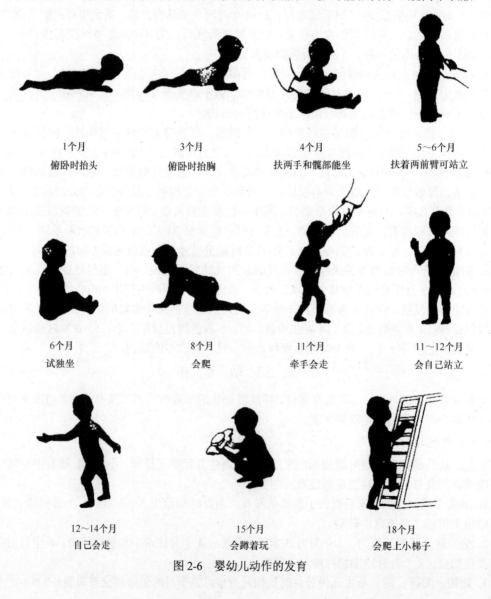

图 2-6 婴幼儿动作的发育

四、语 言 发 育

语言是人类特有的高级神经活动。言语用以表达思维、意识的心理过程，是小儿全面发展的标志。只有神经系统发育到一定程度时才会出现语言，因此，语言发育与智力密切相关。小儿语言的发育除受语言中枢控制外，还包括正常的听觉和发音器官，周围人群经常与小儿进行言语交流是促进言语发育的重要条件。语言的发育经过发音、理解和表达三个阶段。①准备阶段：哭是小儿最早表现出来的沟通方式。新生儿从第一声啼哭起就表明其已具备一套完整的发音器官，具备了语言发育的先决条件。婴儿1～2个月开始发喉音；7～8个月时能发出"爸爸""妈妈"；10个月时能有意识叫"爸爸""妈妈"。②语言理解阶段：小儿通过视觉、触觉、听觉的联系，随年龄的增长，逐步理解一些日常用品（如杯子、电灯、奶瓶）的名称。③语言表达阶段：小儿在理解语言的基础上，逐步学会表达，通过听觉中枢与发音中枢建立起联系通路，小儿便学会发出有意义的语言。1岁开始先会说单词，然后组成句子。先会用名词、动词，后会用代名词、形容词、介词等。2岁时能说出自己身体的各部分，如手、足等。3岁的小儿能说出自己的姓名、年龄、性别，认识常见物品、图画等。5～6岁能讲完整的故事。小儿运动、言语、智力发育过程见表2-1。

表2-1 小儿运动、言语、智力发育过程

年龄	粗、细动作	语言	适应周围人物的能力与行为
新生儿	无规律，动作不协调	哭叫	铃声使全身活动减少
2个月	直立及俯卧位时能抬头片刻	发喉音	能微笑，有面部表情，眼随物动
3个月	仰卧位变为侧卧位；用手摸东西	咿呀发音	头可随看到的物品或听到的声音转动180°，注意自己的手
4个月	扶两手和髋部时能坐，俯卧位时可两手支持抬起胸部，抓握拨浪鼓	大笑出声	抓面前物件，玩具见食物表示喜悦，有意识笑或哭
5个月	两手各握一玩具	发单音节	伸手取物件，能辨别人声，喜照镜
6个月	独坐不稳，摇玩具		区别陌生人、熟人，拉衣服、玩足
7个月	自由翻身，独坐稳，玩具可换手	发出"baba""mama"等唇音	听懂自己名字，自喂饼干
8个月	会爬（或后退，打转），可卧位到坐位，坐位到卧位，可扶站，会拍手	重复大人所发的简单音节	注意观察大人的行动，开始认识物体
9个月	扶站，会从抽屉中取出玩具	能懂部分成人语言，如"再见"等	见妈妈会伸出手要抱，可玩简单游戏
10～11个月	独站片刻，扶椅或推车能走几步，拇、示指拾物	开始用单词	模仿成人动作，如招手、再见，抱瓶自喂
12个月	独走，弯腰拾东西，会将圆圈套在木棍上	能叫出物品名字，如灯、碗，指身体部位	有喜恶情绪区别，穿衣合作，用杯喝水
15个月	走得好，能蹲着玩，能叠两块方木	能说出几个词和自己的名字	能表示同意、不同意
18个月	爬台阶，有目的地扔皮球	能认识和说出身体各部分	知二便，听懂成人部分吩咐，会自己进食
2岁	双足跳，准确用勺或筷子进食	说出2～3字的短句	完成简单吩咐，如拾起地上物品，能表达不同情感

续表

年龄	粗、细动作	语言	适应周围人物的能力与行为
3 岁	跑，骑三轮车，会洗手脸，穿脱简单衣服	说短歌谣，能数 1～5 数，用代名词"我"	看图识物，知性别，产生自尊心、同情心，知羞
4 岁	爬梯子，会穿鞋	唱歌	画人三部分，思考简单问题，好发问
5 岁	单腿跳，会系鞋带	识简单字	辨认颜色，能识 1～10 数，知道物品用途及性能
6～7 岁	参加简单劳动，剪纸、泥塑、结绳等	说故事，描述事情，写字	能识 1～50 数，做简单加减法，喜独立自主

五、小儿心理发展的过程和特征

人的心理活动包括注意、记忆、思维、想象、意志、情绪、个性等方面。新生儿不具有心理现象，但一旦条件反射形成，即标志着心理活动发育的开始。小儿心理发育的两个必要条件是脑和环境。脑发育的水平是小儿心理发育的物质基础，生活环境和教养是对心理发育起决定性作用的外界因素。因此，了解不同年龄小儿的心理特征，对促进小儿心理活动的健康发展非常重要。

（一）注意（attention）

人对环境某一部分或某一方面选择性警觉或对某一种刺激的选择性反应，即为注意力。注意可分无意注意和有意注意，前者为自然发生的、没有目的的注意。后者为自觉的、有目的的注意。两者在一定条件下可以互相转化。婴儿期以无意注意为主，随着年龄的增长、语言的丰富和思维能力的发展，逐渐出现有意注意。5～6 岁后，儿童能较好地控制自己的注意力。但注意时间短，约为15 分钟；7～10 岁，约为 20 分钟；10～12 岁，约为 25 分钟；12 岁约为 30 分钟。

（二）记忆（memory）

记忆是大脑处理、储存和提取信息的过程，是人在生活实践中所经历的事情在大脑中遗留的印迹。记忆是复杂的心理过程。记忆包括识记、保持和回忆。识记是事物在大脑中暂时建立的神经联系。保持是经过复习和强化，暂时的神经联系被巩固的过程。回忆是在刺激的影响下暂时的神经联系又恢复起来，即储存在大脑中的外界信息被提取的过程。婴幼儿时期的记忆特点是时间短、内容少，易记忆带有欢乐、愤怒、恐惧等情绪的事情，以机械记忆（按事物的表面性质记忆信息）为主，但准确性差。

随着年龄的增长和理解，思维能力的提高，小儿有意识的逻辑记忆逐渐增强。记忆与注意两者密切相关，在提高有意注意的同时应增强训练小儿的记忆能力。

（三）思维（thinking）

思维是人脑对客观事物间接、概括的反映，是心理活动的高级形式，智力活动的核心。思维分为直觉活动思维（依靠直接接触外界事物的表面现象和自身动作而产生）、具体化形象思维（依据具体事物的形象联想进行）和抽象概括性思维（即以概念、判断、推理进行）三种。婴幼儿为直觉活动思维，即思维与对客观事物的感知和行动有关，当感知和动作中断，思维就终止。学龄前期小儿以具体化形象思维为特点，即不依靠事物内部或本质进行理解，而是依据事物具体化形象进行联想，如把有胡须的人叫"爷爷"，把不同的汽车都叫"车"。学龄期小儿生活范围扩大，开始有了初步抽象概括性思维，独立思考的能力有了进一步提高，使思维具有一定的目的性、方向性和灵活性。因此，培养小儿的思维能力，引导小儿自己去发现和探索问题，不断丰富对自然环境和社会环境的感性知识和经验，对其智力发展是一种开拓。

（四）想象（imagine）

想象是人感知客观事物后，在脑中创造出以往从未有过的或将来可能实现的事物形象的思维活动。想象分为不随意想象（人不由自主地想起某种事物形象的过程）和有意想象（根据自己的意向，有目的、有意识地想象）。这两种想象常常互相交融、互相促进、互相转化，在人的创造活动中都起着重要作用。新生儿无想象能力，1～2岁小儿仅有想象萌芽，如模仿妈妈给布娃娃喂饭。3岁后小儿随着经验和语言的发展，具有初步的有意想象，但想象的内容非常贫乏、简单，如将几个布娃娃放在一起，设想哥哥、姐姐、弟弟等。学龄期小儿因知识的增长，想象的内容逐渐变得完整、具体、细致和系统。

（五）意志（will）

意志是人自觉地支配和调节自己的行为，克服困难以达到预期目的和任务的心理过程。意志可分为积极的意志（自觉性、坚持性、果断性和自制性）和消极的意志（依赖性、顽固性及冲动性）。

新生儿没有意志。随着年龄的增长、语言和思维的发展，婴幼儿开始有意识行动或抑制某些行动来达到某种结果时便出现了意志的萌芽。随年龄增加，语言思维发展深入，社会交往增多，在成人教育的影响下，小儿的意志逐步形成和发展。在日常生活和学习过程中，应从小培养小儿的自制能力、责任感和独立性，以促进其积极意志的发展。

（六）情绪（emotion）

情绪是人们对于事物情景或观念所产生的主观体会和客观的表达。外界环境对情绪的影响大。新生儿因出生后不易适应环境，多处于消极情绪中，表现为不安、啼哭，哺乳、抚触等可使其情绪愉快，这些都与生理需要是否得到满足相联系。

情感是在情绪的基础上产生和发展的，是对人、对物关系的一种内心体验。随着年龄的增长和与周围人交往的增加，小儿对客观事物的认识逐步深化，情感日益增加，从而产生信任感、安全感、友谊感和荣誉感。

（七）个性（personality）

个性是指个体能独立思考、具有自己的行为特征。个性又称人格，是由遗传和环境所决定的现实和潜在的行为模式的总和。个性包括思想方法、情绪反应和行为风格等。因此，不同的人有不同的个性，主要表现在兴趣、能力、气质等方面。

1. 兴趣（interest）　是指人的认识需要的情绪表现，能使人积极地寻求满足认识所需要的途径的方法。小儿兴趣特点具有暂时性、不稳定性。

2. 能力（ability）　是人们成功完成某种活动所必需的个性心理特征。能力分一般能力和特殊能力。一般能力是指从事任何活动都需要的，如学习活动都需要的感知、理解记忆和思维能力。特殊能力为多种能力的综合，而不是单一一种能力能胜任的，如音乐家必须有听力、曲调感、音乐想象力等。

3. 气质（temperament）　是人生来就具有的心理特征，又称禀赋。气质与人的生物学素质有关。气质主要表现为心理活动过程的速度（如知觉的速度）、灵活性（思维的灵活度）、强度（情绪的强弱、意志努力的程度等）、指向性（倾向外部事物或内部事物的体验）。气质具有明显的天赋性。研究发现，婴儿在出生后几周就表现明显个体差异。有的婴儿好动，反应灵活，有的婴儿比较平稳、安静，反应缓慢。婴儿的气质可归属为四大类型。①易于抚育型：饮食、大小便、睡眠都有规律，对环境的变化容易适应，这类婴儿大约占40%；②难于抚育型：活动没有什么规律，不容易把握和预测，对新环境很难适应，这类婴儿占10%；③缓慢型：行为表现居易于抚育型婴儿和难于抚育型婴儿之间，属于慢性子，对环境变化不适应，反应的强度比较低，不容易兴奋，这类婴儿占15%；④混合型：具有以上三种气质类型中的两种或三种特点，即混合型，这类婴儿占35%。

气质与性格、能力等其他个性心理特征相比，具有稳定、不易改变的特点。俗语所谓"江山易改，禀性难移"，因此不同气质的小儿在成长的过程中会出现不同的表现。所以气质对小儿行为及在特定环境中塑造出各种不同类型的个性特征，一直起着十分重要的作用。

六、小儿神经心理发育评价

小儿神经心理发育的水平表现在感知、运动、语言和心理等各种能力及性格方面，对这些能力和特征的检查称为心理测试。根据 1996 年全国儿童心理行为发育学术研讨会的建议，检测方法主要包括筛查性测验和诊断性测验两类。

（一）筛查性测验

1. 丹佛儿童发展筛选测验（Denver development screening test，DDST） 旨在早期发现小儿智力发育的问题。对精神发育迟缓的小儿予以证实或否定，可对高危因素的小儿进行发育监测。DDST 项目内容分为应人能区（个人社会技能），测查人际关系和自我帮助行为；精细运动应物能区，测查小儿眼手协调运动能；言语能区，测查小儿的言语和接受表达功能；大运动能区，测查小儿坐立、行走和跳跃能力。DDST 共 104 个项目，最后评定结果为正常、可疑、异常及无法测定。初测结果为后 3 项者，2～3 周后复试。可疑或异常者应进一步做诊断性检查。

2. 绘人测验 用于评估儿童一般智力，适用于 2.0～9.5 岁儿童。方法是要求小儿根据自己的想象在一张白纸上用铅笔画一张全身人像。根据画像的完整性、协调性和各部分的组合情况对 73 个具体内容进行评分，每个内容分为通过与不通过二级评分。将通过的分数相加得粗分，粗分可转换成量表分，最后换算成智商。绘人测验作为一种心理成熟的发育筛查，对小儿有较大吸引力，易为儿童所接受，实施方便，评分不难掌握。

3. 皮博迪图片词汇测验（Peabody picture vocabulary test, PPVT） 测验由 120 张图片组成，每张图片上有四幅不同的图画，每组图按所表达的词义由易到难排列，主试者读其中一个词，要求被试者指出其相应的那幅图。根据每张图的应答正确与否评分，根据分数高低评估小儿智力水平。该测验方法简单，适应于 4～9 岁小儿一般智力的筛查，尤适用于语言和运动障碍者。

（二）诊断性测验

1. Gesell 发育量表（Gesell developmental schedule, GDS） 适用于 0～3 岁婴儿。用于评价和诊断小儿神经系统的发育完善情况及功能成熟情况。测验内容包括适应性行为、大运动、精细运动、语言和个人社会行为五个方面。测验结果以发育商（DQ）表示。

2. 贝利婴儿发展量表（Bayley scales of infant development, BSID） 由三部分组成，包括智力量表（mental scale）163 项、运动量表（motor scale）81 项、婴幼儿行为记录表 24 项。该测验适用于 2～30 个月婴幼儿，评估婴幼儿智力发育水平相对较全面、精确，但方法较复杂。

3. 斯坦福-比奈量表（Stanford-Binet scale） 适用于 2 岁幼儿至 18 岁的青少年儿童。此量表包括言事推理、抽象/视觉推理、数量推理、短时记忆四个方面，用以评价儿童学习能力和对智力迟滞者进行诊断及程度分类，结果以智商表示。

4. 韦氏学前儿童智力量表（Wechsler preschool and primary scale of intelligence，WPPSI） 适用于 4～6 岁学龄前期小儿，主要用于测验一般智力水平、言语智力水平、操作智力水平和各种具体能力（如知识、计算、记忆和抽象思维等），是智力评估和智力低下诊断的重要方法之一。

第四节　青春期发育及健康问题

青春期是小儿到成人的过渡期。青春期发育分为三个阶段：①青春前期，指第二性征出现之前体格形态开始加速发育阶段，为 2～3 年。②青春期，指从第二性征开始到性发育成熟阶段，为 2～4 年。③青春后期，指第二性征发育成熟到成人体格停止增长阶段，约 3 年。青春期有如下特点。

（一）体格发育方面

进入青春期后，受性激素的影响，男女孩体格生长明显加速，呈现体格发育的第二个高峰期。一般规律是全身体重的增长与身高平行，同时内脏器官也增长。脂肪组织占体重的百分比上升（出生时占体重的 16%，1 岁时占 22%，以后逐渐减少，5 岁时占 2%~15%），尤以女孩为显著，占 24.6%，约为男孩的 2 倍。因此，青春期女孩大多显得丰满。肌肉发育的速度与身高增长速度平行，性成熟时，肌肉发育特别迅速，男孩骨骼肌占体重比例明显大于女孩。肌肉的发育与营养、运动、生活方式有密切关系。在保证青少年营养的基础上，应积极进行运动锻炼，促进肌肉发达，促进机体健壮灵活。

（二）生殖系统发育

从出生到青春期前期生殖系统处于静止状态。进入青春期后，性器官迅速增长，出现第二性征。

1. 男性生殖系统发育　男性生殖器官包括睾丸、附睾、阴茎。10 岁以前男性外阴呈幼稚状态，睾丸小、阴茎短。10 岁后睾丸增大，阴茎增粗、加长，部分男孩乳房发育。第二性征发育主要表现为毛发生长[阴毛（12~13 岁）、腋毛（14~15 岁）、胡须（>16 岁）]，声音变粗、喉结突起等。

2. 女性生殖系统发育　女性生殖器官包括卵巢、子宫、输卵管、阴道。出生时卵巢已发育完善，但其卵泡处于原始状态。进入青春期后，随着卵巢的迅速增长，雌激素水平不断上升，外生殖器（如阴道）逐渐变长变宽、黏膜角化、外阴逐渐成熟。第二性征发育主要表现在乳房、阴毛、腋毛的发育。女性性发育顺序，一般是先乳房、阴毛、初潮、腋毛。乳房发育是第二性征中发育最早的征象，一般为 9~10 岁。阴毛为 10~11 岁，腋毛为 13 岁左右出现。月经初潮是女性性功能发育成熟的主要标志，大多为 10~16 岁。

遗精是男性青春期的生理现象，一般为 14~16 岁，较女孩月经初潮晚 2 年左右。一般认为女孩在 8 岁以前，男孩在 10 岁以前出现性发育，即为性早熟。女孩在 14 岁以后，男孩 16 岁以后无第二性征出现，即为性发育延迟。

（三）心理健康发育及问题

青春期是从儿童过渡到青年的阶段，这个阶段的少年心理会产生巨大变化。他们在认知、情绪、社会适应等心理方面发展水平不一，心理发展走向成熟而又尚未成熟，具有极大的可塑性。因此，家庭、社会和学校要关注他们的心理健康。常见心理健康问题如下。

1. 自我意识的矛盾　青少年时期大脑已充分发育成熟，智力发育达到高峰。思维敏捷，接受能力强，对外界事物感兴趣。但是，他们阅历还浅，涉世不深，在许多方面还不成熟，自我认识不完善，对复杂的社会问题常常有幻想，常因动机过强、欲望过高产生苦恼。因此，学校应及时开展青春期的自我教育，使青少年认识自身的发展变化规律，学会客观地认识自己，从实际出发面对现实。

2. 情感丰富而不稳定　青少年对与自己有关的事物体察细致入微，情感丰富。青少年心理发育不成熟，情感不稳定而情绪起伏大，青少年对任何竞争都有好胜心，自信心强，但遇到矛盾冲突时又表现出气馁和退却。

3. 性意识的发展　青春期由于性生理迅速发育，青少年意识到两性的差别，性心理也随之发生变化，开始对异性关心，渴望与异性交往，喜欢在异性面前表现自己，希望得到异性的爱。他们对自身及异性的性发育有强烈的好奇心，想了解性知识，不敢公开阅读有关性知识方面的书刊，更羞于向人询问，常处于困惑之中。因此，应及时地对青少年进行系统、正面的性知识教育，消除青少年对性器官及第二性征的神秘、好奇、不安、恐惧，培养其高尚的道德情操，提高法治观念，使其自觉抵制黄色书刊的不良影响，学会保护性器官，了解预防性病知识。另外，要引导青少年珍惜青春，防止早恋。

4. 消除心理代沟　代沟（generation gap）是指父母与子女间心理上的差异和距离。代沟具有两重心理意义：一方面，它意味着青少年心理已趋向成熟，具有积极社会化倾向；另一方面，它使家庭关系紧张，使子女与父母产生隔阂，对父母的良苦用心反感、抵触，个别子女可能出现离家出走的严重后果。要指导子女尊重、体谅父母，理解父母有时的唠叨啰唆。同时也要指导父母尊重、理解和信任孩子。

第三章 小儿的一般护理

第一节 不同年龄阶段小儿的护理

不同年龄阶段小儿的解剖、生理、心理方面都不同，生活环境可能也不同。因此，应针对各不同年龄阶段小儿的不同特点，采取相应的护理措施，以促进小儿身心健康。

一、新生儿期的护理

新生儿期是婴儿期的特殊阶段，新生儿脱离母体后，从母体宫内环境到宫外环境，需经历一段时间生理上的调整，才能适应。由于新生儿各器官和组织发育不成熟，机体抵抗力低，对外界环境变化的适应性和调节功能差，易患各种疾病。新生儿病死率高，婴儿死亡总人数中约2/3 是新生儿，且小于 1 周的新生儿占新生儿死亡数的 70%，故新生儿保健的重点应在出生后 1 周内。

1. 保暖   新生儿的居室应空气新鲜、阳光充足、通风良好。居室的温度与湿度随气候变化而调节。室内温度保持在 22～24℃，相对湿度为 55%～65%。冬季环境温度过低可使新生儿（特别是低体重儿）体温不升，影响代谢和血液循环，导致寒冷损伤综合征，应指导家长用热水袋或其他代用品保暖，但要防止烫伤；夏季要避免室内温度过高、衣服过多、空气不流通，出汗过多，体温升高可导致"新生儿脱水热"。

2. 合理喂养   指导母亲维持良好的乳汁分泌，保持乳房和乳头的清洁，防止乳头炎、乳腺炎。大力提倡母乳喂养，宣传母乳喂养的优点。指导母亲严密观察乳汁分泌充足与否，如哺乳后新生儿安静入睡，大小便正常，体重正常增长，则乳汁充足。吸吮力弱者，如低体重儿，可将母乳挤出，用滴管喂哺，一次量不宜过多，以免误吸引起窒息。哺乳后应将小儿竖抱并轻拍背部，取右侧卧位，床头抬高，防止溢乳。

3. 预防感染，防止意外   新生儿娩出后迅速清理口腔内黏液，保证呼吸道通畅。母亲在哺乳和护理新生儿前应洗手。尽量减少亲友探视和亲吻，凡患有呼吸道和消化道感染及其他传染病者不应接触新生儿，即使家人需要护理新生儿时也应戴口罩，避免交叉感染。新生儿使用的用具应与其他人分开，单独使用，特别是餐具，奶瓶、奶头应严格消毒。新生儿脐带未脱落前要注意保持干燥，防止脐带炎。保持臀部皮肤清洁干燥，防止尿布皮炎。要注意防止被褥蒙头过紧，哺乳时防止乳房、乳头堵塞口鼻等引起新生儿窒息。

4. 日常护理   指导家长观察新生儿的一般情况，如小儿精神状态、面色、呼吸、体温和大小便等。新生儿皮肤娇嫩，应每日洗澡，水温不宜过高，用中性的婴儿沐浴露或肥皂，保持皮肤清洁。应选用质地柔软、浅色、吸水性强的棉布衣服，被褥和尿布不宜过厚，应与室温相适应。衣服式样宜简单、宽松，易穿脱和便于肢体活动。

5. 早期教育   新生儿的视、听、触觉已初步发育，鼓励家长多抚触、搂抱新生儿，建立情感，培养亲子感情。通过反复的视觉和听觉综合训练，建立起各种正常的条件反射，培养新生儿对周围环境的定向力及反应能力。

6. 加强新生儿访视护理   新生儿回到家后，仍应进行访视，了解新生儿的一般情况，如面色、呼吸、心率、皮肤（有无黄疸）、睡眠、大小便等方面的情况。进行全面的护理体格检查，如体重、身长、脐部及口腔黏膜有无异常。进一步指导家长正确喂养的方法。传授防治小儿疾病的有关知识，

1 个月内访视应不少于 4 次，每次访视的情况应详细记录在健康管理卡上。

二、婴儿期的护理

小儿在婴儿期生长发育最为迅速，需要的热量和营养物质也较高，但小儿消化系统发育不完善，易患消化道功能紊乱和营养不良等疾病。又因婴儿各系统发育不完善，自身免疫力低，主动免疫功能尚未成熟，而 6 个月后从母体获得的抗体逐渐消失，易患感染性疾病。因此，要加强婴儿期的保健，以促进婴儿的健康发展。

1. 合理喂养 6 个月前的婴儿应采用纯母乳喂养，新生儿娩出后尽早吸吮母乳，母乳是婴儿从胎儿过渡到独立摄取营养的天然食品。4 个月以上婴儿开始添加辅食，补充营养，使其适应多种食物，为断离母乳作准备。2 个月以上的婴儿应逐渐定时进食，每日 6 餐。4 个月后逐渐夜间不再进食。整个婴儿期的食物以高能量、高蛋白的乳类为主，每日乳类供能不应低于总能量的 1/2。

2. 定期进行健康检查 婴儿年龄越小，生长发育越迅速，定期进行健康检查，以便早期发现问题，早期干预。一般小于 6 个月的婴儿每 1~2 个月体检一次，大于 6 个月的婴儿，每 2~3 个月检查一次。如果检查偏离时间长，错过生长发育最快期，纠正就会困难。

3. 日常护理

（1）清洁卫生：保持皮肤清洁，指导家长每日早晚对婴儿做部分擦洗，如洗脸、洗脚和臀部。天气炎热，出汗时应沐浴，沐浴不但有利于清洁，还能为婴儿提供嬉戏和运动的机会。沐浴后，将皮肤皱褶处（如颈、腋、腹股沟等部位）擦干后并外用爽身粉。婴儿头部前囟处易形成鳞状污垢或痂皮，不可强行剥落，可用消毒植物油外涂，24 小时后用热水洗净。对耳部及外耳道的可见部分，每日用软毛巾擦净。对鼻孔分泌物用棉签蘸水揩除。

（2）衣着：婴儿的衣服应简单、宽松，便于穿脱及四肢活动。婴儿颈短，上衣不宜有领，以和尚领或圆领为宜，衣服不宜用纽扣，可用带子替代。裤子以连衣裤为佳。尿布外面不宜使用塑料布或橡胶单，以免发生尿布皮炎。

（3）睡眠：充足的睡眠是保证婴儿健康的先决条件之一。为保证充足的睡眠，应从出生后就开始培养良好的睡眠习惯，建立昼夜生活节律。婴儿的睡眠环境不需要过分安静，光线可稍暗，睡前可利用固定的乐曲催眠，做到不拍、不摇、不抱、不含乳头，安静入睡。

4. 户外运动 家长应每日带婴儿进行户外活动，晒太阳和呼吸新鲜空气，以增强体质，预防佝偻病的发生。在炎热的夏季，户外活动时间应以上午 9 时前和下午 4 时后为宜，防止被阳光灼伤。

5. 口腔保健 4~10 个月婴儿乳牙开始萌出，常会出现吸手指、咬东西、拒食、入睡困难，严重时会表现烦躁不安等。应指导家长给较大婴儿提供一些硬的饼干、烤面包片、馒头等食物咀嚼，使其感到舒适。

6. 促进情感、感知觉、语言、运动发育 婴儿正常的、愉快的情感需要父母或抚育人员关爱，及时满足婴儿的需要。婴儿感觉安全，对成人则产生信赖，反之则产生焦虑不安和恐惧。父母如将婴儿交给其他人抚养是一种忽视婴儿行为。可经常用带有声、光、色的玩具刺激婴儿对外界反应，如在婴儿床上悬吊颜色鲜艳的风玲、摇玲等，也可以每日定时放悦耳的音乐，唱歌。促进婴儿感知发育，言语的发育是一个连续的有序过程。婴儿出生后，家长应利用一切机会和婴儿说话或逗引婴儿"咿""呀"学语；5~6 个月开始培养动作的反应，如用眼睛找询问的物品；9 个月时开始培养有意识的模仿发音，如"爸爸""妈妈"等。

家长应为婴儿提供运动的空间和机会。婴儿 2 个月后经常训练其俯卧抬头；3~6 个月时训练其能够抓握细小的玩具，通过玩具练习婴儿的抓握能力；7~9 个月时应逗引婴儿爬行，同时练习婴儿站立、坐下和迈步，以增强运动能力的发育。

7. 预防感染、防止意外 婴儿对传染病普遍易感，为保证儿童健康成长，应按计划免疫程序完成卡介苗、脊髓灰质炎、百白破、麻疹、乙型肝炎等疫苗接种，防止传染病的发生。

婴儿期常见的意外事故有异物吸入、窒息、中毒、跌伤、触电、溺水和烫伤等，应加强防范。

三、幼儿期的护理

幼儿神经心理发育迅速，脑发育已较成熟。随着言语和运动能力的增强，与外界环境接触机会的增多，其自主性和独立性不断发展。但婴儿仍对各种危险识别能力不足，自身免疫力不健全，故感染性和传播性疾病发病率高。因此，幼儿期保健重点是合理安排营养，预防传染病和意外，进行生长发育监测。

1. 合理营养 幼儿期生长发育较快，应供给丰富的营养素，其中乳类供能不应低于总热量的1/3。2.0～2.5 岁乳牙未出齐，食物应细、软、烂、色美、多样化，以增进食欲，适应消化道水平。培养独立进食行为，鼓励自己进食。防止强迫进食；避免过多液体食物、零食而影响食欲。创造良好的进食环境，就餐前避免过度兴奋和剧烈活动，桌椅高低合适，食物温度适宜。1.5 岁始应学习自己进食，2～3 岁培养用筷子进食，养成饭前便后洗手的卫生习惯。

2. 定期健康检查 教育家长认识健康检查的重要性，每 3～6 个月进行体格检查一次，预防营养不良、单纯性肥胖，监测小儿身高增长速度。

3. 加强幼儿语言与大运动的训练 幼儿期是言语、心理发育的关键时期，应重视与幼儿的语言交流，通过游戏、讲故事、唱歌等活动学习语言。由于小儿词汇少、言语笨拙，故成人与其对话时发音要准确、速度要适宜、态度要亲切，进行系统的训练。幼儿的运动可通过走路、扔和拾东西进行训练，可使其感觉快乐。18 个月的幼儿喜欢能推、拉的玩具，2 岁后的幼儿开始模仿成人的活动，如玩水，堆沙土，喜欢奔跑、蹦跳等。故选择形象玩具如积木、娃娃、炊具等以助于发展幼儿的动作，提高幼儿的想象力、思维能力。

4. 培养自我生活能力 2～3 岁幼儿大脑皮质控制功能发育完善，幼儿逐渐可控制排便，家长应采用鼓励和赞赏的方式，培养幼儿的自我生活能力。养成良好的排便卫生习惯。

5. 日常护理

（1）衣着：幼儿衣着应穿、脱简便，易于自理，布料宜吸水性强、柔软。鞋子不用系带等。

（2）睡眠：幼儿的睡眠时间随年龄的增长而减少，一般每晚可睡 10～12 小时，白天小睡 1～2 小时；入睡前不要给幼儿阅读紧张的故事或做剧烈的游戏。

6. 预防疾病、事故 因幼儿易患传染病，应接种流行性乙型脑炎（乙脑）、流行性脑脊髓膜炎（流脑）、风疹、腮腺炎、水痘疫苗。3 岁以下幼儿尽量不吃瓜子、花生等食物，防止异物吸入引起窒息。幼儿好奇心强，可自行独走，不宜让其单独外出或留守家中，以免发生烫伤、跌伤、溺水、触电等事故。

四、学龄前期的护理

学龄前期儿童智力发展快，体格生长速度较慢，独立活动范围逐渐扩大，是性格形成的关键时期。此期的保健重点是继续监测生长发育指标，注意培养儿童的学习兴趣、想象和思维能力，树立良好的道德品质。

1. 保证充足的营养 学龄前期儿童膳食结构接近成人，食品制作应多样化，做到粗、细、荤、素食品搭配，保证热能和蛋白质的摄入（每日摄入优质蛋白质占总量蛋白质的 1/2，乳类供能占总能量的 1/3）。每日 4～5 餐（3 餐主食，1～2 餐点心），以满足适合学龄前期小儿的生长需要，适应其消化功能水平。

2. 加强教育

（1）品德教育：培养小儿关心集体、团结协作、遵守纪律、热爱劳动的好品质。适时安排小儿学习手工制作、绘画、唱歌、跳舞等，培养多方面兴趣，丰富想象，提高思维能力，陶冶情操。

（2）开发智力：家长指导小儿绘画、搭积木、剪贴和做模型的精细运动，参加愉快的游戏活动，引导小儿发展智力，并使之具有良好的心理素质。

3. 预防疾病与事故 定期行健康检查，筛查与矫正视力、龋齿、寄生虫病。集体机构小儿应特别注意预防传染性疾病，采取相应的安全护理措施，预防儿童外伤、溺水、误服药物、食物中毒、触电等意外事故。

4. 日常护理

（1）养成良好睡眠习惯：学龄前期小儿想象力丰富，入睡前应尽量避免恐吓等刺激，以消除小儿怕黑、做噩梦等，入睡前与其进行一些轻松愉快的活动以减轻其紧张情绪。

（2）自理能力：学龄前期小儿已有部分自理能力，如进食、洗脸、刷牙、穿衣、如厕等，但其动作缓慢、不协调，应鼓励小儿独立完成。

（3）卫生保健：小儿3岁后，应在父母的指导下学习自己刷牙，早、晚各一次。养成不喝生水，不食未洗净的瓜果和掉在地上的食物，不随地吐痰和大小便，不乱扔瓜果、纸屑等良好习惯。

五、学龄期的护理

学龄期小儿体格生长呈稳定增长，机体抵抗力增强，认知能力和心理、社会适应能力发展迅速。此期保健的重点应加强体格锻炼，培养良好的品格，加强卫生指导，促进德、智、体全面发展。

（一）合理营养

学龄期小儿膳食要求营养充分而均衡。小儿学习紧张和体力活动增强，须满足其营养需要。家长要重视早餐的营养，学校要重视课间加餐的食品。学龄期小儿易患缺铁性贫血，应特别重视补充含铁的食物。应定时、定量进餐，不吃变质和不洁的食物。要注意防止小儿挑食、偏食、吃零食及暴饮暴食等不良习惯。

（二）预防疾病、防止意外事故

学龄期小儿应定期进行健康检查，继续按时预防接种疫苗，宣传常见传染病的知识，减少传染病的发生。应对学生进行法制教育，学习交通安全规则和对意外事故、自然灾害的防范知识，如防止车祸、溺水、触电等，避免伤残的发生。

（三）加强体格锻炼

学龄期小儿应每日进行户外活动，进行各种体育锻炼，如体操、跑步、球类、游泳等活动，提高体力和耐力，增强机体抗病能力。在学校应进行课间户外活动，有利于消除机体疲劳，清醒头脑。体格锻炼时，应注意环境适宜、内容适当、循序渐进、持之以恒。

（四）培养良好的卫生习惯

从学龄期开始需培养小儿文明卫生的习惯，不要随地吐痰、不饮酒、不吸烟。保持良好的睡眠习惯，做到按时就寝、起床和午睡，这样能保证精力充沛。要充分利用各种机会和宣传工具，有计划、有目的地帮助儿童抵制社会上各种不良风气的影响。

（五）防治常见的心理行为问题

学龄期小儿常见心理问题主要是焦虑、恐惧。学龄期小儿开始入学，不喜欢学校的环境、陌生人，不愿意与父母分离、不愿意上学，因此，家长、学校老师要共同配合以帮助儿童适应学校生活。

六、青春期的护理

青春期为青少年从儿童到成人的过渡期。体格发育出现第二个生长高峰。性功能发育、认知能力日趋成熟，但心理和社会适应能力发展相对滞后，面对诸多的社会压力形成青春期复杂的心理问题。此期保健重点是保证充足的营养，加强青春期生理卫生教育，培养良好的健康生活方式和素质。

（一）加强营养

青春期体格生长迅速，需要热能多，应增加蛋白质、维生素及矿物质等营养素的摄入。通过改善烹调技术增加食欲，养成定时进餐的习惯，避免吃一些营养成分不均衡的快餐食品。当少女开始关心自己的外貌和身材时，常因担心体重增加、脂肪增多，有不吃早餐及偏食的习惯而影响正常的体格增长。

（二）预防疾病和意外

青春期应重点防治结核病、风疹、龋齿、脊柱畸形等。应定期行体格检查，做到早期发现、早期治疗。女孩月经初潮易出现月经紊乱，量多少不一、腹痛等，需尽早行专科诊疗。要防止意外创伤和事故，如运动创伤、车祸、溺水、打架斗殴等。

（三）日常护理

良好的个人卫生、充足的睡眠、适当的体格锻炼对促进青春期青少年生长十分重要。

1. 培养良好生活方式 青少年期应保持规律的生活，加强体育锻炼，增强体质。在社会不良因素的影响下，青少年要提高辨别是非的能力，把握自己的行为，不要染上吸烟、饮酒等不良习惯。要拒绝滥用药物、远离毒品，建立健康的生活方式。

2. 保证充足睡眠 青少年需要充足的睡眠，养成早睡和早起的良好的睡眠习惯。

（四）科学的性教育

性教育是青春期健康教育的一个重要内容。加强对青少年包括生理、性心理、性道德和性病防治等方面知识的学习。增强青年人的自尊心、自信心和意志力，解除心理困惑，正确对待各种心理失衡，建立正确的异性交往关系，认识异性的生理特点，树立正确的社会道德规范，防止性犯罪。

第二节 预防接种

一、计划免疫

计划免疫是指根据小儿的免疫特点和传染病发生的情况，按国家规定的免疫程序，合理、有计划地对易感人群进行预防接种。严格实施基础免疫（初种）及随后适时的"加强"免疫（复种），以确保小儿获得可靠的免疫力，达到预防、控制和消灭传染病的目的。我国小儿计划免疫的免疫程序见表3-1。

表3-1 我国小儿计划免疫的免疫程序

接种年（月）龄	疫苗名称
出生时	HepB、BCG
1月	HepB
2月	IPV
3月	OPV、DTaP
4月	OPV、DTaP
5月	DTaP
6月	HepB、MPSV-A
8月	MR、JE-L、JE-I
9月	MPSV-A

续表

接种年（月）龄	疫苗名称
18 月	DTaP、MMR、HepA-L、HepA-I
2 岁	JE-L、JE-I、HepA-I
3 岁	MPSV-AC
4 岁	OPV
5 岁	—
6 岁	DT、JE-I、MPSV-AC

注：HepB，乙肝疫苗；BCG，卡介苗；IPV，脊灰灭活疫苗；OPV，脊灰减毒活疫苗；DTaP，百白破疫苗；DT，白破疫苗；MR，麻风疫苗；MMR，麻腮风疫苗；JE-L，乙脑减毒活疫苗；JE-I，乙脑灭活疫苗；MPSV-A，A群流脑多糖疫苗；MPSV-AC，A群C群流脑多糖疫苗；HepA-L，甲肝减毒活疫苗；HepA-I，甲肝灭活疫苗。

二、获得性免疫及其制剂

（一）主动免疫及其制剂

主动免疫是指给易感小儿接种特异性抗原以刺激机体产生特异性抗体，从而产生免疫力。这是预防接种的主要内容。主动免疫制剂接种后需经过一定时间才能产生抗体，但抗体持续的时间较久，一般为1～5年，故在完成基础免疫后还要适时进行加强免疫，巩固免疫效果。

主动免疫常用制剂品种如下：

1. 菌苗 用细菌体或多糖体制成，包括死菌苗和减毒活菌苗。

（1）死菌苗：此类菌苗需在冷暗处保存。死菌苗进入人体内不能生长繁殖，产生的免疫力不高、维持时间短，所以菌苗接种的量大、接种次数多，如霍乱、百日咳、伤寒菌苗等。

（2）减毒活菌苗：此类菌苗有效期短，需冷藏保存。减毒活菌苗接种到人体内可生长繁殖而不引起疾病，产生的免疫力持久，且效果好，接种量小、接种次数少，如卡介苗、鼠疫、布鲁氏菌菌苗等。

2. 疫苗 用病毒或立克次氏体接种于动物，鸡胚或组织培养经处理后形成。

（1）灭活疫苗：有乙型脑炎和狂犬病疫苗等。

（2）减毒活疫苗：有脊髓灰质炎和麻疹疫苗等。减毒活疫苗的优点与减毒活菌苗相似，但活疫苗不可在注射丙种球蛋白或胎盘球蛋白的3周内应用，以防产生免疫抑制作用。

（3）基因工程疫苗：用基因工程方法或分子克隆技术，将病原体的毒力相关基因删除，使其成为具有毒力的基因缺失疫苗。基因工程疫苗不含活的病原体和病毒核酸，安全有效。目前获批使用的有乙型肝炎疫苗、口蹄疫疫苗等。

3. 类毒素 用细菌体产生的外毒素加入甲醛，使其变成无毒性而仍有免疫性的制剂，如破伤风类毒素和白喉类毒素等。

近年来，随着科学技术的发展，生产制备方法逐渐增加，世界卫生组织都把计划免疫所使用的生物制品称为"疫苗"。

（二）被动免疫

被动免疫是指未接受主动免疫的易感者在接触传染源后，给予相应的抗体，使之立即获得相应的免疫力。被动免疫的抗体在机体中停留时间短，一般约为3周，故只能作为紧急预防或治疗。例如，受伤时注射破伤风抗毒素以预防破伤风，麻疹流行时给未注射过麻疹疫苗的小儿注射丙种球蛋白以预防麻疹。被动免疫制剂包括特异性免疫血清、丙种球蛋白及胎盘球蛋白等。其中特异性免疫血清包括抗病毒血清和抗菌血清（用病毒或细菌对动物进行免疫，从动物中取得免疫血清）、抗毒素（用细菌类毒素或毒素对马或其他动物进行免疫，从动物中取得免疫血清）。此类制剂来自动物血清，对人体是一种异性蛋白，注射后容易引起过敏反应或血清病，重复使用时应十分重视。

三、预防接种程序及注意事项

（一）预防接种程序

1986 年我国颁发了新的儿童基础免疫程序，并确定每年 4 月 25 日为全国儿童预防接种日。规定必须在 18 个月内完成 5 种制品（卡介苗、乙肝疫苗、脊髓灰质炎糖丸、百白破三联制剂、麻疹疫苗）的基础免疫，规定了初次免疫起始的月龄，如卡介苗、乙肝疫苗，在婴儿出生后可接种。脊髓灰质炎疫苗必须在婴儿出生后满 2 个月，百白破三联疫苗必须满 3 个月，麻疹疫苗必须满 8 个月。

（二）预防接种注意事项

1. 接种前准备

（1）安排合适的注射场所，空气新鲜流通、光线明亮、冬季室内应温暖，备好预防注射应有的器械及必需的急救用品。

（2）掌握有关疫苗的接种对象、接种方法、禁忌证等。

（3）了解小儿的健康状况、有无过敏史或疾病史，进行必要的体格检查。

（4）做好宣传、解释工作，争取家长的配合，消除小儿紧张、恐惧的心理。

2. 严格查对　严格查对小儿姓名、年龄，严格查对疫（菌）苗名称、有效期、安瓿有无裂痕，药液有无浑浊、异物、凝块、变色等；严格按照规定剂量注射；严格掌握接种的次数（初种或复种）、间隔时间。一般规定接种活疫苗后需隔 4 周，接种死疫苗后需 2 周，才能再接种其他活疫苗或死疫苗。

3. 严格无菌操作　不能共用注射器和针头，应每人 1 副注射器，1 个无菌针头，抽吸后安瓿内剩余药液需用无菌干纱布覆盖安瓿口，在空气中放置时间不超过 2 小时，接种后剩余药液应废弃，活菌（疫）苗应烧毁。

4. 局部消毒　用 2%碘酊及 75%乙醇或 0.5%碘伏消毒皮肤，待干后注射。接种活菌（疫）苗时只用 75%乙醇消毒，因活菌（疫）苗易被碘酊杀死，从而影响接种效果。

5. 严格掌握预防接种的禁忌证

（1）急性传染病（包括有接触史而未过检疫期者），如活动性肺结核、肝炎等。

（2）有自身免疫性疾病、免疫缺陷者、正在使用免疫抑制剂（肾上腺皮质激素）者。

（3）有明确过敏史者，如对鸡蛋过敏者，禁止接种白喉类毒素、破伤风类毒素。对牛乳或乳制品过敏者，禁用脊髓灰质炎糖丸。对酵母或疫苗中任何成分过敏者，禁止接种乙肝疫苗。

6. 健康记录　接种后按规定在接种证上登记，避免重种、漏种，以便进行补种。

（三）预防接种反应及护理措施

1. 一般反应

（1）局部反应：接种后 24 小时左右出现注射部位红、肿、热、痛，有时伴有局部淋巴结肿大或淋巴管炎。局部反应可持续 2～3 天，但接种活菌（疫）苗后局部反应出现较晚，持续时间较长。局部反应轻者不必处理，重者可用毛巾热敷。

（2）全身反应：主要是发热，一般接种后 24 小时内出现不同程度体温升高，多为中度发热，持续 1～2 天。此外，少数患者可出现头晕、恶心、呕吐、腹痛、腹泻及全身不适。全身反应轻者应多饮水，并适当休息。重者应对症处理，并到医院及时诊治。

2. 异常反应

（1）过敏性休克：一般于注射后数秒钟、几分钟内发生，面色苍白，嘴唇发绀、烦躁不安、出冷汗、四肢冰凉、呼吸困难、脉搏细弱、恶心呕吐，有的甚至大小便失禁以致昏迷。若抢救不及时，可在短时间内死亡。急救护理措施：应立即使患儿取平卧位，头稍低，注意保暖，遵医嘱立即皮下或静脉注射 1∶1000 肾上腺素 0.5～1.0ml，必要时可重复注射。

（2）晕针：由于各种刺激引起反射性周围血管扩张所致的一过性脑缺血。小儿由于空腹、疲劳、室内闷热、心理紧张和恐惧等原因，在注射时或注射后数分钟内出现头晕、心慌、面色苍白、出冷汗等症状，重者呼吸减慢、丧失知觉。护理措施：应立即使患儿平卧，头低位，保持安静，饮少量热开水或糖水，一般短时间内即可恢复正常。如持续时间长，可针刺水沟穴，也可皮下注射 1∶1000 肾上腺素 0.01～0.03ml/kg。

（3）过敏性皮疹：荨麻疹最多见，一般于接种后几小时至几天内出现，经服用抗组胺药物后即可痊愈。

（4）全身感染：严重原发性免疫缺陷病，如接种活菌（疫）苗可扩散为全身感染，应避免并及时治疗。

第四章　新生儿及患病新生儿的护理

第一节　新生儿的基本概念及分类

一、新生儿的基本概念

新生儿（neonate，newborn）系指从出生脐带结扎至出生后满 28 天内的婴儿。新生儿是人类发育的基础阶段，又是胎儿的继续。围生期是指新生儿出生前、后的一个特定时间，我国将围生期定为自妊娠 28 周至出生后 7 天。围生期的婴儿称为围生儿。此期小儿由于生活环境的变化，即由宫内生活过渡到宫外生活，加之此期各种器官生理功能尚未成熟，故发病率、死亡率均居人的一生之首，特别是出生后 24 小时内的新生儿。因此，加强新生儿尤其是围生儿护理和患病新生儿的治疗十分重要。

二、新生儿的分类

（一）根据胎龄分类

1. 足月儿　胎龄满 37 周至小于 42 足周（260～293 天）的新生儿。

2. 早产儿　胎龄满 28 周至小于 37 足周（197～258 天）的活产婴儿。

3. 过期儿　胎龄大于 42 周（294 天）的新生儿。

（二）根据体重分类

1. 正常出生体重儿　指出生体重在 2500～3999g 的新生儿。

2. 低体重儿　指出生 1 小时内体重不足 2500g 的新生儿。低体重儿大多是早产儿和小于胎龄儿。凡体重不足 2500g 者又称极低体重儿；不足 1000g 者称超低体重儿或微小儿（tiny baby）。

3. 巨大儿　指出生体重超过 4000g 的新生儿，包括正常和有疾病者。

（三）根据体重与胎龄的关系分类

1. 适于胎龄儿　指出生体重在同胎龄平均体重第 10～90 百分位者。

2. 小于胎龄儿　指出生体重在同胎龄儿平均体重第 10 百分位以下者。有早产、足月、过期小于胎龄儿之分，我国将胎龄已足月，但体重在 2500g 以下婴儿称足月小样儿，是小于胎龄儿中最常见的一种。

3. 大于胎龄儿　指出生体重在同胎龄儿平均体重第 90 百分位以上的婴儿。

4. 高危儿（high risk infant）　指已经发生或可能发生危重疾病的新生儿，包括以下几种情况。

（1）出生时异常，如 Apgar 评分＜7 分，脐带绕颈、有各种畸形；早产儿、极低体重儿、过期产儿、小于胎龄儿、大于胎龄儿、巨大儿；产伤、巨大头颅血肿、肢体麻痹；双胎或多胎婴儿；有疾病的新生儿等。

（2）母亲有异常妊娠史的新生儿，如妊娠期有阴道流血史、感染史、糖尿病史，妊娠期有吸烟、吸毒、酗酒史，母亲为 Rh 阴性血型，过去有死胎、死产史。

（3）母亲有异常分娩史的新生儿，如母亲有妊娠高血压综合征、先兆子痫、子痫，羊膜早破，羊水胎粪污染，各种难产、手术产、产程延长、分娩过程中使用镇静剂和镇痛药物史等。

第二节 正常足月儿和早产儿的特点

正常足月儿（normal full-term infant）指胎龄满 37~42 周、出生体重＞2500g、身长在 47cm 以上，无畸形或疾病的活产婴儿。早产儿又称未成熟儿（preterm infant，premature infant）是指胎龄满 28 周但不足 37 周，体重低于 2500g，身长不足 47cm 的活产婴儿。

一、正常足月儿与早产儿外观特点

正常足月儿与早产儿在外观上各具特点，因此可根据出生婴儿的体格特征和神经发育成熟度来评定其胎龄。一般来说，正常足月儿哭声响亮，皮肤红润，皮下脂肪较丰满；胎毛少，头发分条清楚；耳壳软骨发育良好，耳舟成形直挺；乳晕清晰，乳头突起，乳房可扪到结节；指（趾）甲发育良好，可达到或超过指（趾）尖，有较深的足纹；肌肉有一定的张力，四肢屈曲；男婴睾丸已降至阴囊，女婴大阴唇可覆盖小阴唇。早产儿哭声轻，皮肤薄、红嫩，胎毛多；头发少，呈绒线状；耳郭软骨发育不成熟，紧贴颅骨；乳晕不清，乳腺结节小或没有；指（趾）甲软，未达到指（趾）尖；足底光滑，纹理少；四肢肌张力低下；男婴睾丸未降至阴囊，女婴大阴唇不能覆盖小阴唇。

二、正常足月儿与早产儿的生理特点

1. 呼吸系统 胎儿肺内充满液体，足月时为 30~35ml/kg，出生时经产道挤压，1/3 肺液由口鼻排出，其余由肺间质内毛细血管和淋巴管吸收，如吸收延迟，则出现湿肺症状。胎儿娩出后在声、光、寒冷、触觉、痛觉等刺激下，开始第一次吸气，接着啼哭，肺泡张开，开始呼吸运动。新生儿呼吸道狭窄，黏膜柔嫩，血管丰富，纤毛运动差，易出现气道堵塞、感染、呼吸困难及拒乳。新生儿胸腔小，呼吸肌薄弱，呼吸时主要靠膈肌的运动，以腹式呼吸为主。呼吸较表浅，节律常不规则，呼吸频率为 40~45 次/分。

早产儿呼吸中枢相对发育不成熟，呼吸不规则，常发生呼吸暂停。呼吸暂停是指呼吸停止达 15~20 秒，或虽不到 15 秒，但伴有心率减慢（100 次/分），并出现发绀及肌张力降低。由于早产儿肺发育不成熟，肺泡表面活性物质少，易发生肺透明膜病。有宫内窘迫史的早产儿，易发生吸入性肺炎。

2. 循环系统 原始心管在胚胎 4 周时形成，并开始有搏动，8~12 周基本发育完成。出生后血液循环发生重大改变，脐带结扎，肺血管阻力下降，卵圆孔和动脉导管功能性关闭。有的新生儿在出生后几天内心前区可听到杂音，这与动脉导管暂时未关闭有关。足月儿心率波动较大，为 100~150 次/分，平均为 120~140 次/分，早产儿心率更快。足月儿血压为 50/30~80/50mmHg，平均为 70/50mmHg。早产儿较足月儿低，动脉导管关闭常延迟，可引起充血性心力衰竭、肾脏损害及坏死性小肠炎。

3. 消化系统 新生儿消化道面积相对较大，有利于大量流质营养物质的消化和吸收；肠壁薄，通透性高，容易使肠腔内毒素及消化不全的产物通过进入血液循环，引起中毒症状和过敏现象。新生儿胃呈横位，贲门括约肌发育较差，幽门括约肌发育较好，易发生呕吐和溢乳。胎便由胎儿期的肠黏膜分泌物、胆汁及咽下的羊水组成，呈墨绿色。出生 12 小时内开始排泄，3~4 天内排完，如果超过 24 小时无胎便排出，应检查新生儿是否存在肛门闭锁或其他消化道畸形。

早产儿吞咽反射差，容易发生呛乳而致乳汁误吸。贲门括约肌松弛、胃容量小，容易发生溢乳。早产儿各种消化酶分泌不足，胆酸分泌少，不易将脂肪乳化，脂肪消化吸收差，在缺氧缺血和喂养不当时，易发生坏死性小肠结肠炎。早产儿胎粪形成少，肠蠕动乏力，易出现胎粪延迟排出。早产儿肝功能不成熟，生理性黄疸较足月儿重，持续时间长，同时肝糖原储存少、肝合成蛋白质不足，易发生低血糖和低蛋白血症。

4. 泌尿系统 新生儿一般在出生后 24 小时排尿，如出生后 48 小时仍不排尿，需要检查原因。婴

儿出生时肾小球滤过率低，浓缩功能差，排钠能力也低，不能有效地处理过多的水和溶质，易造成水肿或脱水。且因碳酸氢盐的肾阈值低，肾处理酸碱负荷能力不足，因此新生儿易发生代谢性酸中毒。

早产儿肾浓缩功能更差，易出现低钠血症，特别是牛乳喂养时，因蛋白质含量和酪蛋白比例均高，易引起晚期代谢性酸中毒。

5. 血液系统 新生儿出生时血液中红细胞数和血红蛋白较高，不久逐渐下降。新生儿血红蛋白中胎儿血红蛋白占 70%~80%，出生 5 周后降至 55%。胎儿血红蛋白对氧的亲和力较强，氧解离曲线左移，不易将氧释放到组织内，因此，当缺氧时发绀不明显。足月儿出生时白细胞数较高，第 3 天开始下降。

早产儿白细胞和血小板稍低于足月儿。由于早产儿红细胞生成素水平低下，先天性储备少，血容量迅速增加，生理性贫血出现早，并且胎龄越小，贫血时间持续越长，程度越严重。早产儿维生素 K 储存不足，导致凝血因子缺乏，易引起出血，特别是肺和颅内出血。

6. 神经系统 新生儿脑相对较大，占体重的 10%~20%（成人仅占 2%）。脊髓相对较长，大脑皮质兴奋性低，睡眠时间长，觉醒时间一昼夜仅为 2~3 小时。新生儿和小婴儿具有特殊的神经反射，如觅食反射、吸吮反射、握持反射、拥抱反射和交叉伸腿反射。正常情况下，出生后数月这些反射消失。新生儿当发生神经系统疾病、损伤和颅内出血时这些反射可消失，新生儿巴宾斯基征、克尼格征等病理征呈阳性反应属正常现象。

早产儿神经系统的功能和胎龄有密切关系，胎龄越小，功能越差。因此神经系统检查可作为估计胎龄的依据。早产儿易发生缺氧，导致缺氧缺血性脑病。早产儿脑室管膜下存在发达的胚胎发生层基质，该组织是一个未成熟的毛细血管网，易导致颅内出血。

7. 体温调节 新生儿体温调节功能差，皮下脂肪薄，体表面积相对较大，易散热，因此新生儿的体温易随环境温度的变化而变化。室温过高时，足月儿能通过皮肤蒸发和出汗散热，若体内水分不足，可使新生儿发生"脱水热"。室温过低时，则可致低体温或寒冷损伤综合征。

早产儿体温调节功能更差，缺少棕色脂肪组织，基础代谢低，产热少，体表面积相对大，皮下脂肪少，易散热。因此体温易随环境温度的变化而变化，易出现体温偏低或不升。

8. 能量和体液代谢 新生儿需要的热量取决于维持基础代谢和生长的能量消耗，每日基础热量消耗大约为 209kJ/kg，加上活动及生长需要等，每日共需热量为 418~502kJ/kg。液体需要量与体重、日龄、环境温度、湿度等有关。出生后第一天需水量为 60~100ml/kg，以后每日增加 30ml/kg，直至每日 150~180ml/kg。足月儿每日钠需要量为 1~2mmol/kg，小于 37 周的早产儿为 3~4mmol/kg；新生儿出生后 10 天内血钾水平较高，一般不需补充，以后日需量为 1~2mmol/kg。早产儿因皮质醇及降钙素分泌较高，且终末器官对甲状旁腺反应低，常有低钙血症。

9. 免疫系统 新生儿的特异性和非特异性免疫功能均不够成熟，血清补体含量低，白细胞吞噬作用差；免疫球蛋白 G（IgG）可通过胎盘，但年龄越小，含量越低；IgA、IgM 不能通过胎盘，特别是分泌型 IgA（SIgA）缺乏，使新生儿易患感染性疾病，尤其是呼吸道和消化道感染。新生儿皮肤黏膜薄嫩，易擦伤；脐部为开放性伤口，细菌容易繁殖并进入血液循环；早产儿免疫系统更不成熟，易发生重度感染。

10. 新生儿常见的几种特殊生理状态

（1）生理性体重下降：由于新生儿最初几天进食少，水分丢失、排出胎便而出现体重下降，但一般不超过 10%，约在出生后 10 天恢复到出生体重。

（2）生理性黄疸（见本章第四节）。

（3）乳腺肿大和假月经：男女足月儿在出生后 3~5 天均可出现乳房肿大，多于出生后 2~3 周消退，不必特殊处理。部分女婴出生后 5~7 天阴道可见少量脓性分泌物或大量非脓性分泌物，可持续 1 周。以上现象主要由于胎儿娩出后，来自母体的雌激素中断所致。

（4）上皮珠和"马牙"：部分新生儿上腭中线和齿龈切缘上常有黄白色米粒大小的小颗粒，是上皮细胞堆积或黏液腺分泌物积留所致，出生后数周至数月自行消失，不可刮擦或挑破，以免发生感染。

第三节　正常足月儿和早产儿的护理

新生儿出生后应进行全面检查，做好新生儿的护理工作。特别是早产儿更应密切观察其变化，以防发生感染及死亡。

一、正常足月儿的护理

【护理评估】

1. 健康史　正常新生儿在整个胎儿期多无致病因素的影响，出生后各器官功能不完善，适应能力差，保暖、喂养、护理不当和消毒隔离制度不严，常成为新生儿致病的危险因素。

2. 身体状况　具有正常新生儿的特点（详见本章第二节）。

3. 心理和社会支持状况　出生的新生儿已能对母亲给予的各种形式的爱做出回应。初为父母的双亲由于对新生儿特点及护理知识缺乏，不知道怎样抱孩子，怎样给孩子喂乳、洗澡、穿衣、换尿布，不知道孩子表示饥饿、尿湿或不适、疼痛的反应。父母初次照料躯体软绵绵、颈软头昂不起的新生儿时，会感到十分紧张，甚至胆怯。

【护理诊断及相关事项】

1. 有体温改变的危险　与体温调节功能差有关。

2. 有感染的危险　与免疫功能低下和皮肤黏膜屏障功能差有关。

3. 知识缺乏　与家长缺乏正确喂养及护理新生儿的知识有关。

【预期目标】

1. 新生儿不发生体温升高或降低。

2. 新生儿不发生感染。

3. 家长能说出喂养和护理新生儿的要点。

【护理措施】

1. 娩出后的护理

（1）新生儿娩出后，开始呼吸前，应迅速清除口、鼻腔中的黏液及羊水，保持呼吸道通畅，以免引起窒息或吸入性肺炎。

（2）新生儿娩出后1~2分钟结扎脐带断端，并将残端无菌包扎。

（3）出生后，将头皮、耳后、腋下及其皮肤皱褶处的血迹和较多的胎脂轻轻拭去。因胎脂对新生儿有保护作用，不必洗去，在出生后数小时开始胎脂会逐渐被吸收。用干毛巾吸干羊水，擦干皮肤后，用预先温热好的包被包裹婴儿，然后放入中性温度环境中，以保持体温稳定。

2. 保持呼吸道通畅

（1）经常检查新生儿鼻孔是否通畅，清除鼻孔内的分泌物。

（2）保持新生儿适宜的体位，一般以右侧卧位为好。仰卧时应避免颈部前屈或过度后仰。婴儿俯卧时应有专人看护，防止发生窒息。

（3）避免包被、奶瓶、母亲的乳房或其他用物遮盖新生儿口鼻，或按压其胸部。

3. 保暖

（1）新生儿体温调节功能不完善，因此应有足够的保暖措施，保暖方法有母亲怀抱、热水袋、婴儿温箱和远红外辐射床等。使用因条件和人而异，最好使婴儿处于中性温度的环境中。"中性温度"又称"适中温度"，是指能维持新生儿正常体温而能量消耗最少的温度。正常足月新生儿在穿衣盖被的情况下，室内中性温度为24~25℃，相对湿度为55%~60%。此外，医护工作人员在接触婴儿时，手、仪器、物品等均应预热，以免导致传导散热。注意集中各项护理操作，暴露婴儿的时间不宜太长。

（2）监测体温变化，及时调整中性温度，以维持新生儿体温在正常范围波动。

4. 喂养

（1）正常足月儿提倡尽早哺乳，以防低血糖。正常新生儿一般出生后半小时即可抱至母亲处哺乳，以促进乳汁分泌。提倡母乳喂养，无法母乳喂养者以配方乳为宜。喂乳量根据新生儿的体重、日龄及耐受能力而定，以不发生胃潴留及呕吐为宜，应遵循从少量渐增的原则，以喂奶后安静、无腹胀和理想的体重增加（15～30g/d，生理性体重下降期除外）为标准。确认无母乳者，先试喂5%～10%的葡萄糖水，若无消化道畸形，吸吮吞咽能力良好的婴儿可给予配方乳。人工喂养者，应注意乳具专用和清洁、消毒。

（2）定时测量体重，以了解营养状况和发育情况。

5. 预防感染　新生儿抵抗力较低，要求严格执行消毒隔离制度，因此医疗护理操作时严格遵守无菌原则。①新生儿室应阳光充足、空气流通。保持室温在22～24℃，相对湿度为55%～65%。②建立和严格遵守消毒隔离制度，进入新生儿室需更衣、换鞋、洗手，护理每个新生儿前后均要洗手，治疗器具使用后用消毒液擦洗。每季度对工作人员作一次咽拭子培养，对带菌者及患感染性疾病者暂时调离新生儿室。③脐部、皮肤和黏膜的护理：每日用95%乙醇或1%～2%甲紫涂擦脐带残端，使其干燥，每日换消毒纱布。脐带脱落前，应每日检查脐部有无渗血，若渗血较多，应重新结扎。同时观察脐部有无脓性分泌物和异味，脐周有无红肿等，以便及时发现感染表现。如发生感染可用3%过氧化氢清洗，再用3%碘酊消毒脐部，或局部使用抗菌药物。④脐带脱落后每日洗澡至少1次，每次大便后用温水洗净臀部，以免发生尿布皮炎。⑤口腔黏膜不易擦洗，每次喂乳后喂少量温开水洗净口腔。不可挖婴儿的鼻腔和耳道，以免损伤黏膜，若鼻腔有分泌物，可以用消毒棉签蘸水轻轻拭去。⑥清洁眼部分泌物时，应由眼睑内侧向外侧擦拭，必要时用0.25%的氯霉素眼药水滴眼。⑦每日应观察新生儿的精神、哭声、面色、皮肤、吸乳、大小便及睡眠情况，如有异常应警惕疾病的发生。

【健康教育】

1. 向家长介绍新生儿喂养、保暖、预防感染、预防接种、促进发育等知识。教会母亲母乳喂养或人工喂养的方法。

2. 鼓励母亲参与到孩子的日常护理中，通过哺乳，抚摸皮肤，与孩子眼神交流、说话等增加母婴的密接交往，促进母婴相依感情的建立，从而促进婴儿体重增长和智力的发育。

3. 强调新生儿出院后继续照顾的重要性，为新生儿建立健康登记卡，并转送当地儿童保健机构，以便儿童保健机构人员进行家庭访视。

二、早产儿的护理

【护理评估】

1. 健康史　早产儿由于提早娩出，各器官功能发育均不完善，抵抗力低下，对外界环境的适应能力更差，胎龄越小，体重越低，患病率及死亡率越高。生活环境和医护质量差，常成为早产儿患病的诱因。

2. 身体状况　表现出早产儿的特点，出现体温降低或升高；呼吸表浅不规则、暂停[呼吸暂停是指呼吸时间超过15秒或20秒，或虽然不到15秒，但伴有心率减慢（<100次/分）]、阵发性发绀，甚至窒息；吸吮能力差，吞咽反射弱，呛奶；易发生感染或出血（详见本章第二节）。

3. 心理和社会支持状况　早产的发生使正常妊娠过程提前终止，母亲对孩子的健康状态、分娩过程及孩子是否能生存感到十分担忧。父母被迫放弃理想中的孩子形象，可能对接受这个不完美的孩子感到十分沮丧，甚至哀伤。早产儿需要特殊监护及治疗，暂时的分离及被一些医疗器械设备包围起来的情景，会使母亲感到十分恐惧，甚至担忧孩子能否存活。此外，初为父母照料早产儿可能会感到十分困难。

【护理诊断及相关事项】

1. 体温调节无效 与早产儿体温中枢发育不完善有关。

2. 有窒息的危险 与早产儿呼吸中枢发育不完善、咳嗽反射弱、呼吸道分泌物不易排出有关。

3. 婴儿喂养困难 与早产儿不能有效地吸吮及吞咽有关。

4. 有感染的危险 与早产儿机体免疫功能极不成熟、免疫力低下有关。

5. 潜在并发症：出血 与维生素 K 缺乏和肝内维生素 K 依赖凝血因子合成不足有关。

6. 知识缺乏 与家长缺乏早产儿护理知识有关。

【预期目标】

1. 早产儿体温保持在正常范围。

2. 早产儿不发生窒息。

3. 早产儿获得充足营养及水分，体重逐渐增加。

4. 早产儿不发生感染。

5. 早产儿不发生出血或发生时被及时发现。

6. 家长焦虑程度减轻，并学会护理早产儿。

【护理措施】

1. 体温调节无效的护理

（1）保暖：早产儿室温应保持在 24℃，晨间护理时增加到 27～28℃，相对湿度为 55%～65%，使早产儿体温保持恒定。体温过低的早产儿应放置于暖箱内，温箱温度要根据体重和出生时间来决定（表 4-1），使早产儿处于适中温度下。待体重增至 2kg 以上，体温能保持正常，吸吮良好即可出暖箱，若无暖箱也可选用热水袋、热炕、电热毯等方法保持体温，但注意防止烫伤及温度过高。

表 4-1 不同出生体重早产儿的适中温度

出生体重（kg）	暖箱温度*			
	35℃	34℃	33℃	32℃
1.0～1.4	出生 10 天内	10 天以后	3 周以后	5 周以后
1.5～1.9	—	出生 10 天内	10 天以后	4 周以后
2.0～2.4	—	出生 2 天内	2 天以后	3 周以后
≥2.5	—	—	出生 2 天内	2 天以后

* 相对湿度为 55%～65%。

（2）防止热量丧失：护理早产儿时，护理人员的双手必须温暖，护理操作集中进行。避免将早产儿放在冷的台面，防止体热丧失，因头部占体表面积的 20.8%，散热量大；更衣前先预热衣被，带上绒布帽，吸氧时氧气必须加温、加湿。

（3）观察体温：每 4 小时测体温 1 次，体温稳定后可改为每日 2 次。

2. 防止窒息的护理

（1）早产儿咳嗽反射较弱，黏液在气管内不易咳出，易引起呼吸道阻塞，应及时清除呼吸道分泌物，保持呼吸道通畅。喂奶速度宜慢，喂奶后取侧卧位，以免溢乳时乳汁误入气管引起窒息。

（2）呼吸暂停时可采用拍打足底、托背呼吸、放置水囊床垫等方法，帮助早产儿恢复规律的自主呼吸。严重呼吸暂停、发绀时立即给氧，吸氧的浓度以 30%～40% 为宜，间歇给氧较好。用氧浓度过高、时间过长，可引起视网膜病变或晶状体后纤维增生而失明，故应避免。

（3）注意观察呼吸活动及皮肤颜色。备好氧气、吸痰器、新生儿呼吸复苏囊、直接喉镜、气管导管和急救药品等，若发生异常情况可及时进行抢救。

3. 婴儿喂养困难的护理　根据早产儿的生活能力可采用下列喂养方式。

（1）直接母乳喂养：出生体重较大且吸吮能力强的早产儿可直接喂哺母乳，但应避免疲劳。

（2）奶瓶喂养：用于体重较大且有吸吮力的早产儿，奶头应较软，奶孔大小适宜，奶孔过大可引起呛咳、窒息，过小易使婴儿疲劳。

（3）滴管喂养：用于吸吮能力差，但有吞咽能力的早产儿。

（4）胃管喂养：适用于吸吮和吞咽能力都差的早产儿，注意胃管的位置，每次灌注奶液前应检查胃潴留情况，然后缓慢注入奶液，最后用 2～3ml 温开水冲洗胃管，此法有助于保持早产儿体力。喂哺时和喂哺后应观察有无发绀、呛咳、溢乳、呕吐等异常反应。必要时可于喂奶前后吸氧。每日应详细记录出入量、准确测量体重，以便分析、调整营养。早产儿还需补充一些维生素和矿物质。出生后立即肌内注射维生素 K_1 1mg/d，连续 3 天，预防新生儿出血症。2 周后开始补充维生素 D 1000U/d。4 周后补充铁剂，此外，还应补充维生素 A、C、E。

4. 预防感染的护理　因早产儿较足月新生儿免疫能力差，预防感染的措施较足月儿要更严格。对早产儿应实行保护性隔离；医疗器械使用前后必须严格消毒；室内应有空调及通风设备，保持恒温、恒湿及空气新鲜。其余措施同正常新生儿护理。

5. 密切观察病情　早产儿各器官系统功能不成熟，护理人员应加强巡视，密切观察病情变化。如果发现异常表现，如体温低、呼吸不规则或呻吟、面部或全身青紫或苍白、烦躁不安、反应低下、惊厥发生、黄疸出现早或程度重、拒食等，应及时报告医生，并协助查找原因，进行处理。

【健康教育】

1. 鼓励父母尽早探视及参与照顾早产儿，提供父母接触、拥抱、与早产儿说话和照顾早产儿的机会，耐心解答父母提出的有关问题，讲解早产儿所使用的设备和治疗方法，以减少他们的焦虑和恐惧。

2. 指导并示范护理早产儿的方法。向家长阐明保暖、喂养及预防感染等护理的重要性及注意事项。建议母亲护理早产儿前后必须洗手，减少他人的探视，家中有感染性疾病患者避免接触早产儿。

3. 指导早产儿出院后应定期到医院门诊检查，指导出生 2 周后开始使用维生素 D 制剂，出生后 1 个月补充铁剂，预防佝偻病和贫血；按期预防接种；定期进行生长发育监测。

第四节　新生儿常见疾病的护理

一、新生儿窒息与缺氧缺血性脑病

新生儿窒息（neonatal asphyxia）是指婴儿出生时无自主呼吸或未能建立规律呼吸，而导致低氧血症和混合性酸中毒；若出生时无窒息，而数分钟后出现呼吸抑制者亦为窒息。凡能降低胎儿或新生儿血氧浓度的任何因素都可以引起窒息。窒息引起的缺氧和脑血流减少或暂停可导致胎儿和新生儿脑损伤，包括缺血性脑病和颅内出血等严重并发症。

新生儿缺氧缺血性脑病（hypoxic ischemic encephalopathy，HIE）是指因各种围生期高危因素所致的新生儿窒息，进而使中枢神经系统受损。临床上有意识状态、肌张力及原始反射异常等脑病的表现。严重的缺氧缺血性脑病可有脑瘫、认知障碍、癫痫等后遗症。

1. 窒息时胎儿向新生儿呼吸、循环的转变受阻　窒息时新生儿呼吸停止或抑制，缺氧、酸中毒引起肺表面活性物质产生减少、活性降低，出现胎儿循环重新开放、维持肺动脉高压，进而加重组织缺氧、缺血、酸中毒，造成器官不可逆损伤。

2. 呼吸系统

（1）原发性呼吸暂停：指胎儿或新生儿缺氧初期，呼吸加深、加快，如缺氧未及时纠正，随即转为呼吸停止、心率减慢，即发生原发性呼吸暂停。此时，患儿肌张力存在，血压稍升高，伴有发绀。若解除病因，及时清理呼吸道，给予物理刺激即可恢复自主呼吸。

（2）继发性呼吸暂停：若缺氧持续存在，则出现几次喘息样呼吸，继而出现呼吸暂停，即继发性呼吸暂停。此时，患儿肌张力消失，血压和心率持续下降需及时抢救，给予正压通气方可恢复自主呼吸，否则将死亡。

3. 各器官缺氧缺血改变　窒息开始时，体内血液重新分布以保证心、脑、肾上腺等生命器官的血流量，心肌收缩力增强，心率增快，外周血压轻度上升；如持续低氧，心、脑、肾上腺等的血流量也减少，心率及动脉血压下降，发生脑损伤。

4. 血液生化和代谢改变　窒息缺氧引起：①PaO_2 下降，pH 降低及混合性酸中毒；②糖代谢紊乱；③高胆红素血症；④发生稀释性低钠血症和低钙血症。

【护理评估】

1. 健康史　凡引起胎儿或新生儿血氧浓度降低的任何因素都可以引起窒息。

（1）孕母因素：孕母患全身慢性或严重疾病，如心肺功能不全、严重贫血、糖尿病、高血压等；妊娠高血压综合征、多胎妊娠、吸毒、吸烟或高龄等。

（2）胎盘因素：前置胎盘、胎盘早剥、胎盘老化等。

（3）脐带因素：脐带脱垂、绕颈、打结、过短或牵拉等。

（4）胎儿因素：早产儿、巨大儿、先天畸形、羊水或胎粪吸入、宫内感染等。

（5）分娩因素：头盆不称、宫缩无力、臀位及采用高位产钳、胎头吸引和臀位抽出术；子宫过度收缩，产程中应用药物不当，如麻醉剂、镇静剂、镇痛药、抗高血压药和催产药等应用不当。

2. 身体状况

（1）胎儿缺氧：早期胎动增加，胎儿心率加快（≥160 次/分）；晚期胎动减弱甚至消失，胎儿心率减慢或不规则，羊水被胎粪污染。

（2）新生儿窒息的诊断和分度：参见 Apgar 评分标准（表4-2）。评分分别于出生后 1 分钟、5 分钟、10 分钟进行，4～7 分为轻度窒息，0～3 分为重度窒息。其中，1 分钟评分是窒息诊断和分度的依据，5 分钟和 10 分钟评分有助于判断复苏效果和预后。

表4-2　新生儿 Apgar 评分标准

体征	评分标准			评分		
	0	1	2	1分钟	5分钟	10分钟
皮肤颜色	青紫或苍白	身体红，四肢青紫	全身红			
心率（次/分）	无	<100	>100			
弹足底或插鼻管反应	无反应	有些动作，如皱眉	哭，喷嚏			
肌张力	松弛	四肢略屈曲	四肢活动			
呼吸	无	慢，不规则	正常，哭声响			

（3）机体各器官受累及表现

1）呼吸系统：发生羊水或胎粪吸入综合征、肺透明膜病、呼吸暂停等。

2）循环系统：轻症时有传导系统和心肌受损；严重者出现心源性休克和心力衰竭。

3）泌尿系统：急性肾衰竭时有少尿、蛋白尿，血尿素氮及肌酐增高，肾静脉栓塞时可见肉眼血尿。

4）消化系统：应激性溃疡、坏死性小肠结肠炎、黄疸加重等。

5）中枢神经系统：缺氧缺血性脑病和颅内出血。缺氧缺血性脑病主要表现为意识障碍、肌张力及原始反射的改变、惊厥、脑水肿、颅内压增高等神经系统症状。惊厥常发生在12～24小时内，脑水肿、颅内压增高在24～72小时最明显。临床分为轻、中、重三度。①轻度：出生24小时内症状最明显，常呈现淡漠与激惹交替或过度兴奋，有自发或刺激引起的肌阵挛，颅神经检查正常，肌张力正常或增加，拥抱反射稍增强，其他反射正常，瞳孔扩大，心率增加，3～5天后症状减弱或消失，很少留有神经系统后遗症；②中度：24～72小时症状最明显，意识淡漠、嗜睡，出现惊厥、肌阵挛、下颌抖动、肌张力减退、瞳孔缩小、周期性呼吸伴心动过速，1～2周后逐渐恢复，但意识模糊进入浅昏迷并持续5天以上者，预后差；③重度：出生72小时症状最明显，昏迷，深、浅反射及新生儿反射均消失，肌张力低下，瞳孔固定无反应，有心动过缓、低血压、呼吸不规则或暂停，常伴有惊厥，死亡率高，幸存者常留有神经系统后遗症。

3. 辅助检查　血气分析显示呼吸性酸中毒和代谢性酸中毒，pH降低，$PaCO_2$升高，PaO_2下降，碱剩余（BE）值下降。头颅B超或计算机断层扫描（CT）检查可帮助诊断缺血缺氧性脑病和颅内出血。

4. 处理原则

（1）早期预测：估计胎儿娩出后有窒息危险时，应先做好抢救和复苏的准备工作，包括技术、设备、药品和医护人员安排等，以便分秒必争地进行抢救。

（2）按ABCDE复苏方案进行：①A（air way）开放气道；②B（breathing）建立呼吸；③C（circulation）维持正常循环；④D（drugs）药物治疗；⑤E（evaluation）评价。其中A是根本，B是关键。

（3）支持疗法：①维持良好的通气功能是支持疗法的重点，保持$PaO_2>7.98～10.64kPa$（60～90mmHg）、$PaCO_2$和pH在正常范围内；②维持脑和全身良好的血流灌注是支持疗法的关键措施；③纠正低血糖；④保暖和监护。

（4）控制惊厥：首选苯巴比妥钠，负荷剂量为20mg/kg，15～30分钟静脉滴注，也可分次静脉缓慢注射。若此剂量不能有效止惊，1小时后可加用10mg/kg，12～24小时后给予维持量每日3～5mg/kg。新生儿镇静常用水合氯醛，但有时呼吸抑制明显，可诱发心律失常，应慎用。

（5）治疗脑水肿：减轻脑水肿应用呋塞米（速尿），每次1～2mg/kg，地塞米松每次0.25～0.50mg/kg，可间隔4～6小时；出现颅内压增高者应用20%甘露醇，首剂量0.5～0.75g/kg，静脉注射，以后可用0.25～0.50g/kg，每4～6小时1次，一般仅用3～5天。

【护理诊断及相关事项】

1. 气体交换功能受损　与缺氧致低氧血症和高碳酸血症有关。

2. 有感染的危险　与机体抵抗力低下有关。

3. 体温过低　与缺氧、环境温度低有关。

4. 潜在并发症　颅内压增高。

5. 恐惧（家长）　与病情危重及预后不良有关。

【预期目标】

1. 患儿能维持有效的呼吸。

2. 无感染的发生，并减少其他并发症。

3. 体温及其他生命体征恢复正常。

4. 家长了解疾病的相关知识，消除恐惧心理。

【护理措施】

立即按 ABCDE 程序进行复苏。

1. A 开放气道 新生儿出生后先吸净鼻、口腔及咽喉中的分泌物，时间不超过 10 秒，保持呼吸道通畅。

2. B 建立呼吸 弹足底或刺激皮肤以引起啼哭、建立呼吸，应在出生后 20 秒内完成。经刺激后若出现正常呼吸，心率＞100 次/分，给予保暖观察。Apgar 评分为 3～7 分者，给予面罩给氧。若评分在 3 分以下，无自主呼吸或心率＜100 次/分，应立即行气管插管，吸出黏液，加压给氧，压力在 15～30cmH$_2$O，氧浓度为 40%～50%，至出现自主呼吸和皮肤转红后拔管。

3. C 维持正常循环 若心率慢＜80 次/分，可行胸外心脏按压，120 次/分。

4. D 药物治疗 若心率仍＜80 次/分，给予 1∶10 000 肾上腺素 0.1～0.3ml/kg，静脉滴注或气管滴入。同时，根据病情用药以扩充血容量和纠正酸中毒。

5. E 评价 复苏后至少监护 3 天，注意病情观察，监护体温、呼吸、心率、血压、尿量、皮肤颜色和神经系统症状等。注意喂养、大小便情况、预防感染等问题。

在复苏全过程中，应注意做好保暖工作；在呼吸道分泌物未吸净前，不要刺激婴儿啼哭或加压给氧；给氧时压力避免过高以免引起气胸或肺大疱；保证营养和液体的供给；各项操作严格执行无菌操作技术，凡气管插管疑有感染可能者，应用抗菌药物预防感染；技术动作要迅速、熟练，且操作要轻柔以避免创伤。

【护理评价】

1. 患儿临床表现是否逐渐改善或消失。

2. 呼吸道是否保持通畅，体温及其他生命体征是否逐渐恢复正常。

3. 能否减少并发症的发生。

4. 家长是否了解相关知识，恐惧心理是否消除。

【健康教育】

安慰家长，耐心细致解答病情；介绍有关的医学基础知识，减轻家长的恐惧心理，得到家长的最佳配合；培养家长早期康复干预的方法，促进患儿早日康复；指导患儿家长做好居家照顾及长期追踪。

二、新生儿颅内出血

新生儿颅内出血（intracranial hemorrhage of newborn）是围生期新生儿最常见的脑损伤，以早产儿多见，病死率高，存活者常留有神经系统后遗症。本病多由窒息和产伤所致，但随着围生监护、分娩技术水平的提高和新生儿重症监护中心的广泛建立，使得产伤所致新生儿颅内出血明显减少。

【护理评估】

1. 健康史 ①询问是否为早产儿，其母产前是否患心力衰竭、严重贫血、妊娠高血压综合征、前置胎盘、胎盘早剥、胎儿脐带脱垂或脐绕颈，出生时产程延长及分娩过程中产妇使用吗啡类药物等易使患儿在宫内、产程中及产后缺氧，导致缺氧缺血性颅内出血；②出生时有急产、头盆不称、胎位异常、高位产钳或负压吸引助产等致病因素，使头颅受挤压变形，脑血管破裂造成产伤性颅内出血；③询问有无给患儿快速输注高渗液体，有无机械通气不当。早产儿因颅骨软，在使用面罩加压吸氧、头皮静脉穿刺、气管插管时操作不当，易导致医源性颅内出血。

2. 身体状况 因出血部位及出血量不同，症状出现早晚及症状轻重各有差异。一般于出生后数小时至 1 周左右出现症状。患儿出现烦躁不安、易激惹、双眼凝视、斜视、眼球震颤、脑性尖叫或惊厥等兴奋状态，以及嗜睡、昏迷、肌张力低下、拥抱反射消失等抑制状态。一般先出现兴奋，随后出现抑制，病重者可直接进入抑制状态。若并发颅内压增高时，可有生命体征改变、呕吐频繁、前囟隆起、意识障碍。发生脑疝时瞳孔不等大、固定和散大、对光反射消失、四肢肌张力增高、意识障碍加深，早期呼吸增快，继而减慢、不规则或暂停，出现发绀。幸存者常有脑性瘫痪、运动和智力障碍、视力或听力障碍、共济失调、癫痫等后遗症。

3. 辅助检查

（1）脑脊液：急性期常为均匀血性，红细胞呈皱缩状，糖定量降低且与血糖的比值<0.6，5～10天最明显，同时乳酸含量降低，蛋白质含量明显升高。1周后脑脊液常表现为黄色，一般可持续4周左右。

（2）影像学检查：B超对诊断早产儿脑室及脑室周围出血较敏感，对蛛网膜下腔出血伴有脑室出血或扩张的诊断有帮助。CT和磁共振成像（MRI）几乎对所有类型的出血均可做出诊断，特别是MRI可以不用造影剂进行颅内血管显像，明确有无血管畸形，但其扫描时间长、价格较贵，不适于快速诊断。

4. 心理和社会支持状况　家长对本病的严重性、预后缺乏知识，如果孩子致残，家长可能会出现焦虑、内疚、悲伤、愤怒、失望等反应。有的家长甚至会做出遗弃孩子的选择来摆脱自身的痛苦，而带来一系列的社会问题。

5. 处理原则

（1）支持疗法：控制惊厥，降低颅内压、保暖、保持安静。

（2）补充凝血因子，纠正贫血。

（3）恢复脑功能：使用恢复脑细胞药物。

（4）出血后脑积水的治疗：如有颅高压治疗无效，头围增大超过2cm，B超显示脑积水征象者先行腰椎穿刺，放出脑脊液。若无效可行脑室引流。一般仅能持续7天。若头围继续增大，可行脑积水分流术。

（5）药物预防：应用苯巴比妥、酚磺乙胺、吲哚美辛、维生素E等。

【护理诊断及相关事项】

1. 低效性呼吸形态　与呼吸中枢受抑制有关。

2. 有窒息的危险　与惊厥、昏迷有关。

3. 体温调节无效　与感染、体温调节中枢受损有关。

4. 家庭应对无效　与家长长期表达的内疚、焦虑、失望感有关。

5. 潜在并发症　颅内压增高。

【预期目标】

1. 维持正常呼吸，纠正缺氧状态。

2. 保持呼吸道通畅，避免患儿发生窒息情况。

3. 使患儿体温在正常范围内波动。

4. 家长对患儿的康复有信心，积极配合治疗。

【护理措施】

1. 观察病情　监测生命体征改变、意识形态、眼部症状、肌张力及囟门张力改变等，定期测量头围。如发生惊厥，应注意观察惊厥发生的时间、部位。做好病情记录，并及时与医生取得联系。

2. 保持患儿安静　减少噪声及不良光线的刺激，集中进行各项操作，减少搬动和刺激以使其绝对静卧，一切操作要轻、稳、集中进行，静脉穿刺最好使用留置针，减少反复穿刺操作，避免引起患儿烦躁。尽量避免头皮静脉穿刺，以防加重颅内出血。

3. 保持呼吸道通畅　及时清除呼吸道分泌物，根据缺氧情况给予不同形式的给氧方法以改善呼吸功能。避免压迫胸部，影响呼吸。症状好转时及时停用氧气。

4. 维持体温稳定　应用物理方法或药物方法，使患儿体温波动在正常范围，避免体温波动过大。

5. 用药的护理　对颅内压增高者用地塞米松每日0.5～1.0mg/kg，分4次静脉滴注，速度不宜太快。呼吸节律不整齐、瞳孔不等大时可使用甘露醇每次 0.25～0.50g/kg，选用维生素 K₁、酚磺乙胺、卡巴克洛等止血。严重患儿可少量多次输新鲜血浆或全血。

6. 维持体温稳定 体温过高时给予物理降温，体温过低时用远红外辐射床、暖箱或热水袋保暖。

7. 营养 根据病情选择喂养方式，必要时鼻饲喂养或予静脉高营养，保证热量供给。

【健康教育】

1. 向家长讲解本病的严重性、预后及可能出现的后遗症，并给予心理上的安慰，减轻他们的焦虑、悲伤。

2. 向家长解释患儿病后及早进行功能训练和智力开发，可减轻其后遗症症状；为家长提供心理、社会的支持，改变家庭的应对能力。指导家长对有后遗症的患儿进行智力开发和引导，对瘫痪患儿进行皮肤护理及肢体运动功能的训练，以恢复功能。

三、新生儿黄疸

新生儿黄疸（neonatal jaundice）又称新生儿高胆红素血症，是因胆红素在体内积聚而引起皮肤、巩膜或其他器官黄染的现象，分为生理性黄疸和病理性黄疸。生理性黄疸由新生儿胆红素代谢特点所致；若在某些诱因作用下或患某些疾病时黄疸加重，可发展成病理性黄疸，严重者可发生胆红素脑病。

【护理评估】

1. 健康史 新生儿黄疸常在饥饿、便秘、缺氧、低体温、脱水、酸中毒、颅内出血、头颅血肿、母乳性黄疸及患某些疾病（新生儿溶血病、新生儿肝炎、先天性胆道畸形）等病因作用下使生理性黄疸加重而发展为病理性黄疸。

2. 身体状况 ①生理性黄疸：足月儿一般在出生后 2～3 天出现，4～5 天最明显，10～14 天消退，早产儿可延迟至 3～4 周。巩膜先出现黄染，继而出现皮肤黄染，重者胃内容物、眼泪及脑脊液呈黄色，一般状况良好，肝功能正常；国外将生理性黄疸界限定为足月儿血清胆红素＜221μmol/L（12.9mg/dl），早产儿＜257μmol/L（15mg/dl），但亚洲足月儿生理性黄疸的血清胆红素值高于西方足月儿，也有早产儿血清胆红素＜171μmol/L（10mg/dl），发生胆红素脑病的报道。因此足月儿生理性黄疸的上限值需进一步研究。②病理性黄疸：出生后 24 小时出现黄疸；血清胆红素浓度足月儿＞221μmol/L（12.9mg/dl），早产儿＞257μmol/L（15mg/dl）；黄疸程度重、发展快，血清总胆红素每日上升＞85μmol/L（5mg/dl）；黄疸持续不退或退而复现，足月儿＞2 周，早产儿＞4 周，并呈进行性加重；血清结合胆红素＞34μmol/L。具备其中任何一项者即可诊断为病理性黄疸。病理性黄疸症状常发生于出生后第一天，皮肤发亮、发黄，昏睡，棕色尿液，食欲差，暗色大便。

3. 辅助检查

（1）血清胆红素：病理性黄疸时足月儿超过 221μmol/L（12.9mg/dl），早产儿超过 257μmol/L（15mg/dl）。

（2）不同病因则出现相应的辅助检查异常。

4. 心理和社会支持状况 由于家长对新生儿病因、并发症、预后等知识缺乏，表现出担忧、焦虑或忽视，后者常使黄疸较重的患儿未得到及时治疗及护理帮助，而既往有过死胎或新生儿出生后死于溶血病的家庭，一旦患儿黄疸加重，父母就会感到恐惧。

5. 处理原则

（1）针对不同病因进行对因治疗。

（2）注意保暖并提供足够热量。

（3）采用光照疗法降低血清胆红素，提倡早期喂养，诱导建立正常肠道菌群并保持大便通畅，减少肠肝循环。

（4）换血疗法：符合下列条件之一者即应进行。①产前已明确诊断：出生时脐血总胆红素＞

68μmol/L（4mg/dl），血红蛋白低于 120g/L，伴水肿、肝脾大和心力衰竭者；②出生后 12 小时内胆红素上升每小时＞12μmol/L（0.7mg/dl）；③总胆红素已达到 342mmol/L（20mg/dl）者；④不论血清胆红素水平高低，已有胆红素脑病的早期表现者。早产儿合并缺氧和酸中毒者或上一胎溶血严重者，指征应放宽。

（5）药物治疗：可供给白蛋白、肝酶诱导剂纠正酸中毒，及时纠正缺氧，防止低血糖、低体温。

【护理诊断及相关事项】

1. 潜在并发症　胆红素脑病。

2. 知识缺乏　与患儿家长缺乏黄疸的护理相关知识有关。

3. 黄疸　与血清胆红素浓度增高有关。

【预期目标】

1. 患儿不发生胆红素脑病或发生时能被及时发现。

2. 家长焦虑减轻，恐惧消失。

【护理措施】

1. 密切观察病情　观察黄疸出现的时间、颜色、范围及程度等以协助医生判断病因，并估计血清胆红素浓度，判断其发展情况；监测生命体征、哭声、吸吮和肌张力等变化；观察大小便次数、量及性质。

2. 保暖、合理喂养　低体温和低血糖时胆红素与白蛋白的结合受到阻碍，应注意保暖，体温维持在 36～37℃，患儿黄疸期间常表现食欲差、吸吮无力，护士应协助耐心喂养，保证热量供应，必要时静脉滴注 10% 葡萄糖，防止发生低血糖。

3. 降低血清胆红素浓度　胆红素过高可致胆红素脑病，对新生儿生命和健康有很大的威胁，必须积极预防，以减少新生儿的死亡率和致残小儿的发病率。

4. 做好光照疗法的护理　蓝光照射皮肤能降低血清未结合胆红素，对严重黄疸需要换血的患儿，可减少换血次数，提高疗效（参见附 1 蓝光疗法）。

5. 做好换血疗法的护理　换血疗法用于严重新生儿溶血病所致的高胆红素血症。通过换血及时清除血清中特异的血型抗体、致敏的红细胞，减轻溶血，降低血清胆红素浓度，防止胆红素脑病的发生。护士应协助医生做好换血前用品、环境、药物的准备，术中操作和换血后的护理（参见附 2 换血疗法）。

6. 协助医生做好预防缺氧、感染、脱水、低血糖、酸中毒的护理，并遵医嘱输入血浆或白蛋白等药物。

【健康教育】

1. 使家长了解病情，取得家长配合。

2. 介绍蓝光疗法及换血疗法的治疗作用，以及说明本病病因的复杂性，病因不同其预后也不同，使家长在心理上有充分的准备从而消除家长的担忧，并积极配合医疗护理工作。

3. 对曾因新生儿溶血病有过死胎、流产史的家庭，应使父母了解产前检查及胎内治疗的重要性，从而消除他们的恐惧。

附 1：蓝光疗法

1. 目的　蓝光治疗用于新生儿高胆红素血症的辅助治疗，主要作用是使未结合的胆红素经光氧化分解为无毒的水溶性衍生物，而随胆汁和尿液排出体外。

2. 光疗的指征　任何原因（如溶血病、败血症等）引起的间接胆红素增高的黄疸患儿均可采用光照疗法，凡总胆红素在 205.2～256.5μmol/L（12～15mg/dl）及以上者，在检查病因的同时，可开始光疗。若已确诊为溶血病患儿，应及早进行光疗。需要换血的患儿，在换血前也可进行光疗，以减少换血次数。

3. 设备　一般采用 427～475nm 波长的蓝色荧光灯效果最佳，也可用普通日光灯、绿光或太阳光照射。光疗箱有单面光疗箱和双面光疗箱两种，单面光疗箱可用 20W 蓝色荧光灯 5～10 支，呈并列或弧形排列。双面光疗箱可上下各装 20W 灯管 5～6 支，灯管与婴儿皮肤距离为 33～50cm，双面光疗时可不必翻动婴儿，效果比单面光疗更好。照射光亮度稳定，灯管功率保持在 160～320W，灯管使用一定时间后照射强度会下降，灯管使用 300 小时后其灯光能量输出减弱 20%，应注意及时更换。

4. 光疗前的准备

（1）光疗箱：进行光疗前应彻底清洁光疗箱，清除灯管及反射板的灰尘。箱内湿化器水槽应加水至 2/3 满。接通电源，检查线路及灯管亮度。将箱温调节至患儿适中温度，保持相对湿度为 55%～65%。

（2）患儿的准备：准备好患儿的遮光眼罩，一般用不透光黑色或深色的布或纸制成，眼罩尺寸应适合于不同的新生儿，还需准备长条尿布、尿布带及方形胶布等。患儿入蓝光箱前须进行皮肤清洁，但忌在皮肤上涂擦爽身粉或油类；剪短指甲，防止抓破皮肤；应戴好遮光眼罩以保护双眼；将患儿衣服脱去，暴露全身皮肤；只用长条尿布遮盖会阴部，特别是男婴阴囊；用方形胶布贴于患儿双足跟，以防止患儿哭闹蹬踏时足跟皮肤破损。

（3）护士准备：了解患儿的医疗诊断、日龄、体重、黄疸发生的原因，黄疸的范围、程度、血清胆红素检查结果，以及患儿的一般情况等资料。估计光疗过程患儿常见的护理问题，包括有皮肤完整性受损的危险、体温过高、排便异常等。

5. 光疗过程中的护理

（1）将患儿裸体放入已预热好的光疗箱中，并记录开始光疗的时间。

（2）光疗中注意使患儿皮肤广泛均匀受到照射。使用单面光疗箱一般每 2 小时更换体位 1 次，可以仰卧、侧卧、俯卧等体位交替更换。俯卧照射时要有专人监护，以免口鼻受压而影响呼吸。

（3）严密监测体温和箱温，每 2～4 小时测体温 1 次，同时观察箱温变化。一般箱温应保持在 30℃，体温保持在 36～37℃为宜。光疗最好在空调病室中进行。冬天要特别注意保暖，夏天则要防止过热。

（4）在光疗过程中保证水分和营养的供给，因光疗时患儿不显性失水比正常小儿高 2～3 倍，故应在喂奶间喂水。观察和记录出入量。

（5）光疗的副作用一般较轻，应注意观察和处理。常见的副作用包括如下内容。①发热：应注意监测和保持正常体温；②腹泻、呕吐：患儿大便可为深绿色稀便，有时出现呕吐，一般光疗结束即可停止，不需要特别处理，应注意补充水分，防止脱水；③皮疹：若程度轻，一般不需要处理，若较重可暂停光疗，皮疹可自行消退，再继续光疗；④青铜症：若结合胆红素超过 68.4μmol/L（4mg/dl）且有肝功能损害时，光疗使胆绿素蓄积，皮肤可呈青铜色，出现此情况时应停止光疗，可缓慢恢复。

（6）严密观察病情变化，光疗前后及光疗期间应监测血清胆红素变化，以判断疗效。光疗过程要观察患儿生命体征、黄疸消退情况、皮肤有无发红和皮疹、大小便颜色与性状，以及有无烦躁不安、嗜睡、呕吐、哭声和吸吮能力变化等，以便及时发现光疗的副作用和有无胆红素脑病发生，及时与医生联系，进行处理和抢救。

（7）注意保持灯管及反射板清洁，去除灯管灰尘，以免影响照射效果。

（8）光疗时间视病情而定，大多数患儿光疗 24～48 小时即可获得满意疗效，个别可超过 72 小时。血清胆红素下降至 171μmol/L（10mg/dl）时可停止光疗。出箱时给患儿穿好衣服，除去眼罩和足跟的胶布，抱回病床。记录出箱时间和患儿病情。

（9）光疗结束后，应关好光疗箱电源，将水槽内的水倒掉，进行彻底的清洗、消毒工作。

附 2：换血疗法

1. 目的　换血疗法是用胆红素浓度正常的成人血替换患儿的血。目的是换出游离的胆红素，防止发生胆红素脑病；换出已致敏的红细胞和血清中的免疫抗体，阻止继续溶血；纠正溶血导致的贫血，防止缺氧及心力衰竭。

2. 换血的指征 ①母婴有 ABO 血型不合或 Rh 血型不合，出生时有胎儿水肿、明显贫血（脐带血血红蛋白<120g/L）。②足月儿血清胆红素超过 342μmol/L（20mg/dl），早产儿体重在 1500g 者，胆红素超过 256μmol/L（15mg/dl），体重 1200g 者，胆红素超过 205μmol/L（12mg/dl），应考虑换血（早产儿应适当放宽换血指征）；凡是有胆红素脑病早期症状者，也应考虑换血。

3. 换血前的准备

（1）血源选择：Rh 溶血病应采取 Rh 血型与母亲相同，ABO 血型与患儿相同（或抗 A、抗 B 效价不高的 O 型）的供血者。ABO 溶血病可采用 O 型的红细胞加 AB 型血浆或用抗 A、抗 B 效价不高的 O 型血。

换血量为 150～180ml/kg（约为患儿全血量的 2 倍），总量为 400～600ml。应尽量采用新鲜血，库存血不应超过 3 天。

（2）药品和用物：应准备肝素、葡萄糖溶液、生理盐水、葡萄糖酸钙、利多卡因、鱼精蛋白、苯巴比妥、地西泮（安定）等药品，并按需要准备急救药物。

准备硅胶管 2 根（长 30cm、直径 2mm，前端 3cm 内有 3 个交错的椭圆形小孔，末端的接头可与三通管相接）、小手术包、静脉压测量管、三通管、1000ml 搪瓷量杯、心电监护仪、远红外线辐射保温床等，以及其他手术用物、换血记录单等。

（3）环境准备：应在手术室或经消毒处理的环境中进行，室温保持在 26～28℃。

（4）患儿准备：患儿换血前 4 小时禁食或抽空胃内容物，静脉补液。术前半小时肌内注射苯巴比妥。使患儿仰卧在辐射式保暖床上，贴好尿袋，固定四肢。

（5）护士准备：护士应了解患儿病史及诊断、日龄、体重、生命体征及一般状况。估计换血过程常见的护理问题，包括有感染的危险，潜在并发症，如出血、休克、营养失调、低于机体需要量等。操作前戴口罩、术前洗手、穿手术衣。

4. 换血过程中的护理

（1）按常规进行腹部皮肤消毒、铺巾，将硅胶管插入脐静脉，连接三通管，抽血测定血清胆红素及其他生化项目，并测量静脉压，然后开始换血。

（2）根据患儿体重，一般情况和心功能状况，每次换血量为 10～20ml，从少量开始逐渐增加到每次 20ml，换血速度为每分钟 10ml，速度应均匀，病重体弱者应小量、慢速进行。

（3）每换血 100ml，要测量静脉压 1 次，高则多抽，低则少抽，以保持静脉压的稳定，静脉压一般保持在 0.588～0.785kPa（6～8cmH$_2$O）。

（4）如果使用枸橼酸保养液作为血液抗凝剂，则每换 100ml 血后要缓慢推注 10%葡萄糖酸钙 1ml（用 10%葡萄糖溶液稀释）。

（5）注射器内不能进空气，防止空气栓塞。换血过程中必须经常用含肝素的生理盐水冲洗注射器，防止凝血。

（6）换血过程应注意保暖。密切观察患儿反应，做好心电监护。监测生命体征、皮肤颜色、出入量、静脉压及用药等，并认真做好护理记录。换血开始前、术中、换血结束时均需抽取血标本，监测血清胆红素浓度，并根据具体情况检查相关生化项目，以判断换血效果及病情变化。

（7）术中严格执行无菌操作。换血完毕后拔出脐静脉导管，结扎缝合后，用纱布轻轻压迫固定，局部伤口注意无菌处理，清点术中物品。

（8）换血后的护理应注意：①根据患儿病情，术后继续蓝光照射治疗。②密切监测病情，术后每半小时测心率和呼吸，病情平稳后可改为每 2 小时测 1 次。观察有无胆红素脑病的早期表现，以及有无心功能不全、低血糖、低血钙、水电解质紊乱、休克等并发症，若有异常及时报告医生。

③若血红蛋白小于 100g/L，可少量输血，若胆红素又超过 342μmol/L（20mg/dl），可考虑再次换血。④术后一般情况良好，2～4 小时可试喂糖水，无不良反应可喂奶。⑤观察伤口有无渗血，保持局部清洁，防止感染，必要时使用抗菌药物。一般可在术后 4～5 天拆线。

四、新生儿溶血病

新生儿溶血病（hemolytic disease of newborn）是母婴血型不合，母体血中血型抗体通过胎盘进入胎儿血液循环，发生同种免疫反应导致胎儿、新生儿红细胞破坏而引起的溶血。

目前已知血型抗原有 160 多种，但新生儿溶血病以 ABO 血型系统不合最为常见，其次是 Rh血型系统不合，主要是由于母体存在着与胎儿血型不相容的血型抗体（IgG），这种 IgG 血型抗体可通过胎盘进入胎儿血液循环，引起胎儿红细胞破坏，而出现溶血。

【护理评估】

1. 健康史

（1）ABO 血型不合：多为母亲 O 型，新生儿 A 型或 B 型；少数为母 A 型子 B 型、母 A 型子AB 型，或母 B 型子 A 型、母 B 型子 AB 型。因为 A、B 血型物质广泛存在于自然界，因此 O 型母亲一般在孕前早已接触过 A、B 血型物质的刺激，其血清中产生了相应的抗 A、抗 B 抗体（IgG），在妊娠时经过胎盘进入胎儿血液循环引起溶血，故 50%的 ABO 溶血病发生在第一胎。

（2）Rh 血型不合：Rh 血型有 6 中抗原（D、d；E、e；C、c），Rh 抗原强弱的次序是 D＞E＞C＞c＞e＞d，故 RhD 溶血症最常见，其次为 RhE 溶血症。临床上把凡具有 D 抗原者称 Rh 阳性，反之为阴性。我国汉族人大多是 Rh 阳性，仅 0.34%为 Rh 阴性。在少数民族和白种人中 Rh 阴性者占 0.74%～15.7%。

当胎儿的 Rh 血型和母亲不合时，胎儿红细胞所具有的抗原正好是母体所缺少的，在分娩时，一旦胎儿红细胞经胎盘进入母体血液循环，即使母体产生相应的血型抗体。由于初次致敏，免疫反应发展缓慢，产生的抗体少且弱，且首先产生的 IgM 不能通过胎盘，到以后产生 IgG 时，胎儿已经娩出，因此 Rh 溶血病一般不会在未输血母亲的第一胎中发生。当发生初次反应后的母亲再次怀孕后，在分娩时，即使经胎盘进入母体血液循环的血量很少（0.01～0.10ml）也能很快产生大量 IgG 抗体，母血中的 IgG 抗体通过胎盘进入胎儿体内引起溶血。因此 Rh 溶血病症状随胎次增多而越来越严重。很少数未输过血的母亲在怀孕第一胎时就发生 Rh 溶血病，这可能是因为 Rh 阴性产妇的母亲为 Rh阳性，使产妇本人在出生时已接受了 Rh 阳性母亲的抗原而已经致敏，若其首次妊娠胎儿为 Rh 阳性，在妊娠期即可使其再次致敏，很快产生抗 D 的 IgG，通过胎盘引起胎儿发生 RhD 溶血病。

2. 身体状况 Rh 溶血病症状较 ABO 溶血病严重。症状的轻重和母亲所产生的 IgG 抗体量、抗体与胎儿红细胞结合程度及胎儿的代偿能力有关。

（1）黄疸：绝大多数 Rh 溶血病患者在出生后 24 小时内出现黄疸，而 ABO 溶血病多在出生后第 2～3 天出现。血清胆红素以未结合型为主。

（2）贫血：程度不一，ABO 溶血病较轻，Rh 溶血病患者一般贫血出现早且重，重症者血红蛋白可＜80g/L，甚至低于 30～40g/L，重度贫血常伴有水肿、皮肤苍白，易发生贫血性心力衰竭，如不及时抢救则大多数死亡。

（3）肝脾大：由于髓外造血引起肝脾代偿性肿大，多见于 Rh 溶血病患儿。

（4）胆红素脑病：是血中游离胆红素通过血脑屏障引起脑组织的病理性损害，又称核黄疸。一般发生在出生后 2～7 天，早产儿尤易发生。患儿出现嗜睡、吸吮无力、肌张力低下及各种反射减弱；12～24 小时后很快出现双眼凝视、哭叫、眼球震颤、肌张力增高、角弓反张，常有发热，多数患儿因呼吸衰竭或弥散性血管内凝血而死于此期。幸存者 1～2 天后病情开始好转，吸吮力和对外界反应逐渐恢复，呼吸好转、痉挛消失，但常留有智力障碍、听力障碍等后遗症。

3. 辅助检查 红细胞、血红蛋白降低及网织细胞、有核红细胞增多；血清胆红素增高；母婴血型不合；患儿红细胞直接抗人球蛋白试验阳性；患儿红细胞抗体稀释试验阳性；患儿血清游离抗体（抗 A 或抗 B IgG）阳性。

【护理措施】

1. 产前监测和处理　孕妇产前监测血 Rh 抗体滴定不断增高者，可采用反复血浆置换术以换出抗体，减轻婴儿溶血；胎儿水肿，或胎儿血红蛋白<80g/L，而肺尚未成熟者，可行宫内输血；重症 Rh 阴性孕妇既往有死胎、流产史，本次妊娠中 Rh 抗体效价升高，羊水中胆红素增高，且羊水磷脂酰胆碱与鞘磷脂的比值大于 2（提示肺成熟）者，可提前分娩，以减轻胎儿受累。

2. 产后新生儿治疗　①降低血清胆红素：采取光照疗法和换血疗法；②防止胆红素脑病：供给白蛋白，应用 5%碳酸氢钠纠正酸中毒，应用肝酶诱导剂及时对症治疗。

五、新生儿败血症

新生儿败血症（neonatal septicemia）是病原体侵入新生儿血液循环并在其中生长、繁殖，产生毒素而造成的全身感染，是新生儿期常见的严重感染性疾病，有时在体内产生多发性感染病灶，形成严重病症。其发病率和死亡率较高，尤其是早产儿。本病的致病菌以葡萄球菌最常见，其次是大肠埃希菌，近年来表皮葡萄球菌等条件致病菌有增多趋势。感染原因分产前感染、产时感染和产后感染，其中产后感染最常见。临床表现为严重的全身中毒症状，累及多个系统，如黄疸、肝（脾）增大、出血倾向、休克、中毒性肠麻痹及多器官迁徙性病灶。

【护理评估】

1. 健康史　①产前常因母体妊娠期有细菌感染经胎盘血行感染胎儿；羊水穿刺及宫内输血消毒不严而致胎儿感染。②产时因胎膜早破、产程延长，细菌上行污染羊水，胎儿娩出时吞入、吸入产道细菌而发生吸入性肺炎，再发展为败血症；细菌可由产钳损伤处侵入；急产或助产时消毒不严而引起感染。③产后感染是最常见的。细菌从脐部破坏的皮肤、黏膜、呼吸道、消化道侵入血液；或吸痰器、超声雾化吸入气、暖箱内水箱的水被细菌污染使新生儿感染，或是各种导管插管破坏皮肤黏膜屏障后细菌侵入血液循环而致感染。

2. 身体状况

（1）一般状况：拒乳、不哭、不动、反应低下、精神萎靡、嗜睡、面色苍白、体温不稳定、呼吸改变、体重不增或下降。

（2）其他状况：①生理性黄疸消退延迟或退而复现、突然加重、体重极低的早产儿易发生胆红素脑病。有时黄疸可能是本病的主要表现，伴肝（脾）增大。②有皮肤瘀点、瘀斑等出血倾向，严重者甚至发生弥散性血管内凝血，出现呕血、便血或肺出血。③出现皮肤花纹、脉搏细速、尿少或无尿、血压下降等休克征象。④出现呕吐、腹泻、腹胀甚至中毒性肠麻痹征象。⑤并发化脓性脑膜炎、肺炎（最多见），以及深部脓肿、化脓性关节炎、骨髓炎、尿路感染、蜂窝织炎等。

3. 辅助检查　血培养阳性，直接涂片找细菌，检查细菌抗原，白细胞总数和中性粒细胞增多，C 反应蛋白持续增高，红细胞沉降率（血沉）增快有助于诊断。但血培养阳性率较低，且在取血时易受表皮葡萄球菌等杂菌污染，血培养阴性不能排除本病。局部病灶的细菌培养结果对病原诊断有参考价值。

4. 心理和社会支持状况　家长因未能及早寻医治疗使孩子病情加重而感到自责、负罪感；或是就诊中患儿所出现的症状不典型，致使治疗效果不理想，而使家长对医护人员感到不满及不信任，出现抱怨情绪。

5. 治疗原则　早期联合运用有效抗菌药物，并应足量、按疗程和静脉给药；处理局部病灶，如脐炎、脓疱等；对症治疗和支持疗法。

【护理诊断及相关事项】

1. 有体温改变的危险　与感染、环境变化有关。

2. 皮肤完整性受损 与脐炎、脓疱疮等感染灶有关。

3. 营养失调：低于机体需要量 与吸吮无力、食欲缺乏及摄入量不足有关。

4. 潜在并发症 肺炎、脑膜炎、坏死性小肠结肠炎等。

【护理措施】

1. 维持体温稳定

（1）患儿体温易受环境因素的影响，在保证外界温度正常范围条件的前提下，采取保温或给予降温、多喂开水等措施使患儿体温稳定。

（2）除环境因素影响外，应用抗菌药物。应用青霉素类药物，一定要现配现用，确保疗效；用氨基糖苷类药物，注意药物稀释浓度及其对肾脏、听力的影响，按时检查尿液。

2. 清除局部感染灶 特别是注意隐蔽的感染灶，促进皮肤病灶早日痊愈，防止感染继续蔓延扩散，如脐炎、中耳炎、鹅口疮、皮肤破损等。

3. 防止交叉感染 由于消毒不严的雾化器、吸痰器、呼吸机及各种管道可造成医源性感染，引起患儿感染。因此，要求医护人员严格执行消毒隔离制度，室内物品定期更换、每日消毒。

4. 保持营养供给 为了增加机体抵抗力，可经口喂养，必要时采取静脉营养或鼻饲喂养。

5. 密切观察病情 加强巡视，及时记录病情变化，发现异常时及时与医生联系，积极处理，给予对症治疗。

【健康教育】

告诉家长若孩子发生脐部、皮肤、呼吸道及消化道感染时，应及时彻底治疗。向家长解释使用抗菌药物治疗本病需较长时间才能控制感染，对患儿康复应有耐心及信心。指导家长做好本病的预防。

六、新生儿寒冷损伤综合征

新生儿寒冷损伤综合征简称新生儿冷伤，亦称新生儿硬肿病，系指新生儿时期由多种原因引起的皮肤和皮下脂肪变硬及水肿，常伴有低体温及多器官功能低下，早产儿多见。由于新生儿体温调节中枢发育不完善，体表面积相对大，皮下脂肪变薄，易散热，早产儿尤甚；皮下脂肪中饱和脂肪酸含量多，其熔点高，受寒时易凝固；储存的棕色脂肪少及棕色脂肪产能过程需氧的参与，若遇寒冷损伤、喂养不足、缺氧、感染等可诱发本病。本病表现为皮肤冷、硬、肿，以体温过低、多器官功能衰竭为特征。若为寒冷损伤所致者，多发生在寒冷季节，而早产、窒息、感染所致者，则无季节性。治疗应正确复温、合理供给热量及水分，积极去除诱因，及早纠正脏器功能紊乱。本病的预后取决于胎龄、硬肿程度及有无并发症。若发生严重感染、肺出血者病死率高，主要死因是肺出血、循环衰竭和呼吸衰竭。预防本病要做好围生期保健，避免早产、低体重儿及窒息；加强出生后新生儿保暖和能量的供给；积极防治感染性疾病。

【护理评估】

1. 健康史 应询问患儿的出生史，有无早产、缺氧、窒息、胎膜早破、脐部感染，以及有无受寒、保暖不当史，评估患儿皮肤情况，有无反应低下、全身冰凉等症状。

2. 身体状况

（1）一般状况：拒乳、不哭、不动、反应低下、精神萎靡、嗜睡、面色苍白、体温不稳定（升高或降低）、呼吸改变（急促或屏气）、体重不增或下降。

（2）其他状况：①生理性黄疸消退延迟或退而复现、突然加重，体重极低的早产儿易发生胆红素脑病。有时黄疸可能是本病的主要表现，伴肝（脾）增大。②有皮肤瘀点、瘀斑等出血倾向，严重者甚至发生弥散性血管内凝血，出现呕血、便血或肺出血。③出现皮肤花纹、脉搏细速、尿少或无尿、血压下降等休克征象。④出现呕吐、腹泻、腹胀甚至中毒性肠麻痹征象。⑤并发化脓性脑膜炎、肺炎（最多见），以及深部脓肿、化脓性关节炎、骨髓炎、尿路感染、蜂窝织炎等。

3. 辅助检查　根据病情选择检测动脉血气、血糖、电解质、血尿素氮、肌酐、血常规及血小板、凝血时间、凝血酶原时间、纤维蛋白原、凝血酶时间等。必要时拍胸部 X 线片。

4. 心理和社会支持状况　家长因未能及早寻医治疗使孩子病情加重而感到自责、负罪感；或是在求诊中患儿所出现的临床表现不典型，致使治疗效果不理想，而使家长对医护人员感到不满及不信任，出现抱怨情绪。

5. 治疗原则

（1）复温：是低体温患儿治疗的关键。复温原则是逐步复温，循序渐进。

（2）保证热量和体液均衡供给：纠正酸中毒和微循环障碍，供给充足的热量有助于复温和维持正常体温，但有明显心肾功能损害者，注意严格控制输液速度和液体输入量。

（3）控制感染：根据血培养和药物敏感（药敏）试验结果应用抗菌药物。

（4）纠正器官功能紊乱：对心力衰竭、休克、凝血障碍、弥散性血管内凝血、肾衰竭和肺出血等，应给予相应治疗。

【护理诊断及相关事项】

1. 体温过低　与寒冷、早产、感染、窒息有关。诊断依据：由于持续低体温使血细胞比容增高，血浆容量下降，白细胞和血小板减少，红细胞变形、破碎易凝集。体温<29℃时，凝血酶原时间延长，纤维蛋白溶解（纤溶）活性增加等引起凝血障碍和弥散性血管内凝血。

2. 有感染的危险　与持续低体温使机体免疫功能降低，并发肺炎或败血症等有关。

3. 知识缺乏　与家长缺乏了解本病病因及预防的知识有关。

4. 潜在并发症　弥散性血管内凝血。

【预期目标】

1. 12～24 小时患儿体温升至正常。

2. 患儿不发生弥散性血管内凝血或发生时能被及时发现。

3. 患儿不发生感染。

4. 家长能说出本病的预防要点，并学会家庭简易保暖方法。

【护理措施】

1. 体温过低的护理

（1）复温：是护理低体温患儿的关键。①体温>30℃腋-肛温差为正值的患儿，可放入 30℃的暖箱内，根据婴儿体温的恢复情况，将箱温调至 30～34℃，使患儿于 6～12 小时恢复正常体温；②体温<30℃腋-肛温差为负值的重度患儿，将患儿置入高于患儿体温 1～2℃的暖箱内，每小时升高 1℃箱温，于 12～24 小时恢复正常体温。有条件可采用恒温水浴、辐射保暖床等方法复温。家庭可因地制宜采用温水浴（水温 38～40℃）后，包裹温暖小棉被、外置热水袋（水温从 40℃渐增至 60℃），并提高室温至 24～26℃，或电热毯、热炕、母怀取暖，但要防止患儿被烫伤及闷捂。持续低体温对机体的损害极大，正确的复温可防止多器官功能受损。

（2）提高能量及水分：病重者按医嘱静脉补充营养及液体，亦可用静脉补充高营养液、血浆、鲜血等。有明显心、肾功能损害者，应严格控制静脉补液速度及液量，静脉滴注的液体应加温至 35℃左右。待消化道功能正常后再开始喂乳，首选母乳，早期每日供给能量约 210kJ/kg，随着体温的恢复及日龄的增长可增至 420～504kJ/kg，喂哺时要耐心少量多次，若吸吮无力者可用滴管或鼻胃管喂养。保证能量的供给，可使产热增多，是复温及维持正常体温的重要措施之一。

（3）供氧：吸入的氧气必须加温、加湿。因新生儿棕色脂肪产热需要氧的参与，当疾病引起的缺氧、酸中毒和休克时，棕色脂肪的产热过程受到抑制，出现体温过低。故吸氧能使棕色脂肪分解产热，有助于体温恢复正常。

（4）观察病情：①监测体温。复温过程中用肛表测量肛温，每 2 小时 1 次，体温正常 6 小时后改为每 4 小时 1 次。同时测腋温，计算腋-肛温差值。便于估计病情的进展和程度，还可作为调节暖箱温度的依据。②观察心率、呼吸，并做记录。③注意一般状态、反应、哭声、吸吮力、尿量。④观察暖箱及室内温度、湿度并及时调整，详细记录护理记录单，病情有特殊变化及时与医生联系。

2. 预防弥散性血管内凝血的护理

（1）按医嘱使用药物：硬肿常伴凝血障碍，可早期预防性给予维生素 K_1、酚磺乙胺。

（2）严密观察有无出血倾向及肺出血的表现，一旦发生及时通知医生，同时备好抢救物品及药物，并对患儿进行重新评估，按弥散性血管内凝血护理。

3. 预防感染的护理 因新生儿硬肿病低体温时，机体免疫力降低，容易发生感染，感染又加重硬肿。防止感染的发生能改变本病的预后。故应做好消毒隔离，硬肿病患儿应与感染者分开，防止发生交叉感染；若有感染的发生，选择适当的抗菌药物。

【健康教育】

向家长、社区群体进行新生儿硬肿病预防知识的普及和宣教。讲解出生后新生儿的保暖、喂养、预防感染等护理工作的重要性和方法。指导或示范家庭简易保暖方法。

七、新生儿肺透明膜病

新生儿肺透明膜病（hyaline membrane disease of newborn）又称为新生儿呼吸窘迫综合征（neonatal respiratory distress syndrome，NRDS），是指新生儿出生后不久即出现进行性呼吸困难和呼吸衰竭等症状，以早产儿多见。本病与肺泡表面活性物质缺乏和缺氧密切相关。本病预后随着肺泡表面活性物质的应用得到很大改观，病死率下降，但并发缺氧性颅内出血者，预后极差。预防要点：避免早产；测定胎肺成熟度及促胎肺成熟后分娩；出生后经气管滴入表面活性物质；防止窒息等。

【护理评估】

1. 健康史 患儿发生本病前常有早产、宫内窘迫及宫内感染、母亲患糖尿病、产时窒息、分娩未发动前行剖宫产等病史；患儿出生时呼吸、心搏正常，哭声尚好，一般在 6 小时内出现症状。病重者多在 3 天内死亡，若能度过 3 天，肺成熟度逐渐增强，无并发症者，则可逐渐康复。

2. 身体状况 起病后患儿出现进行性呼吸困难和发绀，伴烦躁不安、鼻翼扇动、三凹征、呼气性呻吟，或以后出现呼吸不规则、呼吸暂停、面色青灰、肌张力低下，最后导致心力衰竭。早期胸部尚隆起，随肺不张加重而下降，呼吸音低，肺底部偶闻少许湿啰音。心率快、心音由强变弱，甚至出现充血性心力衰竭。由于病情加重或使用呼吸机，患儿吸吮母乳困难。

3. 辅助检查

（1）胃液振荡试验（泡沫稳定试验）：用试管取新生儿胃液 1ml 加 95%乙醇 1ml，振荡 15 秒后静置 15 分钟，若沿管壁有一圈泡沫为阳性，可初步排除新生儿肺透明膜病。阴性表明肺泡表面活性物质不足。

（2）血气分析：动脉血二氧化碳分压（$PaCO_2$）增高，氧分压降低，pH 降低，剩余碱值降低。

（3）X 线检查：早期两侧肺野透明度普遍性降低，有小颗粒或网状阴影，以后出现支气管充气症，最后两肺密度增加，呈"白肺"改变。

4. 心理和社会支持状况 患儿出生不久突然发生此病，家长完全没有心理准备，难以承受此种压力，表现十分悲伤、沮丧及内疚，或因对本病的治疗及预后知识缺乏而出现焦虑及恐惧等心理变化。

【护理诊断及相关事项】

1. 低效性呼吸型态 与肺不张、气体交换减少有关。

2. 婴儿喂养困难 与呼吸困难、发绀或气管插管使用人工呼吸机有关。

3. 知识缺乏 与家长缺乏本病治疗、预防及预后的知识有关。

【预期目标】

1. 患儿出生 72 小时能恢复自主呼吸。

2. 患儿能获得所需的营养及水分。

3. 家长焦虑、恐惧程度减轻。

【护理措施】

1. 低效性呼吸型态的护理

（1）保持呼吸道通畅：采用湿化或雾化吸入，室内湿度保持 60% 以上，及时清除呼吸道分泌物，每 2 小时翻身 1 次。

（2）保暖：置患儿于适中温度环境中，使患儿皮肤温度保持在 36～37℃，以减少氧的消耗。

（3）供氧及辅助呼吸：根据病情及血气分析结果，选择用氧方法及调节用氧量，使血氧分压维持在 6.7～10.7kPa（50～80mmHg）。若频发呼吸暂停，则应协助医生做好气管插管、使用人工呼吸机的护理。供氧期间应防止氧中毒的发生。

（4）协助医生尽早将肺泡表面活性物质由气管导管直接滴入肺内，可减轻症状及提高治愈率；按医嘱静脉滴注 5% 碳酸氢钠，每次 3～5ml/kg，以纠正酸中毒，使肺血管扩张，增加肺血流量。为预防肺部感染，按医嘱给予抗菌药物。

（5）严密观察病情：重症患儿应送入监护室，用监护仪监测呼吸、心率、血压及血气等。若有变化及时通知医生。

2. 婴儿喂养困难的护理 患儿因呼吸困难或各种导管的置入，常不能吸吮母乳，应按医嘱静脉补液，供给充足的能量及水分，出生后用生理维持液，第 1～2 天液量控制在每日 60～80ml/kg，以后逐渐增至每日 80～200ml/kg。能量不足应输血浆，或白蛋白，或静脉全营养液。已排胎粪并有肠鸣音者，可用鼻饲管喂养。病情缓解后及早恢复母乳喂养。

【健康教育】

1. 向家长解释机械通气对治疗疾病的必要性，消除家长的恐惧感，争取家长的合作。

2. 向家长说明，若患儿无并发症预后较好，度过 3 天后存活机会增加，用恰当的语言宽慰、开导他们，使家长的焦虑程度减轻。

3. 向家长讲解本病预防的重要性。对要求剖宫产的孕妇，耐心向其解释剖宫产应在分娩发动后才能施行，以避免本病的发生。指导患糖尿病的母亲在分娩前 1～7 天口服地塞米松预防。

八、新生儿破伤风

新生儿破伤风（neonatal tetanus）是指破伤风芽孢梭菌由脐部侵入引起的中枢神经系统严重中毒的疾病。在医疗条件差的边远农村、山区采用非无菌法接生的新生儿发病率较高。破伤风芽孢梭菌为革兰氏染色阳性厌氧菌。接生时消毒不严及脐部不洁，破伤风芽孢梭菌乘机侵入脐部，在脐部发生感染致局部缺氧时生长繁殖并产生破伤风痉挛毒素，此毒素经淋巴、血液至中枢神经系统与神经组织结合，引起全身肌肉痉挛。临床以张口，吸吮困难，牙关紧闭，苦笑面容，全身肌肉呈阵发性、强直性痉挛为其特征。

【护理评估】

1. 健康史 患儿起病前常有接生时消毒不严、脐带处理不当，使破伤风芽孢梭菌侵入脐部而发生脐部感染。本病潜伏期为 3～14 天，大多为 4～8 天发病。

2. 身体状况 脐部感染明显，出现脐轮红肿、脐残端组织坏死，有较多脓性分泌物。患儿常以哭闹不安起病，开始咀嚼肌痉挛出现张口及吸吮困难、牙关紧闭，随后口、眼轮匝肌痉挛，面肌痉挛，口唇皱缩噘起、口角上牵、额皱眉举，形成苦笑面容，即为本病特征性表现，继而躯干及四肢强直、阵发性痉挛，角弓反张。轻微刺激（声、光、轻触、饮水等）均可引起痉挛发作或加重。

发作期间患儿神志清醒，早期不发热，以后全身肌肉反复痉挛或继发感染而出现体温升高。病情加重出现呼吸肌、喉肌痉挛而发生呼吸困难、发绀、窒息；膀胱和直肠括约肌痉挛，导致尿潴留和便秘。频繁痉挛发作，可因缺氧、窒息而死亡。常并发肺炎和败血症。

3. 心理和社会支持状况 边远农村、山区由于医疗条件差，不良的生活习俗、健康教育薄弱等诸多因素，致使某些家庭、社区对破伤风的病因及预防等知识缺乏，发生脐部感染未能及时诊治，导致本病的发生。

4. 治疗原则 治疗应控制痉挛，早期使用破伤风抗毒素（TAT）及抗菌药物（青霉素），保证营养供给。本病早期经合理治疗，1～4周后痉挛减轻且间隔延长，能吸吮乳汁，完全恢复需2～3个月。本病的潜伏期越短预后越差。预防重点是培训基层接生员，推广无菌接生法，广泛进行社区卫生宣教。

【护理诊断及相关事项】

1. 婴儿行为紊乱 与运动神经受破伤风痉挛毒素作用使其功能紊乱有关。

2. 组织完整性受损 与破伤风芽孢梭菌感染脐部残端有关。诊断依据：患儿脐残端组织坏死，有脓性分泌物。

3. 婴儿喂养困难 与咀嚼肌痉挛有关。

4. 知识缺乏 与家庭、社区对本病病因及预防知识缺乏有关。

【预期目标】

1. 患儿痉挛持续时间缩短，间隔时间延长，直至停止。

2. 患儿脐部感染被控制，无红肿、坏死，分泌物减少，残端愈合。

3. 患儿获得所需营养及水分，体重不下降或增加。

4. 社区破伤风发病率下降，直至被消除。

【护理措施】

1. 控制痉挛

（1）按医嘱尽早使用破伤风抗毒素（TAT）：1万～2万U肌内注射，使用前必须先做药物过敏试验，若反应阳性，则用脱敏注射法。因为破伤风抗毒素能中和尚未与神经组织结合的破伤风痉挛毒素，所以必须早期使用。人体破伤风免疫球蛋白是安全有效的抗毒素，可用500U深部肌内注射（不可静脉注射），其不产生血清反应，不必做过敏试验。

（2）按医嘱正确使用地西泮、苯巴比妥、水合氯醛等镇静剂，每隔4～6小时选择两药交替使用1次，保持患儿呈嗜睡状态，不发生严重痉挛。痉挛减轻后，减少用药次数或药物剂量，避免用药剂量过大抑制呼吸中枢。

（3）减少刺激，减少痉挛的发生：①将患儿置于单独房间，保持病室绝对安静，避免任何声、光、触、拍等刺激。②保持室内空气清新，但要避免对流风。光线稍暗淡，以不影响观察、操作为宜。③各项治疗和护理操作，均应在镇静剂使用后发挥最大疗效时进行，操作时动作要轻、细、快，尽量避免不必要的操作，以免增加患儿痉挛的发作。鼻胃管留置者，镇静剂可从鼻胃管喂入。

2. 做好脐部护理 应改变局部无氧环境，抑制破伤风芽孢梭菌的继续生长。可选用3%过氧化氢或1：4000高锰酸钾溶液冲洗脐部，再涂以2%碘酊，用消毒纱布包裹，每日更换1次，直到伤口愈合为止。接触过脐部伤口的纱布、棉签等用物应集中焚烧，以免发生院内交叉感染。同时，脐周可注射破伤风抗毒素3000U。若发生严重脐部感染或有化脓时，须去除坏死组织并进行引流。

3. 保持呼吸道通畅 及时清除呼吸道分泌物。如需吸氧，应采用面罩给氧方法，避免使用鼻导管给氧，防止患儿痉挛加剧。病情好转应及时停止吸氧，以防氧中毒。若出现喉痉挛、窒息及吞咽反射消失而气管内分泌物过多时，应在有效控制惊厥后行气管切开。

4. 耐心细致喂养 患儿由于营养摄入减少而机体消耗大，故应及时补充营养和水分以保证患儿的需要。①患儿病初痉挛频繁，喂养困难时，应禁食，给予静脉营养，需要时可给予少量全血、血浆或白蛋白；②痉挛期后，在镇静剂使用发挥最大作用时给予试喂；③病情不太重、吞咽能力较好的患儿，可用滴管或小匙耐心、细致地喂养。

5. 密切观察病情　患儿应有专人守护，并监测生命体征。特别需注意观察和记录惊厥发作的时间、强度、频率及惊厥发生时患儿的心率、呼吸、颜面等改变情况。记录镇静剂的使用时间、种类和剂量。及时与医生取得联系，随时做好抢救准备。

【健康教育】

积极做好破伤风的预防工作，注重基层助产人员的培训，推广无菌接生法。接生时如果情况紧急来不及消毒时，可将剪刀放在火上烧红，冷却后剪断脐带，用碘酊浸泡过的线绳结扎断端。

第五章 营养与营养紊乱患儿的护理

第一节 小 儿 营 养

小儿营养是指小儿摄取体外物质供给能量和各种营养素,以满足小儿生长发育的需要、新组织的增生、旧组织的修复及进行各项正常的生理活动。由于小儿代谢旺盛,对各种营养素的需要量相对较大,而自身消化功能尚未完全成熟,容易发生营养紊乱。因此,在饮食护理中必须掌握合适的质和量,根据小儿的生理特点,供给合理的营养,保证小儿健康成长。

一、能量需要和代谢

人体的一切生命活动需要消耗能量。小儿所需能量来自饮食中摄取的三大供能营养素,即蛋白质、脂肪和糖类。这些营养素在人体细胞线粒体内经生物氧化产生能量供机体利用。每克蛋白质产生能量 17.2kJ(4.1kcal),每克脂肪产生能量 38.9kJ(9.3kcal),每克糖类产生能量 18.0kJ(4.3kcal)。如果长期能量摄入过多,剩余部分以脂肪形式储存于体内,可造成一系列的生理功能改变,甚至致病。反之,长期能量不足可使小儿生长减慢,体重下降。小儿对能量的需要包括五个方面。

(一)基础代谢

小儿基础代谢所需的能量随年龄的增长、体表面积的增加逐渐减少。婴幼儿时期,基础代谢所需的能量占总能量的 50%~60%。1 岁以内小儿每日平均约需 230.1kJ(55kcal)/kg,7 岁小儿每日约需 184.1kJ(44kcal)/kg,12 岁时每日约需 125.5kJ(30kcal)/kg,接近成人。此外,在不同年龄阶段,各器官代谢在基础代谢中所占比例也存在差异,如脑代谢在婴幼儿时期占全部基础代谢的30%左右,而成人只占 25%。

(二)食物的特殊动力作用

摄取食物后数小时(6~8 小时)体内能量消耗增加,主要用于食物消化、吸收、转运、利用和储存,食物的这种刺激能量代谢的作用,称为食物的特殊动力作用,近年来营养学界称为食物生热效应。蛋白质的特殊动力作用最大,以奶类为主要食物的婴儿此项能量消耗占总能量的 7%~8%,而食混合膳食的年长儿仅占 5%。

(三)活动所需

肌肉活动所需能量与活动量及活动时间有关,故个体差异较大。睡眠少、爱哭闹、活动多的小儿与同年龄安静者相比,活动所需的能量可高出 3~4 倍。随着年龄增长,活动量逐渐加大,需要量也增加。婴儿每日需 63~84kJ(15~20kcal)/kg,12~13 岁时,每日约需 125.5kJ(30kcal)/kg。

(四)生长发育

这是小儿在能量所需方面最大的特点,也是与成人最大的区别。生长发育所需的能量与小儿的生长速度成正比,1 岁以内婴儿体格发育速度最快,这项能量占总能量的 20%~30%。6 个月以内的婴儿每日需 167.4~209.2kJ(40~50kcal)/kg;1 岁时约需 62.8kJ(15kcal)/kg,以后逐渐减少,每日约需 20.1kJ(5kcal)/kg,至青春期又增加。

(五)排泄损失

排泄损失是指每日摄入的供能食物中不能被吸收而排出体外的部分。通过排泄消耗的能量不可超过总能量的 10%,每日为 33~46kJ(8~11kcal)。

以上五个方面能量的总和就是总需能量。总需能量主要根据小儿年龄、体重及生长速度来估计。一般常用的简单计算方法是日龄 1 周的新生儿约为 251kJ（60kcal）/kg，第 2～3 周约为 418.4kJ（100kcal）/kg，此后婴儿期每日约需 460.2kJ（110kcal）/kg，以后每增加 3 岁减去约 4.2kJ（10kcal）/kg，15 岁时为 251kJ（60kcal）/kg。总能量的需求存在个体差异，如体重相同的健康儿，瘦长体型者对能量的需要量更大。

二、营养素的需要和代谢

人体必需的营养素一般包括以下七种：①蛋白质；②脂肪；③糖类；④维生素；⑤矿物质；⑥水；⑦膳食纤维。根据其在代谢过程中能否产生能量分为产能营养素和非产能营养素两大类。

（一）产能营养素

1. 蛋白质　是构成人体细胞和组织的基本成分，也组成体内的酶、激素、抗体，是保证生理功能的重要物质，也是生命的物质基础。小儿对蛋白质的需要量相对较多，因小儿不仅需要蛋白质补充损耗，还需蛋白质构成和增长新的组织、维持正常的生长发育。人乳喂养的婴儿，每日需蛋白质 2.0g/kg，而牛乳喂养者每日约需 3.5g/kg，植物蛋白质的利用率更低，婴儿若全靠植物蛋白质供给营养，则每日需要 4g/kg，1 岁以后需要量逐渐减少，至青春期又增加，成人每日 1.1g/kg。蛋白质所供能量占每日总能量的 10%～15%。

蛋白质由 20 种氨基酸组成，其中有 8 种是必需氨基酸，在体内不能合成，必须由食物供给。含必需氨基酸种类和数量多且配合比例合适，又易于消化的蛋白质为优质蛋白质。一般动物蛋白优于植物蛋白，尤以乳类和蛋类为优，大豆蛋白富含的赖氨酸优于一般谷物。长期缺乏蛋白质可发生营养不良、贫血、感染及水肿等。蛋白质过量又可造成便秘、食欲缺乏。

2. 脂肪　为不溶于水而溶于有机溶剂的一类化合物，具有供给能量、构成人体组织成分、促进脂溶性维生素吸收、防止散热及机械保护等生理功能。脂肪所提供的能量占婴儿每日总能量的 35%～50%，随着年龄增长，其比例逐渐下降，年长儿为 25%～30%。

脂肪来源于食物中的乳类、肉类、植物油或由体内糖类和蛋白质转化而来，必需脂肪酸（如亚麻油酸）必须由食物供给。长期脂肪摄入不足，可引起生长迟缓、营养不良及脂溶性维生素缺乏等。长期脂肪摄入过多可导致肥胖或腹泻等。

3. 糖类　是食物的重要成分之一，在构成细胞和组织中不可缺少，为人体最主要的供能物质。由糖类所产生的能量应占总能量的 50%～60%。婴儿对糖类的需要量相对较多，每日需 12g/kg，2 岁以上者每日约需 10g/kg。

糖类主要由谷类、根茎类食物及食糖供给。糖类供应不足时，可发生营养不良、水肿、酸中毒等；糖类供应过多时，体重增长快，但若伴有蛋白质的摄入不足，则造成免疫功能低下、肌肉发育差，表面上看似虚胖，实际健康水平低下，呈泥膏样体质。

（二）非产能营养素

1. 维生素　是维持人体正常生长及生理功能所必需的营养素，大多不能在体内合成，必须从食物中获取。人体需要量很少，但必不可免。各种维生素有不同生理代谢功能，大多参与和调节代谢过程，并可构成某些辅酶成分。维生素的种类很多，按其溶解性可分为脂溶性（A、D、E、K）与水溶性（B族和C）两大类，前者可于体内储存，无须每日供应，过量易中毒，后者不能在体内储存，必须每日供给，不足可迅速发生缺乏症状，过量会排出体外，不引起中毒。

2. 矿物质　包括常量元素和微量元素。每日膳食需要量在 100mg 以上的元素为常量元素，又称宏量元素。人体内除氢、氧、氮、碳四种基本元素外，钙、磷、镁、钠、钾、氯、硫等为常量元素；铁、铜、锌、碘、氟、硅、锰、锡、钴、矾等均为微量元素。元素不供给能量，但参与机体的构成和调节体内生理生化功能。如钙、磷是构成骨骼的主要成分，钙还与维持神经肌肉的正常生理功能有关，磷是多种酶的主要成分；钠、钾、氯具有维持体液渗透压、调节酸碱平衡的作用；碘与人体的新陈代谢、体格生长和智力发育关系密切，一旦缺乏可引起甲状腺肿。

婴幼儿最易缺乏的元素是钙、铁、锌和铜。

3. 水 参加体内所有的新陈代谢及体温调节活动，是机体不可缺乏的物质。机体内新陈代谢和能量的需要量决定水的需要量。小儿新陈代谢旺盛，能量需要量大，因此对水的需要量大。婴儿每日需水约 150ml/kg，以后每增加 3 岁减少 25ml/kg，至成人则每日需 45～50ml/kg。

4. 膳食纤维 主要为多糖，具有生理功能的膳食纤维包括纤维素、半纤维素、木质素及果胶。膳食纤维虽不能被吸收利用，但具有重要的生理功能，对人类是必需的。例如，纤维素可吸收水分，使粪便体积增加，促进排便；半纤维素可结合铁、锌、钙、磷而使其吸收减少；果胶在吸水后可形成凝胶，可降低食物中糖密度。

第二节 小儿喂养

小儿出生后主要以乳类食品喂养，随着年龄增长，固体食物逐渐代替乳类，成为小儿的主要饮食。

一、婴儿喂养

婴儿喂养的方式有母乳喂养、混合喂养及人工喂养三种。

（一）母乳喂养

母乳是婴儿最理想的食品。一般健康母亲的乳汁分泌量可满足 4～6 个月婴儿的营养需要。

1. 母乳的成分变化 母乳的成分可因产后时期不同而差异很大。初乳为产后 4～5 天以内的乳汁，量少，为 15～45ml/d，质稍稠而带黄色，含脂肪少而蛋白质较多（主要为免疫球蛋白，如 SIgA）。产后 5～14 天分泌的乳汁为过渡乳，含脂肪最多，蛋白质与矿物质逐渐减少。成熟乳为第 14 天至 9 个月的乳汁，分泌量多（700～1000ml/d），营养成分适当。晚乳是指第 10 个月以后的乳汁，分泌量少，营养价值下降。

2. 母乳喂养的优点

（1）营养丰富、构成比合适、易消化吸收：母乳中白蛋白和球蛋白（凝块小）多而酪蛋白（凝块大）少，又含有较多的必需氨基酸。母乳脂肪颗粒小，不饱和脂肪酸多，又有脂肪酶。母乳含糖类丰富且为乙型乳糖，可促进双歧菌和乳酸杆菌的生长。母乳所含蛋白质、脂肪、糖类的比例适宜，为 1:3:6，母乳矿物质含量较低，减轻了婴儿的肾脏负担，且吸收率远高于牛乳，如母乳铁的吸收率为 49%，牛乳仅为 4%；此外，锌主要与小分子多肽结合，吸收率高达 62%；与牛乳相比，母乳中钙的含量虽较低，但由于钙、磷比例（2:1）合理，吸收率较高。可见母乳中不仅含有适合婴儿消化吸收的各种营养物质，且比例合适，有利于消化吸收利用。

（2）增强婴儿免疫力：母乳中含有较多的免疫因子。如母乳尤其是初乳中含 SIgA，能有效抵抗病原微生物的侵袭；初乳中的乳铁蛋白是重要的非特异性防御因子，可通过夺走大肠埃希菌、多数厌氧菌及白念珠菌赖以生存的铁，抑制它们的生长；溶菌酶能将革兰氏阳性菌胞壁中的乙酰基多糖水解、破坏，使抗体的杀菌效能增强；双歧因子能促进双歧杆菌的生长，对大肠埃希菌起抑制作用；巨噬细胞既有抗白念珠菌和大肠埃希菌的能力，还可合成补体、溶菌酶等。因此母乳喂养能增强婴儿的抗病能力，减少腹泻、呼吸道感染等疾病的发生。

（3）喂哺简便：母乳的温度适宜，不易污染，省时、方便、经济。

（4）增进母婴的情感交流：由母乳喂养，使婴儿能频繁地与母亲皮肤接触，母亲的抚摸，温柔的话语，都使婴儿获得安全感；母婴目光的对视，增加了互相的了解及信任，这些都有利于促进婴儿心理与社会适应性的发育。

（5）母乳有利于婴儿脑的发育：母乳中丰富的营养成分对细胞增殖、发育有重要作用，能够促进神经系统的发育。

（6）有利于母亲身体健康：坚持母乳喂养有利于母亲产后尽快恢复体重，并可促进子宫尽快复原，防止产后子宫出血及加速子宫复旧；哺乳可抑制排卵，有一定的节育作用；减少乳腺癌和卵巢癌的发病率。

3. 母乳喂养的护理

（1）鼓励母乳喂养：积极宣传母乳喂养的优点，排除各种干扰因素，从妊娠期开始直至整个哺乳期，都应不断地鼓励母亲，增加哺乳的信心。

（2）指导正确哺乳

1）时间：正常足月新生儿出生后半小时即可哺乳，将婴儿置于母亲胸前进行皮肤接触，同时吸吮乳头，以促使产妇乳汁早分泌、多分泌。产后母婴同室，不宜过早加喂代乳品。在婴儿满月前，提倡按需哺乳，以促进乳汁分泌。随着婴儿的成长，吸奶量逐渐增多，可开始采取定时喂养，一般2个月以内每3小时喂一次，昼夜7~8次；3~4个月大约6次。每次哺乳时间为15~20分钟。

2）方法：喂哺前，先做好清洁准备，包括给婴儿更换尿布，母亲洗手，清洁乳头。喂哺时可采取不同姿势，但一般宜采取坐位：怀抱婴儿，让其头、肩部枕于母亲哺乳侧肘弯部，使婴儿口含住乳头及大部分乳晕，母亲另一手拇指和四指分别放在乳房上、下方，喂哺时将整个乳房托起，并注意小儿吸吮及吞咽情况。当奶流过急，婴儿有呛、溢乳时，可采取示、中指轻夹乳晕两旁控制乳汁的流速。每次尽量使一侧乳房排空后，再喂另一侧，下次哺乳时则先吃未排空的一侧。喂后将婴儿竖抱，头部靠在母亲肩上，轻拍背部，使空气排出，以防呕吐。

（3）断奶：断奶期是一个从完全依靠乳类喂养逐渐过渡到多元化食物的过程。随着婴儿的长大，母乳已不能满足小儿生长发育的需要，同时婴儿的各项生理功能也逐步适应非流质食物，因此一般出生后4~6个月开始添加辅食，为完全断奶做准备。原则上断奶应逐渐进行，最好在春、秋天气凉爽，小儿身体健康时进行，一般在10~12个月完全断奶，如遇夏季炎热或婴儿患病时宜延迟断奶，但最迟不晚于1.5岁。

（4）母乳喂养注意事项

1）不宜哺乳的情况：凡是母亲感染人类免疫缺陷病毒、患有严重疾病应停止哺乳，如慢性消耗性疾病[糖尿病、甲状腺功能亢进（甲亢）]，急、慢性传染病（肝炎、结核病），恶性肿瘤，严重心脏病，慢性肾脏病，精神病，癫痫等。

2）注意保护乳头：保护乳头应从妊娠后期开始，经常用湿毛巾擦洗乳头，使乳头能耐受吸吮，不易发生皲裂。如有乳头凹陷，应按摩乳头，或用吸奶器吸出乳头，也可用吸奶器吸出乳汁，适当加温后用奶瓶喂哺；如有乳头裂伤，用温水洗净，并予暴露、干燥后涂少量羊毛脂，用乳头罩喂哺；若患乳腺炎则暂不哺患侧，但仍要定时将乳汁排空，并积极治疗。

3）防止乳汁量减少：母亲必须心情愉快、有充足的休息睡眠和适量的运动；母亲应禁止吸烟和饮酒，每日膳食平衡，营养充足；哺乳初期应勤喂多吮，使奶量增多；每次哺乳，如有剩余，应用手或吸乳器将其排出，亦是极好的刺激乳房泌乳的方法。

（二）混合喂养

各种原因引起母乳不足或母亲因故不能按时给婴儿哺乳时，只能采用牛乳或其他代乳品代替部分母乳，这种喂养方式称为混合喂养。混合喂养分补授法和代授法两种。

1. 补授法 适用于母乳不足的婴儿。在每次哺乳时先喂母乳，待两侧乳房吸空，再补充代乳品，补充量根据小儿需要或母乳量的多少而定。这样先哺母乳有利于刺激母乳分泌，使母乳有再增多的机会。

2. 代授法 适用于母乳量充足，但因母亲有特殊原因不能按时给婴儿哺乳，只能用代乳品1次或数次代替母乳，实行部分母乳喂养。随着婴儿月龄增大，以混合喂养逐渐代替母乳喂养而做好断奶准备。此时乳制品已作为辅食之一进入婴幼儿膳食。

（三）人工喂养

用牛乳、羊乳等或其他合适的代乳品完全代替母乳喂哺婴儿的方法，称为人工喂养。由于代乳品所含营养与母乳差异较大，且操作程序繁杂，易被污染，因此人工喂养是万不得已才采用的方法。最常用的代乳品是牛乳，其次为羊乳。目前模仿人乳强化营养素的婴儿配方奶粉在国内外应用最广。

1. 乳类及代乳品

（1）鲜牛乳：牛乳是最常用的代乳品。牛乳中蛋白质含量高，但以酪蛋白为主，形成的乳凝块较大，不易消化；脂肪含量与人乳相似，但含不饱和脂肪酸少，又无脂肪酶，脂肪球大，消化吸收较难；牛乳含乳糖少，其中主要为甲型乳糖，易造成大肠埃希菌生长；矿物质含量多，但钙、磷、铁的吸收率低，而且可降低胃酸浓度，增加肾脏的溶质负荷；缺乏各种免疫因子，容易被细菌污染。

1）鲜牛乳的配制：鲜牛乳经过稀释、加糖、煮沸可改变性质，有利于消化。

稀释（加水或米汤）：降低酪蛋白质的含量，应根据婴儿月（周）龄给予不同程度的稀释。出生后不满 2 周者可采用 2：1 奶（2 份牛奶中加一份水）；以后随婴儿消化能力的不断增加，逐渐过渡到 3：1 或 4：1 奶，满月后即可用全奶。

加糖：牛乳中糖含量较低，通过另外加糖，使三大供能物质达到正常比例，有利于吸收。一般每 100ml 牛乳中加 5～8g 糖。

煮沸：煮沸后的牛乳既达到了灭菌目的，又使蛋白质变性，在胃中的凝块变小。除煮沸方法外，还可用巴氏消毒法，即将奶加热至 65～68℃并持续 30 分钟，蒸汽消毒法，即在 115～120℃高压高温中蒸 10 分钟。家庭中可采用的方法是将牛乳置于奶瓶中隔水蒸，煮沸不超过 5 分钟后立即冷却，对奶质的破坏较少，称为水浴法。

2）牛乳量计算法：以每日所需总能量和总液量计算。婴儿每日所需总能量为 110kcal/kg，需水量为 150ml/kg。100ml 牛奶产热 66kal。一般小儿全日鲜牛乳喂哺量以不超过 800ml 为宜，能量不够时可增补辅食。

例如，某 5 个月婴儿，体重 7kg，给予 5%的糖牛奶，配算方法如下。

每日需要总能量：110kcal/kg×7=770kcal。

100ml 牛奶加 5g 糖所得能量：66+4×5=86kcal。

每日需用牛乳总量（x）：100：86=x：770，x=100×770/86≈900ml。

每日需水量：150×7=1050ml。

牛乳以外需水量：1050−900=150ml。

将全日牛乳量及水分次喂哺。

（2）牛乳制品

1）全脂奶粉：由鲜牛奶经加工处理后，制成干粉，较鲜牛乳易消化并减少了过敏的可能性，且便于储存。按重量 1：8（1g 奶粉加 8g 水）或按容量 1：4（1 勺奶粉加 4 勺水）稀释即调配成鲜牛奶的浓度。

2）蒸发乳：鲜牛乳加热蒸发浓缩至一半容量制成，常用于胃容量小而营养素需要量大的低体重新生儿。

3）酸牛乳：酸牛乳的凝块细小，使胃酸消耗减少，易于消化，并有一定的抑制细菌生长的功能，不仅适用于健康小儿，更有利于消化不良者。每 100ml 灭菌鲜牛乳加入 5%～8%乳酸 0.5～0.8ml 即可。

4）婴儿配方奶粉：全脂奶粉经加工处理使之接近人乳，适合于婴儿的消化功能和肾功能，即模拟人乳的特点，调整白蛋白与酪蛋白的比例；用不饱和脂肪酸代替饱和脂肪酸；提高糖量到人乳水平；降低矿物质的含量，且调整钙、磷比例；强化婴儿生长时所需的微量营养素。可直接加水使用，并根据配方不同，可供不同年龄小儿选用。

（3）羊乳：其成分与牛乳相仿，但缺乏叶酸，维生素 B_{12} 含量也少，长期食用易致营养性巨幼细胞贫血。其他兽乳与人乳主要成分比较见表 5-1。

表 5-1　其他兽乳与人乳主要成分比较　　　　　　　　　　单位：g/L

乳类	蛋白质	酪蛋白	白蛋白	脂肪	乳糖	矿物质
人乳	12	4	8	38	68	2.0
牛乳	35	30	5	39	46	7.5
羊乳	40	32	8	48	48	8.5
驴乳	21	8	13	15	60	4.5
马乳	25	—	—	19	62	5.0

（4）其他代乳品：如豆浆、豆浆粉等，适用于奶类制品获得困难的地区或对牛乳蛋白过敏的婴儿。

2. 人工喂养的注意事项

（1）哺乳用具准备和消毒：选择适宜的奶瓶和奶头，奶头的软硬度与奶头孔的大小应适宜，奶头孔的大小应以奶瓶盛水倒置时液体呈滴状连续滴出为宜。每次配乳所用食具、用具等均应洗净、消毒。

（2）乳液调配：若无冷藏条件，应分次配制。奶粉量不应过多或过少，务必使冲调后的乳液保持合适浓度，以免发生婴儿消化障碍或营养不足。婴儿的食量个体差异很大，初次配乳后，要观察小儿食欲、体重及粪便的性状，随时调整乳量。

（3）哺乳方法：喂奶前先将乳液置于奶瓶中，用乳汁滴在成人手腕腹面测试温度，无过热感，则表明温度适宜。喂奶时应将婴儿抱起，斜卧于喂哺者怀中，奶瓶始终保持斜位，使奶头充满乳汁，以避免小儿在吸奶的同时吸入空气。喂哺完毕轻拍小儿后背，促使其将吞咽的空气排出。

（四）辅食的添加

4 个月以上的婴儿，单纯母乳喂养已不能满足其生长发育需要。一般在每日乳量达 1000ml 或每次哺乳量超过 200ml 时，应添加辅食，以保障婴儿的健康。

1. 添加目的

（1）补充乳类营养素的不足：对于牙齿尚未萌出、消化功能不成熟的新生儿来说，乳类是最好的流质食品，而随着消化系统酶分泌的逐渐成熟、胃容量的增加、牙齿的萌出，小儿对食物质和量的需求不断增加。母乳中所含的铁、维生素等均不能满足小儿生长发育的需要，需另外予以补充。

（2）改变食物的性质，为断奶做好准备：食物从流质、半流质逐渐到固体食物的过渡，有利于训练小儿的咀嚼功能，满足小儿摄入量增加的需要，也为断奶打下良好的基础。

（3）逐步培养婴儿良好的饮食习惯：食具由奶瓶改为匙、碗，锻炼了小儿进食的自理能力。

2. 添加原则

（1）原则：最重要的是让婴儿按其营养需要及消化功能逐渐适应，即遵循由少到多、由稀到稠、由细到粗、由一种到多种的原则。天气炎热或患病期间，应减少辅食量或暂停辅食，以免造成消化不良。

（2）食物质量：添加的食品应单独制作，不要以成人食物代替辅食，以保证质量。

3. 添加顺序 见表 5-2。

表 5-2　添加辅食顺序

月龄	添加辅食	供给的营养素
1~3 个月	以水状食物为主，如水果汁、菜汤、鱼肝油制剂	维生素 A、C、D 和矿物质
4~6 个月	以泥状食物为主，如米汤、米糊、稀粥、蛋黄、鱼泥、豆腐、动物血、菜泥、水果泥	补充蛋白质、维生素、纤维素、矿物质
7~9 个月	以末状食物为主，如粥、烂面、饼干、蛋、鱼、肝泥、肉末	补充蛋白质、铁、锌、维生素
10~12 个月	以碎软食物为主，如稠粥、软饭、挂面、馒头、面包、豆制品、碎肉	供给维生素、蛋白质、矿物质、纤维素

二、不同年龄阶段小儿的膳食安排

不同年龄阶段小儿的膳食安排应符合下列原则：满足生理需要，合理烹调制作，适合消化功能，保持良好食欲。

（一）幼儿期膳食

幼儿生长发育快，乳牙逐渐出齐，咀嚼及消化能力渐渐成熟。食物需多样化，注意粗、细、荤、素搭配，制作要细、软、碎，易于咀嚼，便于消化。每日总能量需 377~418kJ（90~100kcal）/kg，以每日 3 餐加 2~3 次点心和（或）乳品为宜。注意养成孩子的良好饮食习惯，定时进餐、不挑食、不吃零食等。

（二）学龄前期膳食

与成人饮食接近，但须做到粗、细粮交替，荤、素食搭配，避免坚硬、油腻、辛辣食品。食品制作尽量多样化，食谱要经常更换，以促进小儿食欲。每日总能量约需 334kJ（80kcal）/kg，一日三次正餐，午睡后可加一次点心。

（三）学龄期膳食

食物种类同成人，蛋白质的供给应优质足量以增强理解力和记忆力。早餐应吃好吃饱，以满足上午学习集中、脑力消耗多及体力活动量大的需求。每日除三餐外，有条件的可在上午课间加餐一次，进食牛奶或豆浆与点心。

（四）青春期膳食

青春期少年体格发育又进入高峰时期，尤其肌肉、骨骼的增长突出，各种营养素（如蛋白质、维生素）及总能量的需要量增加。同时注意维生素、钙、铁、碘等的供给，以满足生长需要及预防青春期贫血和单纯性甲状腺肿。

第三节　营养不良

营养不良（malnutrition）是指因缺乏热能和（或）蛋白质引起的一种慢性营养缺乏症，多见于 3 岁以下的婴幼儿。临床上以体重明显减轻、皮下脂肪减少和皮下水肿为特征，常伴有各个器官不同程度的功能紊乱。营养不良是当今世界儿童患病及死亡的主要原因之一。在发展中国家，每年有 600 万 5 岁以下儿童死于营养不良。在我国目前重度营养不良已罕见，但轻、中度营养不良仍常见。

营养不良临床上分为三型：以热能供应不足为主的消瘦型，又称婴儿萎缩症；以蛋白质供应不足为主的浮肿型，又称夸希奥科；介于两者之间的为消瘦-浮肿型。

轻度营养不良的病理生理变化表现为皮下脂肪减少、糖原储备不足及肌肉轻度萎缩。重度营养不良可致新陈代谢异常。例如：①蛋白质摄入不足或消耗使血清总蛋白和白蛋白下降，导致低蛋白性水肿；②脂肪大量消耗致血清胆固醇下降、肝脏脂肪浸润及变性；③糖原储存不足或消耗过多导致低血糖；④水盐代谢异常时易出现低渗性脱水、酸中毒、低钾血症、低钙血症。另约有 3/4 的患儿伴有缺锌。此外，重度营养不良的患儿常伴各系统功能低下。例如：①消化系统功能低下，易发生腹泻、呕吐；②循环系统功能低下引起心排血量减少、血压偏低和脉搏细弱；③中枢神经系统处于抑制状态，表现为表情淡漠、反应迟钝、记忆力减退；④免疫功能低下，易并发各种感染。

【护理评估】

1. 健康史

（1）喂养因素：造成婴儿营养不良的主要原因如下。①长期母乳不足而未及时添加其他乳品或突然停奶而未及时添加辅食；②人工喂养调配不当（牛奶或奶粉配制过稀）；③长期以谷类（米、小麦面）为主食。较大小儿的营养不良多为婴儿期营养不良的继续，或因为不良的饮食习惯（如偏食、挑食、吃零食过多等）引起。

（2）疾病因素：疾病常为诱发因素，如先天性畸形（唇裂、腭裂、幽门梗阻）或迁延性腹泻、过敏性肠炎、肠吸收不良综合征等影响食物的摄取、消化和吸收；大量蛋白尿、长期发热、烧伤、甲状腺功能亢进、恶性肿瘤等使蛋白质消耗或丢失增多。

（3）先天营养基础差：多见于胎儿营养不良引起的低体重儿、足月小样儿、双胎、多胎及早产儿等。

2. 身体状况　营养不良患儿最早出现的症状是体重不增，继之体重下降，皮下脂肪逐渐减少以至消失。皮下脂肪减少的顺序首先是腹部，其次为躯干、臀部、四肢，最后是面部。病程持久时身高（长）也会低于正常。随着营养不良程度加重可出现：皮肤苍白、干燥无弹性；肌肉萎缩，肌张力低下，运动功能发育迟缓；精神萎靡，表情淡漠，或抑制与烦躁交替出现；食欲低下，常发生呕吐、腹泻；心音低钝，血压偏低，四肢发凉；部分患儿血浆白蛋白明显降低而出现水肿。不同程度营养不良的临床表现见表 5-3。

表 5-3　婴幼儿不同程度营养不良的临床表现

	营养不良程度		
	Ⅰ度（轻）	Ⅱ度（中）	Ⅲ度（重）
体重低于正常均值	15%～25%	25%～40%	40%以上
腹部皮褶厚度	0.4～0.8cm	<0.4cm	消失
身高（长）	正常	低于正常	明显低于正常
消瘦	不明显	明显	皮包骨样
皮肤	干燥	干燥、苍白	明显苍白，无弹性，可出现瘀点
肌张力	正常	明显低下，肌肉松弛	肌肉萎缩
精神状态	正常	烦躁不安	萎靡，反应低下，抑制与烦躁交替出现

营养不良患儿易出现各种并发症，最常见的并发症为营养性贫血，主要与铁、叶酸、维生素 B_{12}、蛋白质等造血原料缺乏有关，尤其是缺铁性贫血；多种维生素和微量元素缺乏，尤以维生素 A 和锌缺乏症较常见；迁延不愈的患儿有时可突发自发性低血糖；继发各种感染性疾病，如支气管肺炎、

中耳炎、尿路感染等，尤其是婴儿腹泻，可加重营养不良，形成恶性循环。

临床上根据患儿身高（长）及体重减少的情况，将营养不良分为以下三型。

（1）体重低下型：患儿体重低于同年龄、同性别参照人群值的均数减 2 个标准差。体重介于均数减 2 个与 3 个标准差之间为中度；低于均数减 3 个标准差为重度。此指标主要反映患儿过去和（或）现在有营养不良，但不能区分急、慢性。

（2）生长迟缓型：患儿身高（长）低于同年龄、同性别参照人群值的均数减 2 个标准差。身高（长）介于均数减 2 个与 3 个标准差之间为中度；低于均数减 3 个标准差为重度。此指标主要反映患儿过去或长期慢性营养不良。

（3）消瘦型：患儿体重低于同性别、同身高（长）参照人群值的均数减 2 个标准差。体重介于均数减 2 个与 3 个标准差之间为中度；低于均数减 3 个标准差为重度。此项指标主要反映小儿近期、急性营养不良。

3. 辅助检查

（1）血清白蛋白浓度降低：为其最突出的表现，但由于其半衰期较长（19～21 天），故不够灵敏。

（2）胰岛素样生长因子 1（IGF-1）降低：由于其出现于身高（长）、体重等体格发育指标改变前，而且不受肝功能的影响，被认为是早期诊断蛋白质营养不良的灵敏可靠的指标。

（3）多种血清酶活性降低：如淀粉酶、胆碱酯酶、转氨酶等活性降低，治疗后可迅速恢复正常。

（4）其他：血糖、血浆胆固醇水平降低；多种电解质、维生素及微量元素缺乏；生长激素分泌反而增多。

4. 心理和社会支持状况 评估患儿家庭经济状况及父母角色是否称职，了解其父母对疾病性质、发展、预后及防治的认识程度。

5. 处理原则 采取综合性治疗措施，包括尽早发现，早期治疗；调整饮食及补充营养物质，促进消化和改善代谢功能；去除病因，治疗原发病，控制继发感染等并发症。

【护理诊断及相关事项】

1. 营养失调：低于机体需要量 与能量、蛋白质摄入不足和（或）需要、消耗过多有关。

2. 有感染的危险 与营养素缺乏，机体免疫功能低下有关。

3. 潜在并发症 营养性缺铁性贫血、低血糖、维生素 A 缺乏。

4. 生长发育改变 与营养物质缺乏，不能满足生长发育需要有关。

5. 知识缺乏 与患儿家长缺乏营养知识及小儿喂养知识有关。

【预期目标】

1. 根据饮食调整原则，增加营养素摄入的品种和数量，逐渐恢复正常体重。

2. 患儿不发生感染、低血糖及其他并发症。

3. 患儿的体重、身高（长）等体格发育指标逐渐达到同年龄、同性别正常儿水平。

4. 家长能说出小儿营养及喂养的有关知识，能正确选择婴幼儿食品、合理喂养小儿。

【护理措施】

1. 调整饮食，补充营养 原则是根据患儿营养不良的程度、消化功能和对食物的耐受力，由少到多、由稀到稠、由单一到多样化，逐步调整营养，直至小儿恢复正常进食，营养改善为止。

（1）轻度（Ⅰ度）营养不良：因其消化吸收功能尚好，可在原膳食的基础上逐渐增加。从能量每日 250～330kJ（60～80kcal）/kg，蛋白质每日 3g/kg 开始。根据消化情况能量逐步增至每日 585kJ（140kcal）/kg，蛋白质每日 3.5～4.5g/kg。待体重接近正常后，再恢复至正常需要量。

（2）中、重度（Ⅱ、Ⅲ度）营养不良：患儿消化吸收功能紊乱，对食物耐受力差。能量和营养物质的供给，应由低到高，逐渐增加。能量从每日 167～251kJ（40～60kcal）/kg 逐渐增加到每日

500~727kJ（120~170kcal）/kg。蛋白质从每日 1.5~2.0g/kg 开始，逐步增加到每日 3.0~4.5g/kg。过早给予高蛋白食物，可引起腹胀和肝大。待患儿体重恢复后，能量供给调整至正常生理需要量。

（3）食物的选择：选择易消化吸收又含有高热能与高蛋白质的食物。鼓励母乳喂养；无母乳或母乳不足者，可给予稀释牛奶，少量多次喂哺，若消化吸收功能好，逐渐增加牛奶量及浓度；除乳制品外，可给予豆浆、蛋类、肝泥、肉末、鱼粉等高蛋白食物；给予富含维生素及矿物质的食物。

（4）效果观察：每日记录进食情况及对食物的耐受情况，每周称体重一次，每月测身高（长）及皮下脂肪厚度一次。

2. 预防感染 实行保护性隔离，防止交叉感染。保持室内环境舒适卫生；保持皮肤清洁、干燥，防止皮肤破损；做好口腔护理。

3. 促进消化，改善代谢 给予各种消化酶（胃蛋白酶、胰酶等）和维生素 B 族口服，以助消化；给予蛋白同化类固醇制剂（如苯丙酸诺龙肌内注射，每次 0.5~1.0mg/kg，每周 1~2 次，连用 2~3 周，以促进机体对蛋白质的合成和增进食欲；对食欲差者可用胰岛素 2~3U 每日一次皮下注射，注射前先服葡萄糖 20~30g，每 1~2 周为一个疗程，可降低血糖，增加饥饿感，提高食欲；给予锌制剂，每日口服元素锌 0.5~1.0mg/kg，可提高味觉敏感度、增加食欲。

4. 密切观察病情 特别在夜间或清晨时，患儿易发生低血糖而出现体温不升、面色灰白、神志不清、脉搏缓慢，甚至呼吸暂停等，一旦发现应立即静脉注射 25%~50% 的葡萄糖溶液进行抢救；对维生素 A 缺乏引起的眼干燥症，可用生理盐水湿润角膜及涂抗生素眼膏，同时口服或注射维生素 A 制剂；腹泻、呕吐的患儿易引起酸中毒，表现为呼吸深快、精神萎靡、烦躁、昏睡，严重病例可发生低血压、心力衰竭。发现病情变化应及时报告，并做好抢救准备。

【护理评价】

经过治疗和护理后，患儿体重逐渐增加至正常，家长掌握了正确喂养小儿的方法。

【健康教育】

1. 根据家长的文化程度及理解力，讲解营养不良的常见原因、预防方法及对患儿的护理措施；介绍科学育儿的知识，指导母乳喂养、混合喂养和人工喂养的具体执行方法，纠正小儿的不良饮食习惯；为促进生长发育提供舒适的环境，合理安排生活作息制度，坚持户外活动，保证充足睡眠。

2. 防治传染病和先天畸形，按时进行预防接种，对患有消化道先天畸形的患儿应及时行手术治疗；做好婴幼儿生长监测，如生长曲线图的走向不随年龄的增长而增长，应及时找出原因予以矫治。

第四节 肥 胖 症

肥胖症（obesity）是由于长期能量摄入超过人体的消耗，使体内脂肪蓄积过多，体重超过一定范围的营养障碍性疾病。体重超过同性别、同身高参照人群均值的 20% 即可称为肥胖，肥胖分单纯性肥胖和继发性肥胖，前者占肥胖症的 95%~97%。小儿单纯性肥胖症是 21 世纪严重的健康问题和社会问题，在我国小儿单纯性肥胖症亦呈逐步增多趋势，目前占 5%~8%。肥胖可发生于任何年龄，最常见于婴儿期、5~6 岁和青春期等三个年龄阶段。肥胖不仅影响小儿的健康，还成为成人肥胖症、冠状动脉粥样硬化性心脏病（冠心病）、高血压、糖尿病、胆石症、痛风等疾病及猝死的诱因，应引起社会和家庭的重视。

肥胖的主要病理改变是脂肪细胞的体积增大和（或）数目增多。尤其是在出生前 3 个月、出生后第 1 年和 11~13 岁，在此三阶段引起的肥胖均为脂肪细胞数目增多性肥胖，治疗较困难且易复发；而不在此三阶段引起的肥胖主要为脂肪细胞体积增大性肥胖，治疗较易奏效。肥胖患儿可发生下列代谢及内分泌改变：①对环境温度变化的反应不敏感，有低体温倾向；②血脂水平增高，易并发动脉硬化、冠心病、高血压、胆石症等疾病；③嘌呤代谢异常，血尿酸水平增高，易发生痛风症；④内分泌改变，如血清生长激素减少，男性雄性激素水平下降，女性雌激素水平增高等。

【护理评估】

1. 健康史

（1）遗传因素：肥胖具有高度遗传性，目前认为肥胖与多基因遗传有关。肥胖双亲的后代发生肥胖者高达70%～80%；双亲之一肥胖者，后代肥胖的发生率为40%～50%；双亲正常的后代肥胖发生率仅为10%～14%。

（2）环境因素：其中家庭生活方式（家庭聚集性）和个人行为模式是主要的危险因素。①家庭生活方式：主要与家庭的饮食习惯有关，如喜食肥肉及油炸食物或甜食的习惯。摄入的营养素长期超过机体代谢需要，多余的能量转化为脂肪储存于体内，即导致肥胖。②个人行为模式：肥胖儿童大多不喜爱运动或患病需要减少活动，因体力活动量过少，导致热能消耗减少引起肥胖；进食过快、多食亦是肥胖儿童的特征之一。③早期营养不良：现已有不少流行病学证据表明胎儿期和儿童早期营养不良增加了青少年期和成年期发生肥胖的机会。④其他：如因调节饱食及饥饿感的中枢失去平衡而致多食；精神创伤（如亲属病故、学习成绩落后等）及家庭溺爱造成心理异常的小儿也可能因进食过多而出现肥胖。

2. 身体状况

（1）体重指数或体脂含量超过参照人群值的界值点：根据患儿体重增长情况，将儿童肥胖症分为四度：体重超过同性别、同身高（长）正常小儿体重均值的20%～29%者为轻度肥胖；30%～39%者为中度肥胖；40%～59%者为重度肥胖；超过60%者为极度肥胖。

（2）有氧能力损伤：肥胖儿童运动时常有疲劳感，易疲乏，用力时出现气短或腿痛。严重肥胖者可因脂肪过度堆积而限制胸廓扩展及膈肌运动，导致肺通气不良，引起低氧血症、红细胞增多、发绀，严重时可出现心脏扩大、心力衰竭，甚至死亡，称低通气综合征。

（3）心理上的压抑：患儿因体态肥胖，怕别人讥笑而不愿与其他小儿交往，常出现自卑、胆怯、孤独等心理上的障碍。

（4）体格检查：患儿体态肥胖，但皮下脂肪增多分布均匀。重度肥胖者可因胸腹、臀部、大腿脂肪过多致皮肤出现白色条纹或紫色条纹；常有假性乳房增大，男性肥胖患儿由于大腿内侧、会阴部脂肪过多，阴茎可隐匿在脂肪组织中而被误诊为阴茎发育不良；少数肥胖患儿因体重过重，走路时双下肢负荷过度而出现扁平足及膝外翻。

3. 辅助检查 血清甘油三酯、胆固醇可增高，严重肥胖患儿β脂蛋白也增高；常有高胰岛素血症；血生长激素水平减低，生长激素刺激试验的峰值也比正常儿童低。

4. 心理和社会支持状况 评估患儿及其家长对本病的了解程度，是否存在焦虑情绪；年长儿是否因体态肥胖，羞于与他人交往，产生自卑心理，有性格孤僻倾向。

5. 处理原则 采取控制饮食、加强运动、消除心理障碍、配合药物治疗的综合措施。饮食疗法和运动疗法是两项最主要的措施，其目的是减少热能性食物的摄入和增加机体对热能的消耗，使体内过剩的脂肪不断减少，体重逐步下降。药物或外科手术治疗均不宜用于小儿。

【护理诊断及相关事项】

1. 营养失调：高于机体需要量 与摄入高能量食物过多和（或）运动过少有关。

2. 社交障碍 与肥胖造成心理障碍或行动不便有关。

3. 自我形象紊乱 与肥胖引起自身形体改变有关。

4. 知识缺乏 与患儿及家长对合理营养的认识不足有关。

【预期目标】

1. 患儿能改掉不良的摄食习惯，减少能量的摄入，控制体脂增长在正常速率范围内。

2. 患儿能坚持运动，增强有氧能力，提高体质健康水平。逐步养成科学、正确和良好的生活习惯。

3. 通过宣传肥胖不是健康儿的观点，使家长摒弃"越胖越健康、越胖越可爱"的陈旧观念。引导肥胖者正确认识自身体态改变，消除因肥胖带来的自卑心理，能自愿参与正常的社交活动。

【护理措施】

1. 饮食调整 限制患儿每日热能的摄入，但必须满足小儿的基本营养及生长发育需要。选择低脂肪、低碳水化合物和高蛋白食谱。对每日摄入的热量进行严格计算和控制：一般建议在控制期对 5 岁以下的肥胖儿每日热量的摄入应为 2500～3350kJ（600～800kcal），5 岁以上为 3350～5020kJ（800～1200kcal）。鼓励患儿选择体积大而热能低的蔬菜类食品，如萝卜、青菜、黄瓜、番茄等，同时注意补充维生素及矿物质。培养良好的饮食习惯，提倡少量多餐，杜绝过饱，不吃夜宵和零食。

2. 运动疗法 在限制饮食的同时，通过增加运动量，促使热能消耗，以减轻体重。选择患儿喜欢且有效而又容易坚持的运动项目，如晨间跑步、散步、踢球、游泳等，每日坚持 1～2 小时。运动量应该根据患儿耐受力而定，以运动后轻松愉快、不感到疲劳为原则。如运动后出现疲惫不堪、心慌气促及食欲大增，提示活动量过度。

3. 心理护理 解除患儿的精神负担，鼓励患儿自觉坚持控制饮食和运动锻炼。消除因肥胖带来的自卑心理，帮助其建立信心，鼓励患儿参与正常的社交活动。

【护理评价】

评价患儿是否改掉了不良的饮食习惯，能否坚持运动；患儿是否消除了因肥胖带来的自卑心理，是否能自愿参与正常的社交活动。

【健康教育】

1. 向患儿家长讲述科学喂养的知识，培养小儿良好的饮食习惯，避免营养过剩；创造条件和机会增加患儿的活动量。对患儿实施生长发育监测，定期门诊观察。

2. 讲述肥胖症疾病的相关知识，家长要经常鼓励患儿树立信心。坚持饮食和运动治疗。

第五节 维生素缺乏症

一、维生素 D 缺乏性佝偻病

维生素 D 缺乏性佝偻病（vitamin D deficiency rickets）简称佝偻病，是由于维生素 D 缺乏导致钙、磷代谢失常，从而使正在生长的骨骺端软骨板不能正常钙化，造成骨骼病变的一种慢性营养性疾病，主要见于 2 岁以下的婴幼儿。我国是佝偻病多发地区，尤以北方为甚，为我国儿科重点防治的四病之一。随着卫生保健水平和人民生活水平的提高，其发病率已逐年降低，病情也趋向轻度。

人体维生素 D 的来源有二：一是内源途径，由日光中的紫外线直接照射人体皮肤内的 7-脱氢胆固醇经光化学作用转变为胆钙化醇（维生素 D_3），为人类维生素 D 的主要来源。二是外源途径，为通过食物或药物制剂获得。动物食物所含为维生素 D_3；植物食物（植物油）中含丰富的麦角固醇，经紫外线照射后变为可被人体吸收的麦角钙化醇（维生素 D_2）。维生素 D_2 和维生素 D_3 对人的作用相同，但均无生物活性，需经过肝脏 25-羟化酶和肾脏 1-羟化酶作用转变为 1, 25-二羟维生素 D[1, 25-$(OH)_2$D]，才具有很强的生物活性。

1, 25-$(OH)_2$D 的主要生理功能是通过促进小肠和肾小管对钙、磷的吸收及旧骨溶解以增加细胞外液钙、磷浓度；促进钙盐的沉着，形成新的骨骼。维生素 D 缺乏时，血钙降低，刺激甲状旁腺分泌增加，加速旧骨溶解，维持血钙正常或接近正常水平。但因甲状旁腺素抑制肾小管对磷的重吸收而使尿磷排出增加，导致血磷降低，钙、磷乘积降低（<40），使骨样组织钙化受阻，成骨细胞代偿性增生，局部骨样组织堆积，碱性磷酸酶增多，从而导致骨骼病变及血液生化改变。

【护理评估】

1. 健康史

（1）日光照射不足：紫外线不能通过普通玻璃窗，如小儿缺少户外活动，或者居住在高层建筑群区、多烟雾尘埃区，紫外线被阻挡。我国北方寒冷季节长，日照时间短，易患佝偻病。

（2）维生素 D 摄入不足：母乳及牛乳等天然食物中维生素 D 的含量少，不能满足小儿生长发育的需要。但母乳中钙磷比例适宜，钙的吸收率较高，相对牛乳喂养，母乳喂养的婴儿不易患佝偻病。

（3）先天维生素 D 储备不足及生长过速：母亲妊娠期维生素 D 缺乏致胎儿储备不足及婴儿生长过速，需要量增加。故北方冬、春季所生小儿尤以早产儿易患佝偻病，并可有先天性佝偻病；青春期生长加速，如日照少，可有晚发性佝偻病。

（4）疾病与药物的影响：胃肠道或肝胆疾病影响维生素 D 及钙、磷的吸收和利用；肝、肾严重损害影响维生素 D 的羟化；长期服用抗惊厥药物可加速维生素 D 的分解；服用糖皮质激素可对抗维生素 D 对钙转运的调节。这些因素均可导致小儿发生佝偻病。

2. 身体状况 本病多见于 3 个月至 2 岁的小儿，主要表现为生长中的骨骼改变、肌肉松弛和非特异性神经精神症状。临床上将其分为初期、激期、恢复期和后遗症期。

（1）初期（活动早期）：主要表现为非特异性神经精神症状，如易激惹、烦躁、睡眠不安、夜间啼哭。常伴与室温、季节无关的多汗，尤其是头部多汗，其刺激头皮，致婴儿常摇头擦枕，出现枕秃。此期常无明显骨骼改变。血生化检查提示若未经适当治疗，可发展为激期。

（2）激期（活动期）：除有神经精神症状外，主要表现为骨骼改变（生长速度最快的部位影响最大）和运动功能及智力发育迟缓。

1）骨骼改变

头部：3～6 个月婴儿可见颅骨软化，重者可出现乒乓球样的感觉，即用手指轻压枕骨或顶骨后部可感觉颅骨内陷，手放松时又复原；7～8 个月患儿可有方颅，即额骨和顶骨双侧骨样组织增生呈对称性隆起，严重时呈鞍状或十字状颅形；前囟增宽及闭合延迟，重者可延迟至 2～3 岁方才闭合；出牙延迟、牙釉质发育不良。

胸部：肋骨与肋软骨交界处呈钝圆形隆起，上下排列如串珠状，称为佝偻病串珠，以第 7～10 肋最明显；膈肌附着部位的肋骨长期受膈肌牵拉而内陷，形成一条沿肋骨走向的横沟，称为哈里森沟（Harrison groove）；第 7、8、9 肋骨与胸骨相连处软化内陷，致胸骨柄前突，形成鸡胸；如胸骨剑突部向内凹陷，可形成漏斗胸。胸廓畸形多见于 1 岁左右小儿，因影响呼吸功能易并发呼吸道感染。

四肢：多见于 6 个月以上小儿。在腕、踝部肥厚的骨骺形成钝圆形环状隆起，称佝偻病手镯或脚镯；小儿开始行走后，由于骨质软化，因负重可出现下肢弯曲，形成严重膝内翻（"O"形腿）或膝外翻（"X"形腿）畸形。常久坐者有脊柱后突或侧弯畸形。

2）运动功能：重症佝偻病患儿，运动功能发育亦受影响，如坐、立、行等运动功能落后。患儿肌张力低下，肌肉韧带松弛，头颈软弱无力，腹部膨隆如蛙腹。

3）神经精神发育迟缓：重症患儿条件反射形成缓慢，表情淡漠，语言发育落后。免疫功能低下，常伴发感染。

（3）恢复期：经适当治疗后临床症状逐渐减轻或接近消失，精神活泼，肌张力恢复。血清钙、磷浓度及钙磷乘积数天内恢复正常，碱性磷酸酶 4～6 周恢复正常，X 线检查骨骼异常明显改善。

（4）后遗症期：多见于 3 岁以后小儿，临床症状消失，血生化及骨骼 X 线检查正常，仅遗留不同程度的骨骼畸形。

3. 辅助检查

（1）维生素 D 检查：25-（OH）D_3（正常 10～80μg/L）和 1,25-（OH）$_2D_3$（正常 0.03～0.06μg/L）水平在初期就已明显降低，是可靠的早期诊断指标。

（2）生化检查：初期血钙浓度正常或稍低，血磷浓度降低，钙、磷乘积稍低（30～40），碱性磷酸酶正常或增高；激期血清钙降低，血磷明显降低，钙、磷乘积常低于 30，碱性磷酸酶增高；

恢复期及后遗症期生化指标逐步好转至正常。

（3）X 线检查：初期 X 线检查可正常或仅见长骨临时钙化带稍模糊；激期骨骺端临时钙化带消失，呈毛刷样、杯口状改变，骺软骨带明显增宽，骨密度降低，可有骨干弯曲或青枝骨折。

4. 心理和社会支持状况 3 岁以下小儿心理问题不明显。3 岁以上重症患儿常留有骨骼畸形，随年龄的增长对自身形象和运动能力的认识及与同龄儿产生的差异，容易引起自卑等不良心理活动，从而影响心理健康及社会交往。家长因担心骨骼畸形而焦虑等。

5. 处理原则 控制活动期，防止骨骼畸形；合理补充维生素 D 制剂及钙剂；加强体格锻炼，矫正畸形。

【护理诊断及相关事项】

1. 营养失调：低于机体需要量 与日光照射少，维生素 D 摄入不足有关。

2. 潜在并发症 骨骼畸形，维生素 D 过量引起的中毒。

3. 有（呼吸系统）感染的危险 与胸廓畸形影响肺的扩张及免疫功能低下有关。

4. 知识缺乏 与患儿家长缺乏佝偻病的预防及护理知识有关。

【预期目标】

1. 患儿维生素 D 缺乏的表现减轻或消失，睡眠良好，枕秃、夜惊消失，骨骼改变有所缓解或恢复正常。

2. 患儿不发生感染、维生素 D 中毒及骨骼畸形，或发生时能及时发现。

3. 家长能说出本病的预防和护理要点。

【护理措施】

1. 增加日光照射 指导家长带小儿定期户外活动，直接接受阳光照射。夏季气温太高，应避免太阳直射，可在阴凉处活动，尽量多暴露皮肤。活动时间由短到长，从数分钟增加至 1 小时以上。冬季室内活动时开窗，使紫外线能够透过。

2. 补充维生素 D 和钙剂

（1）增加富含维生素 D 及矿物质的食物：提倡母乳喂养，或喂哺维生素 D 强化牛奶或奶粉，按时添加辅食。

（2）按医嘱给予维生素 D：以口服用药为主，一般剂量为每日 2000～4000U，1 个月后改预防量，每日 400U；当重症佝偻病有并发症或无法口服者可采用突击疗法，一次肌内注射维生素 D₂ 20 万～30 万 U，3 个月后改口服预防量。注意维生素 D 过量的中毒表现，如遇过量立即停服维生素 D。

（3）钙剂：维生素 D 治疗期间应同时补充钙剂。

3. 预防骨骼畸形和骨折 为患儿选用柔软、宽松的衣服。避免过早或过久的坐、立、行走，以免骨骼畸形。严重佝偻病患儿肋骨、长骨易发生骨折，护理操作时应避免重压和强力牵拉。

4. 预防感染 保持室内空气清新，温、湿度适宜，阳光充足，避免交叉感染。

【护理评价】

通过补充维生素 D，使患儿的症状和体征逐渐消失或减轻；家长能说出佝偻病的病因、预防措施及护理方法；患儿未发生维生素 D 中毒。

【健康教育】

1. 给孕妇及患儿父母讲述有关佝偻病的预防、护理知识。鼓励孕妇多进行户外活动和晒太阳，选择富含维生素 D、钙、磷和蛋白质的食物；宣传母乳喂养，尽早开始户外活动；新生儿出生 2 周后每日给予维生素 D 400～800U，直至 2 周岁，不能坚持口服者，也可肌内注射维生素 D₃ 10 万～20 万 U。

2. 对已有骨骼畸形者可采取主动和被动运动的方法矫正。如遗留胸廓畸形，可做俯卧位抬头展胸运动；下肢畸形可施行肌肉按摩，"O"形腿按摩外侧肌群，"X"形腿按摩内侧肌群，以增加肌张力，矫正畸形。对于行外科手术矫治者，指导家长正确使用矫形器具。

二、维生素 D 缺乏性手足搐搦症

维生素 D 缺乏性手足搐搦症（tetany of vitamin D deficiency）又称佝偻病性低钙惊厥，多见于6 个月以内的小婴儿。因维生素 D 缺乏而甲状旁腺又不能代偿，使血钙降低导致神经肌肉兴奋性增高，出现惊厥、喉痉挛或手足抽搐等症状。

正常血清钙浓度为 2.25～2.75mmol/L（9～11mg/dl），依靠维生素 D、甲状旁腺素和降钙素三者进行调节而保持相对稳定。血清钙主要以三种形式存在：离子型、与蛋白质结合型及复合型，其中离子型钙是钙的唯一生理活性形式。离子型钙在血中浓度受下列因素影响。①血 pH：pH 增高离子钙降低。②血浆蛋白浓度：血浆蛋白增加离子钙减少。③血磷浓度：血磷增加时抑制 $25\text{-}(OH)_2D_3$ 转化为 $1,25\text{-}(OH)_2D_3$，使离子钙下降。当血总钙浓度＜1.75～1.88mmol/L（7.0～7.5mg/dl）或血清离子钙浓度＜1mmol/L（4mg/dl）时，即可导致神经肌肉兴奋性增高，出现症状。

【护理评估】

1. 健康史　发病原因与佝偻病相同。维生素 D 缺乏时下列因素可导致发生手足搐搦症：①春季开始，接触日光增多，或开始使用维生素 D 治疗时，大量钙沉着于骨而致血钙暂时下降，促发本病；②人工喂养时使用含磷过高的奶制品，导致高血磷、低血钙症状；③当合并发热、感染、饥饿时，组织细胞分解释放磷，使血磷增加，可出现低钙而抽搐。

2. 身体状况

（1）显性症状：除有佝偻病症状外尚可突然发生下列典型症状之一。

1）惊厥：最为常见，多见于婴儿。突发两眼上翻，面肌颤动，四肢抽搐，神志不清。发作后入睡，醒后活泼如常。每次发作时间持续数秒至数分钟不等，发作次数可数日一次或一日数次。一般不发热。轻症者仅有两眼上翻和面肌抽动，神志清。

2）手足抽搐：为本病特殊症状，常见于 6 个月以上小儿。表现为手腕屈曲，手指僵直，拇指内收贴紧掌心；踝关节僵直，足趾弯曲向下。发作停止后活动自如。

3）喉痉挛：主要见于 2 岁以下的婴幼儿。表现为喉部肌肉、声门突发痉挛，出现呼吸困难，吸气时喉鸣。可由于窒息而猝死。为严重的手足搐搦症患儿进行肌内注射时偶可诱发喉痉挛。

（2）隐性症状：只有体征而无上述症状时，可称为隐性手足搐搦症。

1）面神经征：以手指尖或叩诊锤轻击患儿颧弓与口角间的面颊部（面神经传出处），引起眼睑和口角抽动者为阳性，新生儿可呈假阳性。

2）陶瑟征：用血压计袖带包裹上臂，使血压维持在收缩压与舒张压之间，5 分钟之内出现该手搐搦为阳性。

3）腓反射：以叩诊锤叩击膝下外侧腓骨头之上（腓神经处），引起足向外侧收缩者为阳性。

3. 辅助检查　血钙降低（低于 1.75～1.88mmol/L），尿钙检查为阴性。

4. 处理原则　迅速控制惊厥、解除喉痉挛、补充钙剂，惊厥停止后给予维生素 D 治疗。

【护理诊断及相关事项】

1. 有窒息的危险　与惊厥、喉痉挛发作有关。

2. 有受伤的危险　与惊厥、手足抽搐或静脉注射钙剂有关。

3. 营养失调：低于机体需要量　与维生素 D 缺乏有关。

【护理措施】

1. 防止窒息的急救护理

（1）惊厥、喉痉挛发作时：首先就地抢救，解开患儿衣领，将患儿的头转向侧位，以免吸入分泌物或呕吐物造成窒息，保持呼吸道通畅，吸氧；喉痉挛者需立即将舌头拉出口外，对已出牙的小儿，应在上、下切牙间放置牙垫，避免舌被咬伤，备好气管插管用具，必要时行气管插管或气管切开。保持室内安静，减少刺激，密切观察患儿的呼吸及神志变化。

（2）按医嘱立即用镇静剂控制惊厥和喉痉挛：可用 10% 水合氯醛，每次 40～50mg/kg，保留灌肠；或地西泮（安定），每次 0.1～0.3mg/kg（最大剂量 10mg），肌内或静脉注射（静脉注射时，每分钟 1～2mg）；或肌内注射苯巴比妥钠，每次 5～7mg/kg。静脉使用镇静剂时注意观察有无呼吸抑制。

2. 防止受伤的护理　创造安全的环境，如床旁加护栏、选用软质材料制作的玩具等，以防止患儿受伤。钙剂治疗常用 10% 葡萄糖酸钙 5～10ml，加入 10%～25% 葡萄糖液稀释 1～3 倍后静脉注射或滴注，必要时每日可重复 2～3 次。惊厥、喉痉挛发作控制后可口服 10% 氯化钙 5～10ml，每日 3 次，连服 3～5 天后改服 10% 葡萄糖酸钙。静脉注射或静脉滴注钙的时间不得少于 10 分钟，若注射过快，可引起血钙骤升发生呕吐甚至心搏骤停。同时必须选用较大血管及避免药液外渗，以免造成局部坏死。一旦药液渗出，局部可热敷或用 0.25% 普鲁卡因封闭。

3. 补充维生素 D　症状控制后按维生素 D 缺乏性佝偻病补充维生素 D，使钙、磷代谢恢复正常。

【护理评价】

患儿入院后，没有发生惊厥及喉痉挛，或发生时能及时处理，未导致受伤及窒息；家长能说出本病的病因及预防方法，惊厥、喉痉挛发作时能给予正确救护。

【健康教育】

1. 预防小儿维生素 D 缺乏　与维生素 D 缺乏性佝偻病的预防知识相同。

2. 告诉家长惊厥、喉痉挛发作时的处理方法　使患儿平卧，松开衣领，颈部伸直，头后仰，以保持呼吸道通畅，同时呼叫医护人员。

附：维生素 D 中毒的防治

长期服用大剂量维生素 D，或短期内反复多次注射大剂量维生素 D，或对维生素 D 敏感者可致中毒。发病机制主要是由于过量维生素 D 引起持续高钙血症，继而钙盐沉积于各器官组织，影响其功能。

【临床表现】

维生素 D 中毒的症状较多，但均为非特异症状，早期表现为厌食、烦躁不安、哭闹、呕吐、腹泻或顽固性便秘，以后可有惊厥、血压升高、头痛、心律不齐、多饮、多尿、夜尿增多、脱水、酸中毒，甚至急慢性肾衰竭。长期慢性中毒，可引起组织器官的钙化，影响体格和智力发育，甚至导致死亡。

实验室检查血清钙增高，大于 3mmol/L（12mg/dl），碱性磷酸酶降低。X 线可见长骨干骺端临时钙化带致密，增宽大于 1mm。

【治疗要点】

1. 立即停用维生素 D 制剂及含有维生素 D 的强化食品，限制钙的摄入。

2. 降低血钙治疗，可用呋塞米（速尿）静脉注射，每次 0.5～1.0mg/kg，以加速钙排泄。口服泼尼松或氢氧化铝、依地酸二钠以减少肠黏膜对钙的吸收。亦可试用降钙素皮下注射或肌内注射。

3. 注意保持水、电解质平衡。

【预防】

1. 严格掌握维生素 D 的用量，按医嘱用药。向家长宣传维生素 D 过量的危害性，并使其了解维生素 D 中毒的症状。

2. 不轻易应用突击疗法，口服维生素 D 疗效不满意时，应先检查血清钙、磷、碱性磷酸酶，再决定是否应用突击疗法。重复突击治疗时必须复查血钙等生化指标。

第六章 消化系统疾病患儿的护理

第一节 小儿消化系统解剖生理特点

（一）口腔

口腔是消化道的起端，具有吸吮、吞咽、咀嚼、消化、感觉和语言等功能。足月新生儿出生时已具有较好的吸吮和吞咽功能；早产儿则较差。新生儿及婴幼儿口腔黏膜薄嫩，血管丰富，唾液腺发育不够完善，唾液分泌少，口腔黏膜干燥，因此易受损伤和发生局部感染。3～4 个月时唾液分泌开始增加，5～6 个月时明显增多，但婴儿口腔容量小且不能及时吞咽所分泌的全部唾液，因此常出现生理性流涎。

（二）食管和胃

新生儿和婴儿食管呈漏斗状，腺体缺乏，弹力组织及肌层尚不发达，食管下段括约肌发育不成熟，控制能力差，常发生胃食管反流，一般在 8～10 个月时症状消失。婴儿胃呈水平位；幽门括约肌发育较好而贲门括约肌发育不成熟；婴儿吮奶时常同时吸入空气；加上婴儿胃容量较小（新生儿为 30～60ml，1～3 个月为 90～150ml，1 岁时为 250～300ml），故易发生溢奶。胃排空时间因食物种类不同而异：水为 1.5～2.0 小时；母乳 2～3 小时；牛乳 3～4 小时。早产儿胃排空慢，易发生胃潴留。

（三）肠

婴儿肠道相对较长，分泌面及吸收面较大，黏膜血管丰富，有利于消化吸收。但婴幼儿尤其是未成熟儿由于肠壁薄、通透性高，肠黏膜屏障作用差，肠内毒素、变应原及不完全分解产物可经肠黏膜吸收进入人体，引起全身性感染或变态反应性疾病。另外，小儿因肠黏膜肌层发育差，肠系膜柔软而长，升结肠与后壁固定差，肠活动度大，易发生肠套叠和肠扭转。

（四）肝脏

年龄越小，肝脏相对越大，正常婴幼儿肝脏可在肋缘下 1～2cm 处扪及，柔软无压痛，6～7 岁后则不能触及。小儿肝血管丰富，肝细胞再生能力强，但肝功能不成熟，解毒能力差，在感染、缺氧、中毒等情况下易发生肝充血肿大和变性。婴儿期胆汁分泌较少，对脂肪的消化、吸收功能较差。

（五）胰腺

出生时胰液分泌量少，以后随着年龄的增长而增加。酶类出现的顺序为：胰蛋白酶最先，而后是糜蛋白酶、脂肪酶，最后是淀粉酶。3 个月以下小儿因唾液及胰液中淀粉酶含量低，不宜过早喂淀粉类食物。婴幼儿时期胰液及其消化酶的分泌易受天气和疾病的影响而受抑制，容易发生消化不良。

（六）肠道细菌

胎儿肠道无细菌，出生后数小时细菌即侵入肠道，主要分布在结肠和直肠。肠道菌群的种类与食物成分有关：单纯母乳喂养小儿以双歧杆菌为主；人工喂养和混合喂养小儿肠内的大肠埃希菌、嗜酸杆菌、双歧杆菌及肠球菌所占比例几乎相等。正常肠道菌群对侵入肠道的致病菌有一定的拮抗作用，婴幼儿肠道正常菌群脆弱，易受许多内外界因素影响致菌群失调，而引起消化功能紊乱。

（七）健康小儿粪便

1. 母乳喂养小儿粪便　为金黄色，多为均匀糊状，偶有细小乳凝块，不臭，呈酸性（pH4.7～5.1），每日 2～4 次，一般在添加辅食后次数减少。

2. 人工喂养小儿粪便　为淡黄色，较干稠，呈碱性或中性（pH6～8），含乳凝块较多、较大，量多，较臭，每日 1～2 次，易发生便秘。

3. 混合喂养小儿粪便　与人工喂养者相似，但质地较软、颜色较黄。添加谷类、蛋、肉、蔬菜等辅食后，粪便性状逐渐接近成人，每日 1 次。

第二节　口　炎

口炎（stomatitis）是指口腔黏膜的炎症，若病变仅局限于舌、齿龈、口角，亦可称为舌炎、齿龈炎或口角炎等，多由病毒、细菌、真菌等感染引起，也可由物理化学刺激和口腔卫生不良等引起。本病多见于婴幼儿，可单独发生，亦可继发于急性感染、腹泻、营养不良、维生素 B 或维生素 C 缺乏等全身性疾病。现将常见的几种口炎介绍如下。

【护理评估】

1. 健康史

（1）鹅口疮（thrush）：又名雪口病，由白念珠菌感染导致，多见于新生儿，营养不良、腹泻、长期应用广谱抗菌药物或激素的患儿。新生儿多由产道感染或因哺乳时奶头不洁及使用污染的奶具感染。

（2）疱疹性口炎（herpetic stomatitis）：由单纯疱疹病毒 1 型感染引起，全年均可发病，多见于 1～3 岁小儿。本病传染性强，在卫生条件差的家庭和集体托幼机构，病毒容易传播。

（3）溃疡性口炎（ulcerative stomatitis）：主要由链球菌、金黄色葡萄球菌、肺炎链球菌、铜绿假单胞菌或大肠埃希菌等感染引起。以婴幼儿多见，常发生于急性感染、长期腹泻等机体抵抗力降低时。

2. 身体状况

（1）鹅口疮：本病特征是在口腔黏膜上出现白色乳凝块样小点或小片状物，它略高于黏膜表面，最常见于颊黏膜，其次是舌、牙龈、上腭。病变可逐渐融合成大片，不易擦去，周围无炎症反应，强行剥离后，局部黏膜潮红、粗糙，可有溢血。患处不痛、不流涎，一般无全身症状，不影响吃奶。重症患儿整个口腔均被白色斑膜覆盖，甚至可蔓延到咽、喉、食管、肠道、气管、肺等，出现呕吐、吞咽困难、声音嘶哑或呼吸困难。

（2）疱疹性口炎：起病时发热可达 38～40℃，1～2 天后，齿龈、唇内、舌和颊黏膜等口腔黏膜上出现单个或成簇小疱疹，周围有红晕，疱疹迅速破裂后形成溃疡，上面覆盖黄白色纤维素性渗出物。多个小溃疡可融合成不规则的大溃疡，有时累及上腭及咽部。口唇可红肿裂开，近口角及唇周皮肤可有疱疹。局部疼痛，患儿可表现流涎、拒食、烦躁、颌下淋巴结肿大。体温多在 3～5 天后恢复正常，病程为 1～2 周。本病须与疱疹性咽峡炎相鉴别，后者由柯萨奇病毒引起，多发生于夏秋季节，疱疹主要分布在咽部和软腭，有时可见于舌，但不累及齿龈和颊黏膜。

（3）溃疡性口炎：口腔各部位均可发生，常见于舌、唇内及颊黏膜处，可蔓延到唇及咽喉部。开始时口腔黏膜充血水肿，随后形成大小不等的糜烂或溃疡，上有纤维素性炎性渗出物形成的假膜，常呈灰白色或黄色，边界清楚，易拭去，露出溢血的创面，但不久又被假膜覆盖。患处疼痛，出现流涎、拒食、局部淋巴结肿大，常有发热，可达 39～40℃。轻者约 1 周体温恢复正常，溃疡逐渐痊愈，严重者可出现脱水和酸中毒。

3. 辅助检查

（1）外周血白细胞检查：细菌感染时白细胞和中性粒细胞总数增多；病毒感染时正常或减少。

（2）病原学检查：溃疡性口炎，取渗出物做涂片染色可见大量细菌。鹅口疮，取白膜少许放玻片上加 10%氢氧化钠一滴，在显微镜下可见真菌的菌丝和孢子。

4. 处理原则

（1）重视口腔卫生：多饮水，保持口腔清洁。

（2）局部用药：鹅口疮，用 2%碳酸氢钠溶液清洗口腔后局部涂抹 10 万～20 万 U/ml 制霉菌素鱼肝油混悬溶液，每日 2～3 次。疱疹性口炎，局部可涂碘苷，亦可用锡类散、冰硼散等中药。溃疡性口炎，3%过氧化氢溶液清洗溃疡面后可涂 2.5%～5.0%金霉素鱼肝油。

（3）对症处理：发热时可用解热药，继发细菌感染时可用抗菌药物。

【护理诊断及相关事项】

1. 口腔黏膜改变 与口腔黏膜感染有关。

2. 疼痛 与口腔黏膜糜烂、溃疡有关。

3. 体温过高 与感染有关。

4. 营养失调：低于机体需要 与疼痛引起拒食有关。

【护理措施】

1. 口腔护理 根据病原体选用相应溶液清洗溃疡面，较大儿童可用含漱剂。鼓励患儿多饮水，进食后漱口，以保持口腔黏膜湿润和清洁。对流涎者，及时清除流出物，保持皮肤干燥、清洁，避免引起皮肤湿疹及糜烂。

2. 正确涂药 为了确保局部用药达到目的，涂药前应先将纱布或干棉球放在颊黏膜腮腺管口处或舌系带两侧，以隔断唾液；然后用干棉球将病变部黏膜表面吸干净后再涂药，每 1～2 小时一次；涂药后嘱患儿闭口 10 分钟，再取出隔离唾液的纱布或棉球，并嘱患儿不可立即漱口、饮水或进食。

3. 饮食护理 以高热量、高蛋白、含丰富维生素的温凉流质或半流质饮食为宜，避免摄入刺激性食物和酸性饮料。对因口腔黏膜糜烂、溃疡引起疼痛而影响进食者，于进食前局部涂 2%利多卡因；对不能进食者，应给予肠外营养，以确保能量与水分供给。患儿使用的食具应煮沸消毒或高压灭菌消毒。

4. 发热护理 监测体温，体温超过 38.5℃时，予松解衣服，置冷水袋、冰袋等物理降温，必要时给予药物降温。

【护理评价】

患儿疼痛是否减轻或消失；体温能否维持正常，逐渐恢复日常进食；家长是否熟悉口腔黏膜正确的涂药方法。

【健康教育】

1. 从小培养儿童良好的卫生习惯，纠正吮指、不刷牙等不良习惯；年长儿应教导其进食后漱口。宣传均衡营养对提高机体抵抗力的重要性，避免偏食、挑食，培养良好的饮食习惯。

2. 食具专用，做好清洁消毒工作。患急性感染、腹泻等疾病时适当补充维生素 C 和 B 族维生素。

第三节 腹 泻

小儿腹泻，或称腹泻病（diarrheal disease），是一组由多种病原、多种因素引起的，以大便次数增多和大便性状改变为特点的临床综合征，是我国儿童保健重点防治的"四病"之一，其发生率仅次于呼吸道感染。发病年龄以 6 个月至 2 岁为主，1 岁以内约占半数。小儿腹泻是造成小儿营养不良、生长发育障碍的主要原因之一。近 30 年来本病的发病率和病死率明显下降，但仍是婴幼儿时期的常见病和主要死亡原因。

本病可以按以下几种情况分类。①病程分类：急性腹泻病（<2 周）、迁延性腹泻病（2 周至 2 个月）、慢性腹泻病（>2 个月）；②病情分类：轻型腹泻病（无脱水，无中毒症状）、中型腹泻病（轻至中度脱水或有轻度中毒症状）、重型腹泻病（重度脱水或有明显中毒症状）；③病因分类：感染性腹泻病（霍乱、痢疾、其他普通感染）、非感染性腹泻病（饮食性、过敏性、症状性及其他）。

近年来关于小儿腹泻病发病机制的研究，认为大致有以下几种方式。①细菌毒素作用：如产生肠毒素的细菌侵入肠道后，并不直接侵袭破坏肠黏膜，而是通过其释放的肠毒素，抑制肠上皮细胞吸收 Na^+ 和水，同时促进 Cl^- 的分泌，引起水样便。②病原菌直接侵袭作用：侵袭性细菌侵入肠道后，直接侵入小肠或结肠黏膜细胞，引起肠黏膜充血、水肿，炎症细胞浸润引起渗出和溃疡等病变，临床上出现黏液脓血便。③病毒作用：病毒侵入肠道后，在小肠绒毛顶端的柱状上皮细胞内复制，使小肠绒毛细胞受损，导致小肠黏膜回收水、电解质能力下降，肠液在肠腔内大量积聚而引起腹泻；同时，发生病变的肠黏膜细胞分泌双糖酶不足且活性降低，使食物中的糖类消化不全而积滞在肠腔内，并被细菌分解成小分子的短链有机酸，使肠液的渗透压增高而加重腹泻。④非感染性腹泻：主要由饮食不当引起。当摄入食物的量和质突然改变，超过消化道的承受能力，食物不能被充分消化吸收而积滞于小肠上部，使肠腔内局部酸度减低，肠道下部的细菌上移及繁殖，使食物发酵和腐败而产生短链有机酸，导致肠腔内渗透压增高，并协同腐败性毒性产物刺激肠壁致肠蠕动增加，引起腹泻。

【护理评估】

1. 健康史

（1）易感因素：婴幼儿易患腹泻，主要与下列因素有关。

1）消化系统发育不成熟：胃酸和消化酶分泌不足，消化酶活性低，对食物变化耐受力差。

2）生长发育快：对营养物质的需求相对较多，消化道负担较重，容易发生功能紊乱。

3）机体防御功能差：婴儿血清免疫球蛋白、胃肠道 SIgA 水平及胃内酸度均较低，对感染的防御能力差。

4）肠道菌群失调：正常肠道菌群对入侵的致病微生物有拮抗作用，新生儿出生后尚未建立正常肠道菌群或因使用抗菌药物时，使肠道菌群失调，易患肠道感染。

5）人工喂养：由于不能从母乳中获得 SIgA、巨噬细胞和粒细胞等免疫因子，加上食物、食具易被污染等因素，人工喂养小儿肠道感染的发生率明显高于母乳喂养小儿。

（2）感染因素

1）肠道内感染：可由病毒、细菌、真菌、寄生虫引起。

病毒：80%婴幼儿腹泻由病毒感染引起，以轮状病毒最为常见，其次为艾柯病毒、柯萨奇病毒、腺病毒、冠状病毒等。

细菌（不包括法定传染病）：以致腹泻大肠埃希菌为主，包括致病性大肠埃希菌、产毒性大肠埃希菌、侵袭性大肠埃希菌、出血性大肠埃希菌和黏附-集聚性大肠埃希菌。其他有空肠弯曲菌、耶尔森菌、沙门菌、变形杆菌、金黄色葡萄球菌等。

真菌：以白念珠菌多见，其次是曲菌和毛霉菌等。

寄生虫：蓝氏贾第鞭毛虫、阿米巴原虫和隐孢子虫等感染均可引起腹泻。

2）肠道外感染：因发热和病原体毒素作用使消化功能紊乱而产生腹泻症状，多见于上呼吸道感染、肺炎、泌尿系感染、皮肤感染或急性传染病。有时肠道外感染的病原体可同时感染肠道。

（3）非感染因素

1）饮食因素：如喂养不定时、食物的量和质不适宜、食物种类改变太快、过早给予淀粉或脂肪类食品等均可引起腹泻。

2）气候因素：天气突然变冷，腹部受凉导致肠蠕动增加；天气过热，消化液分泌减少，或天热口渴吃奶过多，均易诱发消化功能紊乱而致腹泻。

3）过敏因素：因对牛奶、大豆及某些食物成分过敏或不耐受而引起腹泻。

2. 身体状况

（1）急性腹泻

1）轻型腹泻：多由饮食因素或肠道外感染引起。起病可急可缓，以胃肠道症状为主，主要表现为食欲缺乏，偶有呕吐或溢乳；大便次数增多，一般每日多在 10 次以内，每次大便量不多，稀薄或带水，呈黄色或黄绿色，有酸味，常见白色或黄白色奶瓣和泡沫，大便镜检可见大量脂肪球；患儿精神尚好，无明显全身中毒症状，体温大多正常；无明显脱水征及电解质紊乱。多在数日内痊愈。

2）重型腹泻：多由肠道内感染所致，常急性起病，除有较重的胃肠道症状外，还有全身中毒症状及明显的脱水、电解质紊乱。

胃肠道症状：食欲低下，常伴有呕吐，严重者可吐咖啡样液体；大便次数明显增多，每日十余次至数十次，多为黄绿色水样便或蛋花汤样便，量多，可有少量黏液。大便镜检可见脂肪球及少量白细胞。

全身中毒症状：如发热，烦躁不安，精神萎靡或嗜睡，甚至昏迷、惊厥。

水、电解质和酸碱平衡紊乱症状：有脱水、代谢性酸中毒、低钾及低钙、低镁等。①脱水：由于吐泻丢失体液及摄入量的不足，使体液总量尤其是细胞外液量减少，导致不同程度的脱水。又由于腹泻时水和电解质两者丧失的比例不同，可造成等渗、低渗或高渗性脱水。临床上以等渗性脱水最常见。②代谢性酸中毒：由于吐泻丢失大量碱性物质；进食少，摄入热能不足，机体因此得不到正常热能供应而使体内脂肪分解增加，产生大量酮体；脱水时血容量减少，血液浓缩，血流缓慢，使组织灌注不良、缺氧和乳酸堆积；脱水使肾血流量不足，尿量减少，酸性代谢产物滞留。因此，腹泻时，绝大多数患儿存在代谢性酸中毒，并且随脱水程度而加重。婴幼儿发生酸中毒时常缺乏典型症状。③低钾血症：由于腹泻、呕吐丢失大量钾盐；进食少而致钾摄入不足；肾脏保钾功能较差。腹泻患儿都有不同程度缺钾，尤其是久泻及营养不良的患儿。但在脱水酸中毒未纠正前，由于血液浓缩和钾由细胞内向细胞外转移及尿少致排钾量减少等原因，体内钾总量虽减少，但血钾多数正常。当输入不含钾的溶液时，随着脱水纠正，血钾被稀释；酸中毒纠正，输入的葡萄糖合成糖原，钾由细胞外向细胞内转移；利尿后随尿排钾增加等，血钾迅速下降。④低钙、低镁、低磷血症：由于进食少，吸收不良和腹泻，呕吐丢失钙、镁、磷，患儿多有钙、镁、磷缺乏，尤其是腹泻较久、营养不良或有活动性佝偻病的患儿更多见。但在脱水和酸中毒时，由于血液浓缩，离子钙的浓度相对较高，患儿可不表现出相应的症状。当脱水和酸中毒被纠正时，大多可有钙、磷缺乏，少数有镁缺乏，表现为手足抽搐或惊厥；重症低血磷时主要表现为嗜睡、精神错乱或昏迷，肌肉、心肌收缩无力等。

（2）迁延性腹泻和慢性腹泻：迁延性腹泻和慢性腹泻多与营养不良、急性腹泻治疗未彻底或治疗不当有关。表现为腹泻迁延不愈，病情反复，大便次数和性质不稳定，严重时可出现水、电解质紊乱。

（3）几种常见急性感染性肠炎的临床特点

1）轮状病毒肠炎：好发于秋、冬季，以秋季流行为主，故又称秋季腹泻。多见于 6～24 个月的婴幼儿，大于 4 岁者少见。起病急，常伴有发热和上呼吸道感染症状，病初即出现呕吐，随后出现腹泻，大便次数多、量多、水分多，呈黄色或淡黄色水样或蛋花汤样，无腥臭味。常并发脱水、酸中毒及电解质紊乱。本病为自限性疾病，数日后呕吐渐停，腹泻减轻，自然病程为 3～8 天。近年报道，轮状病毒可侵犯多个脏器，如中枢神经系统、心肌等。

2）大肠埃希菌肠炎：多发生在 5～8 月气温较高季节。致病性大肠埃希菌肠炎和产毒性大肠埃希菌肠炎大便呈蛋花汤样或水样，混有黏液，常伴呕吐，严重者可伴发热、脱水、电解质紊乱和酸中毒；侵袭性大肠埃希菌肠炎可排出痢疾样黏液脓血便，常伴恶心、呕吐、腹痛和里急后重，可出现严重的全身中毒症状，甚至休克；出血性大肠埃希菌肠炎开始为黄色水样便，后转为血水便，有特殊臭味，常伴腹痛，大便镜检有大量红细胞，一般无白细胞；黏附-集聚性大肠埃希菌肠炎多见于婴幼儿，常伴发热，大便为黄色稀水样。

3）空肠弯曲菌肠炎：多发生在夏季，可散发或暴发流行，6 个月至 2 岁婴幼儿多见，为人畜共患性疾病，主要经口传染。发病急，以侵袭性感染为主，症状与细菌性痢疾相似，表现为恶心、呕吐、腹痛、黏冻样或脓血便，有腥臭味，大便镜检有大量白细胞及数量不等的红细胞。腹痛剧烈或便血者易误诊为阑尾炎或肠套叠。

4）耶尔森菌小肠结肠炎：多发生在冬春季节，可散发或暴发流行。常见于婴幼儿，以粪-口途径传播为主。主要表现为腹泻，大便呈水样、黏液样或脓血样，镜检有多形核白细胞，常伴有发热、头痛、呕吐、腹痛、里急后重，以及水、电解质紊乱，临床表现与细菌性痢疾难以区别。当合并肠系膜淋巴结炎及末端回肠炎时，可出现严重腹痛，易误诊为阑尾炎。

5）鼠伤寒沙门菌小肠结肠炎：夏季发病率高，多见于 2 岁以下的婴幼儿，尤其是新生儿和 1 岁以内的婴儿，多经口感染，常引起暴发流行。起病较急，病情轻重不一，有发热、恶心、呕吐、腹痛、腹胀；大便每日数次至数十次，呈稀糊状，带有黏液甚至脓血，性质多样易变，有特殊臭味；镜检有红细胞、白细胞和脓细胞。

6）抗菌药物诱发性肠炎：多继发于使用大量抗菌药物后，病程和症状常与菌群失调的程度有关。营养不良、免疫功能低下，长期应用肾上腺皮质激素者更易发病。

7）金黄色葡萄球菌肠炎：腹泻为主要症状，典型大便为暗绿色，量多带黏液，少数为血便。常伴发热、腹痛和呕吐，可有脱水、电解质紊乱和酸中毒，可出现严重的全身中毒症状，甚至休克。大便镜检有大量脓细胞和成簇的革兰氏阳性球菌。

8）真菌性肠炎：多为白念珠菌感染所致。大便呈黄色稀便，泡沫较多，带黏液，有时可见豆腐渣样细块（菌落）；大便镜检有真菌孢子和菌丝。

（4）生理性腹泻：多见于 6 个月以内的婴儿，外观虚胖，常有湿疹，出生后不久即出现腹泻，除大便次数增多外，无其他症状，食欲好，生长发育正常。添加辅食后，大便即逐渐转为正常。近年发现此类腹泻可能为乳糖不耐受的一种特殊类型。

3. 辅助检查

（1）血常规：白细胞总数及中性粒细胞增多提示细菌感染，嗜酸性粒细胞增多考虑寄生虫感染或过敏性病变。

（2）大便检查：大便无或偶见少量白细胞者常为侵袭性细菌以外的病因引起，大便有较多的白细胞者常由各种侵袭性细菌感染引起，大便培养可检出致病菌；真菌性肠炎，大便镜检可见真菌孢子及菌丝；病毒性肠炎可做病毒学检查。

（3）血液生化检查：血钠测定可了解脱水性质；血钾测定可反映体内缺钾的程度；血气分析可了解体内酸碱平衡紊乱的程度和性质。

4. 心理和社会支持状况　了解家长对疾病的心理反应及认识程度，是否缺乏小儿喂养和卫生管理知识；评估患儿家庭居住环境、经济状况、家长的文化程度。

5. 处理原则　根据发病季节、病史（包括喂养史和流行病学资料）、临床表现和大便性状可以做出临床诊断。其治疗原则为：调整饮食；纠正水、电解质和酸碱平衡紊乱；合理用药，控制感染；加强护理，预防并发症的发生。

（1）调整饮食：参见本节护理措施。

（2）纠正水、电解质紊乱和酸碱平衡紊乱：无脱水者用口服补液盐（ORS）预防脱水；轻、中度脱水并无明显周围循环衰竭者用 ORS 纠正脱水；中、重度脱水伴周围循环衰竭者静脉补液。纠正低钾、低钙和低镁血症。

（3）药物治疗

1）控制感染：病毒性肠炎以饮食疗法和支持疗法为主，一般不需应用抗菌药物。细菌感染者，针对病原选用抗菌药物。大肠埃希菌、空肠弯曲菌、鼠伤寒沙门菌、耶尔森菌感染可选用庆大霉素、卡那霉素、呋喃唑酮、氨苄西林、红霉素、复方磺胺甲噁唑等。抗菌药物诱发性肠炎需停用原来的抗菌药物，改用万古霉素、新青霉素、甲硝唑或抗真菌药物治疗。

2）微生态疗法：有助于恢复肠道正常菌群的生态平衡，抵御病原菌的侵袭。常用双歧杆菌、乳酸杆菌等。

3）肠黏膜保护剂：能吸附病原体，与肠道黏膜糖蛋白相互作用可增强其屏障功能，阻止病原体的侵袭，如蒙脱石散。

4）对症治疗：一般不使用止泻剂，以免加重中毒症状；腹胀明显者可肌内注射新斯的明或肛管排气；呕吐严重者可肌内注射氯丙嗪或针刺足三里等。

（4）预防并发症：因迁延性、慢性腹泻常伴有营养不良和其他并发症，病情复杂，必须采取综合治疗措施，如去病因、合理饮食、配合中医辨证论治等。

【护理诊断及相关事项】

1. 腹泻 与喂养不当、感染导致胃肠道功能紊乱有关。

2. 体液不足 与腹泻、呕吐导致体液丢失过多和摄入量不足有关。

3. 体温过高 与感染有关。

4. 有皮肤完整性受损的危险 与大便次数增多刺激臀部皮肤有关。

5. 潜在并发症 水、电解质及酸碱平衡紊乱。

6. 知识缺乏 与家长缺乏喂养知识及相关的护理知识有关。

【预期目标】

1. 患儿大便次数及性状逐渐恢复正常。

2. 患儿及时获得足够的液体，脱水、电解质紊乱、酸中毒得以纠正。

3. 患儿体温逐渐恢复正常。

4. 患儿能保持皮肤的完整性，无红臀发生。

5. 家长能掌握小儿喂养知识及腹泻的预防措施，能协助医护人员护理患儿。

【护理措施】

1. 腹泻的护理

（1）调整饮食：除严重呕吐者暂禁食4～6小时（不禁水）外，均应继续进食。母乳喂养者继续哺乳，暂停辅食；人工喂养者可喂以等量米汤或稀释的牛奶或其他代乳品，腹泻次数减少后，由米汤、粥、面条等逐步过渡到正常饮食。病毒性肠炎多有双糖酶缺乏，应暂停乳类喂养，不宜用蔗糖，可用豆制代乳品或发酵奶，以减轻腹泻，缩短病程。腹泻停止后，逐渐恢复营养丰富的饮食，并每日加餐1次，共2周，以赶上正常生长。对少数严重病例，口服营养物质不能耐受者，应加强支持疗法，必要时予全静脉营养。

（2）用药护理：根据医嘱给患儿进行药物治疗，并注意观察药效及不良反应。感染是引起腹泻的主要原因，故控制感染是治疗的关键；必须严格执行消毒隔离，感染性腹泻与非感染性腹泻患儿应分室居住以防交叉感染；使用氨苄西林等抗菌药物前应做皮肤过敏试验，并注意有无迟发性过敏的出现，如皮疹等；婴幼儿慎用氨基糖苷类及其他副作用较为明显的抗菌药物。使用抗菌药物期间应停用微生态制剂。

2. 体液不足的护理 根据医嘱并遵循"补液原则"及时分期分批输入液体，纠正水、电解质紊乱及酸碱失衡。

3. 发热护理 密切观察体温变化，体温过高时，予松解衣服，置冷水袋、冰袋等物理降温，必要时给予药物降温。

4. 维持皮肤完整性（尿布皮炎的护理） 选用吸水性强的、柔软的布类或纸质尿布，避免使用不透气塑料布或橡皮布；及时更换尿布，每次便后用温水清洗臀部并轻擦干；局部皮肤发红处涂以5%鞣酸软膏或40%氧化锌油并按摩片刻，促进局部血液循环；也可采用暴露法，臀下仅垫尿布，不加包扎，使臀部皮肤暴露于空气中或阳光下；局部皮肤溃疡可用灯泡照射，每次 20～30 分钟，每日 3 次，照射后局部可涂油膏。女婴因尿道口接近肛门，应注意会阴部的清洁，避免上行性尿路感染。

5. 密切观察病情

（1）监测生命体征：如神志、体温、脉搏、呼吸、血压等。

（2）观察水、电解质及酸碱平衡紊乱程度：当患儿出现呼吸深长、精神萎靡、口唇樱红，考虑代谢性酸中毒；当发现患儿全身乏力、哭声低下或不哭、吃奶无力、肌张力低下、反应迟钝、恶心呕吐、腹胀及听诊肠鸣音减弱或消失时，提示有低血钾存在。及时报告医生并配合医生进行相应处理。

（3）观察大便情况：观察并记录大便次数、颜色、气味、性状、量，及时送检，采集标本时注意应采集黏液脓血部分。做好动态比较，为输液方案和治疗提供可靠依据。

（4）观察全身中毒症状：如发热、烦躁不安、精神萎靡、反应低下等。

【护理评价】

患儿大便次数及性状是否恢复正常；患儿脱水、电解质紊乱、酸中毒等症状是否得到了纠正；家长是否掌握小儿喂养知识及腹泻的预防措施；患儿有无红臀发生。

【健康教育】

1. 宣传母乳喂养的优点，指导合理喂养，避免在夏季断奶，按时逐步添加辅食，防止过食、偏食及饮食结构突然变动。

2. 指导患儿家长配制和使用 ORS 溶液。

3. 养成良好的卫生习惯，注意乳品的保存，奶具、食具、玩具、便器应定期清洗和消毒。教育小儿饭前便后洗手，勤剪指甲。

4. 及时治疗营养不良、佝偻病等，加强体格锻炼，适当户外活动。

5. 气候变化时防止受凉或过热，夏天多喝水。

6. 避免长期滥用广谱抗菌药物。

第四节 体液平衡特点和液体疗法

一、小儿体液平衡特点

体液是人体的重要组成部分，体液平衡是维持生命的重要条件。正常情况下，体液中水、电解质、酸碱度、渗透压等各项指标的动态平衡依赖于神经、内分泌、肺、肾等系统的正常调节。小儿对水、电解质、酸碱及食物成分的需要按单位体重的进出量较成人大，但由于各器官系统处于发育阶段，对体液的调节功能不成熟，易受不良因素的影响而导致体液平衡紊乱。

（一）体液的总量及分布

体液的总量及分布与年龄有关。年龄越小，体液总量所占比例越大，这主要是间质液比例高，血浆和细胞内液的比例和成人相近（表 6-1）。

表 6-1 不同年龄的体液分布（占体重的百分比）

年龄	细胞内液	细胞外液		体液总量
		血浆	间质液	
新生儿	35	5	40	80
1 岁	40	5	25	70
2～14 岁	40	5	20	65
成人	40～45	5	10～15	55～60

（二）体液的电解质成分

小儿体液的电解质组成与成人相似，唯有出生后数日内的新生儿因受进奶量、环境温度、缺氧等多种因素影响，体内血中钾、氯、磷及乳酸偏高，钠、钙、碳酸氢盐含量偏低。细胞外液和细胞内液的电解质组成有显著的差别。细胞外液阳离子主要为 Na^+，其含量占该区阳离子总量的 90% 以上，阴离子主要为 Cl^- 及 HCO_3^-；细胞内液阳离子主要以 K^+ 为主，阴离子以 HPO_4^{2-} 及蛋白质为主。这些离子对维持细胞内、外液渗透压的稳定起着重要作用。

（三）小儿水代谢特点

1. 水的生理需要 年龄越小，需水量相对越多。人体每日的需水量和热量消耗成正比，小儿生长发育快，新陈代谢旺盛，需热量多，故对水的需要量亦相对较多。

2. 水的排泄 机体主要通过肾脏、皮肤和肺的不显性失水、消化道等途径排出水分。小儿排泄水的速度较成人快，年龄越小，出入量相对越多。婴儿水的交换率为成人的 3～4 倍，每日体内外水的交换量相当于细胞外液的 1/2，而成人仅为 1/7。由于婴儿对缺水的耐受力差，在病理情况（如呕吐、腹泻）时容易出现脱水。

3. 水平衡的调节 小儿的体液调节功能相对不成熟。正常情况下，水分排出多少主要靠肾脏的浓缩和稀释功能调节，年龄越小，肾脏的浓缩和稀释功能越差，新生儿及幼婴只能使尿液渗透压浓缩到 700mmol/L（比重 1.020），而成人可达 1400mmol/L（比重 1.035），因此小儿在排泄同量溶质时所需水量较成人为多，尿量相对较多。虽在出生后 1 周新生儿的肾脏稀释能力即达到成人水平，但因肾小球滤过率低，水的排泄速度慢，临床上仍有稀释不足的表现，如果水的入量过多，易引起水肿和低钠血症。

二、小儿常见的水、电解质和酸碱平衡紊乱

（一）脱水

脱水指水分摄入不足或丢失过多所造成的体液总量尤其是细胞外液量的减少，脱水时除丧失水分外，还伴有钠、钾等电解质的丢失。

1. 脱水程度 指患病以后累积的体液损失量，常以损失液体量占体重的百分比来表示。一般根据病史和临床表现综合分析判断，将脱水分为轻、中、重三度（表 6-2）。

表 6-2 不同程度脱水的临床表现

	轻度脱水	中度脱水	重度脱水
失水量（占体重百分比）	<5%	5%～10%	>10%
失水量	<50ml/kg	50～100ml/kg	100～120ml/kg
精神状态	稍差、略烦躁	萎靡或烦躁	呈重病容，昏睡甚至昏迷
皮肤	稍干燥、弹性稍差	苍白干燥、弹性差	发灰干燥、弹性极差
前囟和眼窝	稍凹陷	明显凹陷	深凹陷，眼不能闭合
眼泪	有	少	无
口腔黏膜	略干燥	干燥	极干燥
休克症状	无	无	有

2. 脱水性质 指体液渗透压的现状。根据脱水时体液渗透压所发生的不同改变，将脱水分

为等渗性脱水、低渗性脱水和高渗性脱水三种类型。细胞外液的电解质成分能通过血浆精确地测定，由于决定细胞外液渗透压的主要成分是钠，故通常用血钠浓度判定细胞外液的渗透压情况（表 6-3）。

表 6-3　不同性质脱水的鉴别要点

	低渗性	等渗性	高渗性
发生率	20%～50%	40%～80%	1%～12%
主要原因	营养不良伴腹泻或补充大量非电解质溶液	多由呕吐、腹泻所致	腹泻时补含钠溶液过多
水、电解质丢失比例	电解质丢失比例大于水	成比例丢失	失水比例大于电解质
血钠浓度（mmol/L）	<130	130～150	>150
渗透压（mmol/L）	<280	280～320	>320
体液量的变化	水从细胞外进入细胞内，以间质液丢失为主	细胞内液量无明显变化，血容量和间质液减少	水从细胞内转向细胞外，以细胞内液丢失为主
临床表现	除一般脱水征外，易发生休克	一般脱水征	除一般脱水征外，有烦渴、高热、神经系统兴奋症状

（二）低钾血症

正常血清钾为 3.5～5.0mmol/L，血钾低于 3.5mmol/L 时称为低钾血症。

1. 常见原因　低钾血症在临床较为多见，其发生的主要原因如下。①钾摄入不足；②钾丢失过多：由消化道丢失，如呕吐、腹泻、各种引流或频繁灌肠等；经肾脏排出过多，如长期应用利尿药或脱水改善后，钾随尿量的增加而排出；③钾在体内分布异常：酸中毒纠正后或碱中毒时，细胞修复、糖原等合成时，均可使钾向细胞内转移。

2. 临床表现　低钾血症的临床表现与血钾的浓度及发生低血钾的速度有关。一般情况下，当血清钾<3mmol/L 时，可出现典型症状，主要表现在以下几个方面。①神经肌肉：神经肌肉兴奋性降低，表现为精神萎靡、反应低下、周身无力，严重者发生弛缓性瘫痪，肌腱反射减弱或消失，腹胀、肠鸣音减弱或消失。②心血管：心肌收缩力减弱，心音低钝，可致低血压，由于心肌自律性增高，易发生心律失常。心电图显示：ST 段下降，T 波低平、增宽，甚至双向或倒置，出现 U 波，QT 间期延长。③肾损害：长期低钾可致肾小管上皮细胞变性，浓缩功能降低，出现夜尿、多尿、口渴、多饮，还可并发低钾、低氯性碱中毒，伴有反常性酸性尿。

3. 治疗要点　治疗原发病，合理补钾。轻症可食入含钾丰富的食物，必要时口服氯化钾，每日 3～4mmol/kg（10%KCl 2～3ml/kg）；严重低钾者可给予 4～6mmol/kg（10%KCl 3.0～4.5ml/kg）。补钾常以静脉输入，但如患者情况允许，口服缓慢补钾可能更安全。静脉补钾时，均匀安排在全日静脉所输液体中，浓度在 40mmol/L（0.3%）以下，静脉滴注时间不短于 8 小时。同时，注意待有尿液时方能补钾，以免因肾功能障碍而影响钾的排出。一般补钾需持续 4～6 天，以协助细胞内钾的恢复。在治疗期间应严密观察病情，监测血清钾的浓度。

（三）酸碱平衡紊乱

正常小儿血 pH 为 7.40（7.35～7.45），与成人一样。pH 的稳定主要通过体液的缓冲系统及肺、肾的调节作用实现。HCO_3^- 与 H_2CO_3 是血液中最重要的一对缓冲物质，两者比值为 20：1，它们在维持细胞外液 pH 中起决定作用。如某种因素使两者的比值发生变化，pH 也随之改变，即出现酸碱平衡紊乱的情况。出现酸碱平衡紊乱后，机体如能通过肺和肾的代偿调节，维持两者比值在正常范围，称为代偿性酸中毒或代偿性碱中毒；如果两者比值不能维持正常，则称为失代偿性酸中毒或失代偿性碱中毒。

1. 代谢性酸中毒 由于代谢紊乱，使血浆中 HCO_3^- 的量减少或 H^+ 浓度增高，是小儿最常见的酸碱平衡紊乱。

（1）常见原因：有三类。①外源性摄入或内源性产生固定酸过多：如过多地摄入氯化钙、氯化镁等酸性物质；糖尿病或饥饿时，脂肪不能完全分解而产生酮体；当肌体缺氧时产生大量乳酸。②体液丢失 HCO_3^- 过多：多由消化道丢失，如腹泻、胃肠引流、肠梗阻等。③肾排 H^+ 障碍：急、慢性肾衰竭时，体内酸性代谢产物不能完全经肾从尿中排出，而在体内堆积。

（2）临床表现：根据血 HCO_3^- 的测定结果不同，将酸中毒分为轻度（18～13mmol/L）、中度（13～9mmol/L）及重度（<9mmol/L）。轻度酸中毒的症状、体征不明显，多通过血气分析发现并做出诊断。中度酸中毒即可出现精神萎靡或烦躁不安、呼吸深长、口唇樱桃红色等典型症状。重度酸中毒可致精神萎靡、嗜睡，甚至昏迷、惊厥等神经症状，也可降低心肌收缩力，使心排血量减少，导致低血压、心力衰竭、肺水肿，甚至出现心室颤动。新生儿及小婴儿因呼吸代偿功能较差，常可仅出现精神萎靡、拒奶、面色苍白等一般表现，而呼吸改变并不典型。

（3）治疗要点：主要的措施为去除病因，加强原发病的治疗及尽早恢复肾功能，而不只是单纯地补充碱性溶液。轻度酸中毒经病因治疗，随循环情况及肾功能的改善可自行恢复，无须使用碱性溶液治疗。对中、重度酸中毒患儿则需要补充碱性溶液，首选碳酸氢钠。计算方法：①根据血气分析结果，所需碳酸氢钠 mmol 数=剩余碱负值（−BE）×0.3×体重（kg）。一般应稀释为 1.4% 的溶液输入；先给计算量的 1/2，再根据病情变化、治疗后的反应等调整剂量。

2. 代谢性碱中毒 由于体内 H^+ 减少或 HCO_3^- 增加所引起。

（1）常见原因：消化道丢失过多的 H^+，如严重呕吐、先天性失氯性腹泻均可在胃肠液丢失的同时，损失大量的 H^+；应用过多的碱性药物，使体内 HCO_3^- 增加；低钾时，降低了细胞外液 H^+ 浓度等。

（2）临床表现：轻症表现不明显，重症时呼吸浅缓，精神迟钝、嗜睡、昏迷，由于碱中毒时血中游离钙减少，使神经肌肉兴奋性增加，可出现手足搐搦或惊厥。碱中毒时可伴有低血钾，出现低血钾症状。

（3）治疗要点：首先治疗原发病和纠正脱水。大多数患儿经静脉滴注生理盐水即可恢复。少数重症低氯性碱中毒需用氯化铵纠正。

3. 呼吸性酸中毒 因通气障碍致使体内 CO_2 潴留及 H_2CO_3 增加引起。

（1）常见原因：凡可造成通气障碍者均可导致，如某些急慢性肺疾病导致的呼吸道阻塞；气胸、胸腔积液等胸廓、胸腔病变；呼吸肌麻痹及呼吸中枢功能减退或抑制。

（2）临床表现：除缺氧作为主要症状外，其他均为原发病表现。

（3）治疗要点：以去除病因为主，积极采取措施改善通气，解除呼吸道阻塞。根据患儿病情需要，可行气管插管或气管切开人工辅助呼吸、低流量氧气吸入等。

4. 呼吸性碱中毒 因通气过度致使体内 CO_2 大量排出，H_2CO_3 减少所致。

（1）常见原因：常见于剧烈啼哭、高热、中枢神经系统疾病、水杨酸制剂中毒及肺炎所致的通气过度。

（2）临床表现：主要表现为呼吸深快，其他症状与代谢性碱中毒相似。

（3）治疗要点：积极消除病因，碱中毒可随呼吸改善而逐渐恢复。对伴有其他电解质紊乱者应采取相应措施，予以纠正。

三、液体疗法

（一）常用溶液

1. 非电解质溶液 以 5%和 10%葡萄糖最为常用。5%葡萄糖为等渗溶液，10%葡萄糖为高渗溶液。葡萄糖主要用于补充水分和部分热量，输入体内后很快被氧化分解为水和二氧化碳，两者均不能维持渗透压，因此在输液时被视为无张溶液。

2. 电解质溶液 主要用于补充液体容量，调整体液渗透压，纠正酸、碱、电解质平衡紊乱。

（1）0.9%氯化钠（生理盐水）和复方氯化钠（Ringer 溶液）：均为等渗溶液，含 Na^+ 及 Cl^- 都为 154mmol/L，其中 Na^+ 的含量与血浆近似，但 Cl^- 的含量较血浆高 1/3，当大量输入时可使血 Cl^- 升高而加重酸中毒的危险。复方氯化钠作用与缺点和生理盐水基本相同，除含氯化钠外，尚含近似血浆浓度的 K^+ 与 Ca^{2+}，可防止在大量输入液体时，由于稀释而发生低血钾、低血钙。

（2）碱性溶液：用于纠正碱丢失性酸中毒。①碳酸氢钠溶液：5%碳酸氢钠为高张溶液，加入 2.5 倍 5%或 10%葡萄糖后即为 1.4%的等张溶液。②乳酸钠溶液：11.2%的乳酸钠稀释 6 倍转为 1.87%的等张溶液。乳酸钠需在有氧条件下，经肝脏代谢转变为 HCO_3^- 后才具纠酸作用，起效慢，临床少用。

（3）氯化钾溶液：用于纠正低钾血症，常用 10%氯化钾溶液，使用时须严格掌握稀释浓度，禁忌静脉直接推入，以免造成心肌抑制。

3. 混合溶液 临床应用液体疗法时，常将各种溶液按不同比例配制成混合溶液（表 6-4），以满足患儿不同病情时输液的需要。

表 6-4 常用混合溶液的配制

溶液名称	张力	加入的溶液（ml）		
		5%或 10%葡萄糖溶液	10%氯化钠溶液	5%碳酸氢钠溶液
2:3:1	1/2	500	15	24
4:3:2	2/3	500	20	33
2:1	1	500	30	47
1:1	1/2	500	20	—
1:2	1/3	500	15	—
1:4	1/5	500	10	—

4. 口服补液盐（oral rehydration salt，ORS）是世界卫生组织（WHO）推荐用以治疗急性腹泻合并脱水的一种溶液。目前有多种 ORS 配方，WHO 推荐的 ORS 中电解质成分及浓度分别为：Na^+ 90mmol/L，K^+ 20mmol/L，Cl^- 80mmol/L，HCO_3^- 30mmol/L，葡萄糖 111mmol/L，可用氯化钠 3.5g，碳酸氢钠 2.5g，枸橼酸钾 1.5g，葡萄糖 20.0g，加水至 1000ml 制成。其电解质的渗透压为 220mmol/L（2/3 张），含钾浓度为 0.15%。可用于腹泻时脱水的预防；轻、中度脱水无明显循环障碍时补液及补充生理需要。

（二）治疗

液体疗法的目的是纠正水、电解质和酸碱平衡紊乱，以恢复机体的正常生理功能。补液时需根据患儿的具体情况拟订整体输液方案,应遵循以下原则。①三定原则:定输液总量,定溶液性质,定补液速度;②三先原则:先快后慢,先盐后糖,先浓后淡;③三见原则:见酸补碱,见尿补钾,见惊补钙。

1. 口服补液 有明显腹胀、休克、心功能不全或其他严重并发症者及新生儿不宜口服补液。一般轻度脱水 50～80ml/kg,中度脱水 80～100ml/kg,于 8～12 小时内将累积损失量补足;脱水纠正后,将余量用等量水稀释按病情需要随时口服。对无脱水者,可将 ORS 溶液加等量水稀释,每日 50～100ml/kg,少量频服,以预防脱水。在口服补液过程中,如呕吐频繁或腹泻、脱水加重,应改用静脉补液。

2. 静脉补液

(1)定输液总量:根据脱水程度确定,补液总量包括累积损失量、继续损失量及生理需要量三部分。①累积损失量:自发病以来丢失的水和电解质的总液量,轻度脱水约为 50ml/kg,中度脱水为 50～100ml/kg,重度脱水为 100～120ml/kg。②继续损失量:补充液体治疗开始后,由于呕吐、腹泻等情况继续丢失的液体量。应按实际损失量予以补充,腹泻患儿可根据大便的次数、性质及脱水的恢复情况估计,一般按每日 10～40ml/kg 计算。③生理需要量:当日热量、液量及电解质的需要量。一般按每日 60～80ml/kg 补充。以上三部分累计即为第一日补液总量:轻度脱水为 90～120ml/kg;中度脱水为 120～150ml/kg;重度脱水为 150～180ml/kg。

(2)定溶液性质:根据脱水性质确定。①累积损失量:低渗性脱水补 2/3 张含钠液,等渗性脱水补 1/2 张含钠液,高渗性脱水补 1/5～1/3 张含钠液;②继续损失量:一般常用 1/3～1/2 张含钠液;③生理需要量:可用 1/5～1/4 张含钠液。

(3)定补液速度:遵循先快后慢原则。①累积损失量:一般于 8～12 小时内完成,输入速度每小时 8～10ml/kg。对伴有休克的重度脱水患儿需首先扩充血容量,以改善血液循环和肾功能,一般用 2:1 等张含钠液按 20ml/kg(总量不超过 300ml),于 30～60 分钟快速静脉输入,余量再按常规速度滴注。高渗性脱水患儿因其神经细胞内液的渗透压较高,钠离子排出较慢,输液速度应适当减慢,以免在过多的钠尚未排出之前进入神经细胞内的水量过多,而引起脑细胞水肿。②继续损失量和生理需要量:补充累积损失量液体滴注完成后的 12～16 小时均匀滴入,滴注速度约每小时 5ml/kg。

(三)护理要点

1. 补液前准备阶段 补液前应全面了解患儿的病情、补液目的及临床意义。

熟悉常用溶液的成分、作用及配制;向患儿家长解释补液目的,以取得合作;对于患儿亦应做好鼓励和解释工作,以消除其恐惧心理;对不合作的患儿加以适当约束或给予镇静剂。

2. 输液过程中注意事项

(1)根据病情及输入液体的性质合理安排 24 小时输液量,并遵循"补液原则"分期分批输入。

(2)严格掌握输液速度,明确每小时的输入量,计算出每分钟输液滴数,防止输液速度过速或过缓。有条件最好使用输液泵,以保证 24 小时的液体总量精确地输入体内。心、肺功能欠佳者应减慢输液速度。

3. 密切观察病情

(1)密切观察生命体征:若出现烦躁不安、脉率增快、呼吸加速等,应警惕是否有输液量过多或者输液速度太快,发生心力衰竭和肺水肿等情况。

(2)观察脱水情况:注意患儿的意识状态,有无口渴、皮肤及黏膜干燥,有无眼窝及前囟凹陷,尿量多少,呕吐及腹泻次数及量等,比较治疗前后脱水的变化。

(3)观察酸中毒表现:注意患儿面色及呼吸改变,小婴儿有无精神萎靡。注意酸中毒纠正后,因血浆稀释、离子钙降低,可能出现低钙惊厥。

（4）观察低血钾表现：注意观察患儿面色及肌张力改变，有无心音低钝或心律不齐、腹胀、腱反射减弱或消失等。按照见尿补钾的原则，严格掌握补钾的浓度和速度，绝对不可静脉推注。

（5）准确记录液体出入量：24 小时液体入量包括静脉输液量、口服液体量及食物中含水量；液体出量包括尿量、呕吐量、大便丢失的水分和不显性失水。

第七章　呼吸系统疾病患儿的护理

呼吸系统疾病是儿科最常见的疾病，据统计占住院患儿的 1/4，占门诊患儿的 60%～70%，其中尤以急性上呼吸道感染、支气管炎、支气管肺炎发病率为高，而肺炎位于婴儿病死率的首位。由于各年龄时期小儿呼吸系统解剖、生理特点的不同，使疾病的发生、发展、预后和护理方面各具特点。

第一节　小儿呼吸系统解剖生理特点

小儿时期易患呼吸道疾病与其呼吸系统解剖生理特点密切相关。呼吸系统以环状软骨下缘为界，分为上、下呼吸道。上呼吸道包括鼻、鼻窦、咽、咽鼓管、会厌和喉；下呼吸道包括气管、支气管、毛细支气管、呼吸性细支气管、肺泡管及肺泡。

（一）解剖特点

1. 上呼吸道　婴幼儿鼻腔相对狭窄，鼻黏膜薄嫩并富于血管，炎症时黏膜肿胀充血，易造成鼻塞，导致呼吸困难或张口呼吸；鼻窦黏膜与鼻腔黏膜相延续，鼻窦口相对较大，急性鼻炎时常累及鼻窦，婴儿出生后 6 个月即可患鼻窦炎，以上颌窦和筛窦最易感染；婴幼儿咽鼓管较短、宽、直，呈水平位，故鼻咽炎时易致中耳炎。咽扁桃体至 1 岁末逐渐增大，4～10 岁达高峰，14～15 岁时逐渐退化，故扁桃体炎常见于年长儿，婴儿少见；小儿喉部呈漏斗形，相对狭窄，软骨柔软，黏膜富于血管，炎症时易引起声音嘶哑和吸气性呼吸困难。

2. 下呼吸道　婴幼儿气管和支气管管腔相对狭窄，黏膜柔嫩，血管丰富，软骨柔软，缺乏弹力组织，支撑作用小，纤毛运动差，清除能力弱，易感染导致呼吸道阻塞；右侧支气管较粗、短，为气管直接延伸，异物易坠入右侧支气管，引起右侧肺段不张或肺气肿；婴幼儿肺弹力纤维发育差，血管丰富，间质发育旺盛，肺泡数量较少，使肺含血量相对较多而含气量少，故易于感染，引起间质性炎症、肺不张或肺气肿等。

3. 胸廓　婴幼儿胸廓较短，呈桶状，肋骨呈水平位，膈肌位置较高，使心脏呈横位；胸腔较小而肺相对较大，呼吸肌发育差，呼吸时胸廓运动不充分，肺不能充分扩张、通气和换气，易致缺氧和二氧化碳潴留而出现青紫；小儿纵隔相对较大，纵隔周围组织松软，富于弹性，当胸腔积液或积气时易致纵隔移位。

（二）生理特点

1. 呼吸频率与节律　婴幼儿呼吸中枢发育尚未完全成熟，易出现呼吸节律不齐，尤以早产儿最明显。病理情况下，易出现中枢性呼吸衰竭。小儿肺容量和潮气量相对比成人小，代谢较旺盛，需氧量高，但呼吸系统发育不完善，只能通过加快呼吸频率满足生理需要。年龄越小，呼吸频率越快。各年龄小儿呼吸、脉搏频率见表 7-1。

表 7-1　各年龄小儿呼吸、脉搏频率

年龄	呼吸（次/分）	脉搏（次/分）	呼吸：脉搏
新生儿	40～50	120～140	1：3
1 岁以内	30～40	110～130	1：（3～4）
1～3 岁	25～30	100～120	1：（3～4）

续表

年龄	呼吸（次/分）	脉搏（次/分）	呼吸∶脉搏
4～7 岁	20～25	80～100	1∶4
8～14 岁	18～20	70～90	1∶4

2. 呼吸类型　婴幼儿呼吸肌发育差，呼吸时胸廓活动范围小而膈肌活动明显，呈腹膈式呼吸；随着年龄增长呼吸肌逐渐发育，站立行走后，膈肌下降，肋骨由水平位逐渐倾斜，遂出现胸腹式呼吸。

3. 呼吸功能

（1）肺活量：指一次深吸气后的最大呼气量，小儿为 50～70ml/kg。在安静情况下，年长儿仅用肺活量的 12.5% 进行呼吸，而婴幼儿则需用 30% 左右，说明婴幼儿的呼吸储备量较小。

（2）潮气量：指安静呼吸时每次吸入或呼出的气体量。年龄越小，潮气量越小。

（3）气道阻力：气道阻力大小取决于管腔大小和气体流速等。管道气流阻力与管腔半径的 4 次方成反比。小儿气道阻力大于成人，随着年龄增大、气道管腔的发育而阻力递减。

4. 血气分析　是准确和可靠的呼吸功能测定指标，主要包括血氧饱和度（SaO_2）、氧分压（PaO_2）、二氧化碳分压（$PaCO_2$）和 pH 等。有利于帮助了解血氧饱和度水平和血液酸碱平衡状态。小儿血气分析正常值见表 7-2。

表 7-2　小儿血气分析正常值

年龄组	pH	PaO_2（kPa）	$PaCO_2$（kPa）	HCO_3^-（mmol/L）	BE（mmol/L）	SaO_2（%）
新生儿	7.35～7.45	8～12	4.00～4.67	20～22	−6～+2	90～97
～2 岁	7.35～7.45	10.6～13.3	4.00～4.67	20～22	−6～+2	95～97
>2 岁	7.35～7.45	10.6～13.3	4.67～6.00	22～24	−4～+2	96～98

（三）免疫特点

小儿呼吸道的非特异性和特异性免疫功能均较差。婴幼儿咳嗽反射、气道平滑肌收缩功能及纤毛运动功能均较差，难以有效地清除吸入的尘埃及异物颗粒；婴幼儿体内免疫球蛋白含量低，尤以分泌型 IgA（SIgA）为低，且肺泡巨噬细胞功能不足，乳铁蛋白、溶菌酶、干扰素、补体等的数量及活性不足，故易患呼吸道感染性疾病。

第二节　急性上呼吸道感染

急性上呼吸道感染（acute upper respiratory infection，AURI）简称上感，俗称"感冒"，包括流行性上感和一般类型上感，是小儿最常见的疾病。病原体主要侵犯鼻、咽、扁桃体及喉部而引起炎症。其炎症局限于某一组织则按该部炎症命名，如急性鼻炎、急性咽炎、急性扁桃体炎、急性喉炎等，也可统称为上呼吸道感染。本病全年均可发生，以冬春季多见，可散发或流行。

临床表现轻重不一，年长儿以咳嗽、流涕、咽痛等呼吸道局部表现为主，婴幼儿则以发热等全身症状表现为主。

【护理评估】

1. 健康史　病毒和细菌均可引起，但 90% 以上为病毒，主要有呼吸道合胞病毒（RSV）、流行性感冒病毒（流感病毒）、副流感病毒、腺病毒、鼻病毒、柯萨奇病毒、单纯疱疹病毒、EB 病毒等;病毒感染后可继发细菌感染,最常见是溶血性链球菌,其次为肺炎球菌等。婴幼儿时期易患呼吸道感染的原因主要与其呼吸道的解剖、生理及免疫特点有关。营养不良、贫血、维生素 D 缺乏性佝偻病、先天性心脏病等患儿易患本病;气候变化、空气污浊、护理不当等易诱发本病。

2. 身体状况 症状轻重与发病年龄、病变部位、机体抵抗力强弱及病原体种类等有关。婴幼儿局部症状不明显而全身症状重,年长儿全身症状较轻。

(1)一般类型上感:轻症主要是鼻咽部症状,多在受凉后 1～3 天出现流涕、鼻塞、喷嚏、咽部不适、轻咳和不同程度的发热,可伴有头痛、食欲缺乏、乏力、全身酸痛等,多见于年长儿。重症可骤然起病,畏寒、高热,可伴有呕吐、腹泻、腹痛、烦躁,甚至高热惊厥,多见于婴幼儿。体检可见咽部充血,扁桃体肥大,颌下淋巴结肿大伴触痛;肠病毒感染患儿可出现不同形态的皮疹;肺部体征阴性。病程为 3～5 天,如体温持续不退或病情加重,应考虑发生并发症。

(2)两种特殊类型上感

1)疱疹性咽峡炎(herpetic angina):由柯萨奇 A 组病毒感染引起,好发于夏秋季。表现为急起高热、咽痛、流涎、厌食、呕吐等;体检可见咽充血,咽腭弓、悬雍垂、软腭等处有 2～4mm 大小的疱疹,周围有红晕,疱疹破溃后形成小溃疡。病程为 1 周左右。

2)咽眼结合膜热(pharyngoconjunctival fever):病原体为腺病毒 3、7 型,好发于春夏季,可在集体小儿机构中流行。临床以发热、咽炎、眼结合膜炎同时存在为特征,常有颈部或耳后淋巴结肿大,有时伴胃肠道症状。病程为 1～2 周。

(3)并发症:婴幼儿控制感染的能力差,炎症可波及邻近器官和向下蔓延,引起中耳炎、鼻窦炎、咽后壁脓肿、颈淋巴结炎、气管炎、支气管炎、肺炎等;年长儿若患溶血性链球菌感染性上感可致急性肾炎、风湿热等疾病。

3. 辅助检查 病毒感染者白细胞计数正常或偏低,细菌感染者白细胞计数升高,中性粒细胞升高,在抗菌药物使用前行咽拭子培养可有病原菌生长,胸部 X 线检查无异常改变。

4. 心理和社会支持状况 患儿常因发热或鼻塞等不适感引起烦躁、哭闹。家长在患儿起病初期多不重视,当患儿出现高热等严重表现后家长担心病情恶化,会产生焦虑、抱怨等情绪。注意家长是否有焦虑,了解家长对本病病因、预防及护理知识的认识程度。特殊类型的上呼吸道感染具有流行性,且很多急性传染病的早期常表现为上呼吸道感染症状,因此,还应注意评估流行病学情况。

5. 处理原则 以支持疗法和对症治疗为主,注意预防并发症。抗病毒药物常用利巴韦林,中药治疗有一定效果。继发细菌感染或发生并发症者可选用抗菌药物,如确诊为链球菌感染者应用青霉素,疗程为 10～14 天。

【护理诊断及相关事项】

1. 体温过高 与上呼吸道感染有关。

2. 疼痛 与头痛、咽痛有关。

3. 潜在并发症 高热惊厥、中耳炎、肾炎或风湿热。

【预期目标】

患儿体温恢复正常,疼痛消失,不发生并发症。

【护理措施】

1. 适宜环境 保持室内安静、空气新鲜,每日通风 1～2 次,每次 15～30 分钟,但避免让冷风直接吹到患儿躯体,防止患儿病情加重;室温保持在 18～20℃,湿度保持在 50%～60%,以湿化气道,利于呼吸道分泌物的排出;定期进行空气消毒,以免病原体播散;衣、被厚薄要合适,不宜保暖过度。

2. 保证休息 患儿需适当休息,尤其是高热患儿,应卧床休息,有利于机体康复和减少并发症的发生；避免哭闹，因上呼吸道感染时通气不畅，过度活动或哭闹可加重病情；各种检查、治疗和护理操作要集中进行，以保证患儿安静休息。

3. 饮食护理 患儿多有发热、食欲减退，偶伴呕吐，故须少食多餐。喂哺时遇到患儿咳嗽或呕吐，应暂停喂哺，将患儿头偏向一侧，防止窒息或吸入性肺炎；给予患儿易消化、高营养的流质或半流质饮食，食物宜清淡，多食新鲜蔬菜及水果；多喂温开水，保证患儿摄入充足的水分，以加快毒素排泄和调节体温，必要时按医嘱静脉补充营养和水分。

4. 发热护理 高热的患儿被子不宜过厚，要松解衣服或襁褓，以利散热；体温超过 38.5℃时应酌情给予物理降温，如头部冷敷、冰枕袋或在颈部及腹股沟处放置冰袋、温水浴、冷盐水灌肠等，物理降温后 30 分钟应复测体温，并记录于体温单上；按医嘱给予解热药，如口服对乙酰氨基酚，每 4 小时测体温 1 次，体温骤升或骤降时要随时测量并记录；按医嘱用抗病毒药物[如利巴韦林或阿昔洛韦]；及时更换污湿的衣服，避免再着凉，保持皮肤清洁。

5. 鼻部护理 应及时清除鼻腔分泌物和干痂，分泌物量多时，取头侧位，以保持一侧鼻腔通畅，有利于呼吸；当分泌物结痂时，可用棉签蘸生理盐水或冷开水，轻轻将痂物拭去，并用少许油类（凡士林等）涂抹鼻翼周围的皮肤，以减轻皮肤疼痛；鼻塞严重妨碍吮乳和睡眠者，可在喂哺前15 分钟及临睡前适当用 0.5%麻黄碱溶液滴鼻，每次 1～2 滴，每日 2～3 次，可使鼻腔黏膜血管收缩，鼻腔通畅，但不能用药过频，以免产生依赖或出现毒副作用，滴药时宜取头低位，以免药液经鼻咽部咽下引起呛咳。

6. 口腔护理 保持口腔清洁，不宜进食过烫、辛辣食物；咽痛者可用温淡盐水或复方硼砂液漱口，或含服润喉片，年长儿可用咽喉喷雾剂等。

7. 心理护理 本病多由病毒感染引起，病程为 1～2 周，小儿常因发热及各种不适而烦躁不安，哭闹较甚，父母常因小儿不能药到病除而焦虑不安，以致多次到院就诊，对此，护士应表示同情，耐心向家长解释本病的原因、症状、转归及有关用药、病情观察的护理知识，使他们对本病有正确的认识，从而消除紧张、焦虑的情绪。

8. 密切观察病情 注意观察有无惊厥先兆，尤其是有高热惊厥史的患儿，当高热患儿出现兴奋、烦躁、惊跳等惊厥先兆，应立即通知医生，按医嘱给予镇静药，同时采取降温措施。在疑有咽后壁脓肿时，应及时报告医生，同时要注意防止脓肿破溃后脓液流入气道引起窒息。此外，应经常观察患儿口腔黏膜及皮肤有无皮疹，注意咳嗽的性质及有无神经系统症状等，以便能早期发现传染病。继发细菌感染或发生并发症时使用抗菌药物；当确诊为溶血性链球菌感染或既往有肾炎、风湿热病史者，应用青霉素，疗程为 10～14 天。

【护理评价】

患儿体温是否恢复正常，疼痛是否消失，是否发生并发症。

【健康教育】

1. 指导家庭护理 上呼吸道感染患儿多在家里护理，要做好：①减轻消化道负担，饮食宜清淡，少食多餐，给予易消化、高营养的流质或半流质饮食，让患儿多饮水。②注意休息，避免活动剧烈的游戏，以减少氧和能量的消耗，防止咳嗽加重。③教会家长在患儿鼻塞时使用 0.5%的麻黄碱溶液滴鼻的方法，强调不能用药过频，仅在鼻塞严重影响呼吸及吸吮时应用。④指导防治中耳炎的方法，如不要捏住患儿双侧鼻孔用力擤鼻涕，以免鼻咽腔压力增加使炎症经咽鼓管向中耳侵犯引起中耳炎；已发生中耳炎，且外耳道有分泌物时，可用 1%～3%过氧化氢溶液清洗，而后用生理盐水和干棉签卷净，再滴抗菌药物药水，每日 2～3 次，至症状消失为止。⑤介绍观察并发症的早期表现，如高热持续不退或退而复升、淋巴结肿大、耳痛或外耳道流脓、咳嗽加重、呼吸困难等，应及时就医。

2. 做好预防宣教 强调增加小儿抵抗力是预防上感的关键。①婴儿期提倡母乳喂养，加强营养，平时加强体格锻炼，增强机体抵抗能力，提高小儿对气候骤变的适应能力；②居室要清洁，空气应保持新鲜，气温骤变时注意随时增减衣服，避免受凉；③在上感的高发季节避免去人多的公共场所，有流行趋势时，可用食醋熏蒸法将居室空气进行消毒（用食醋 $2\sim10ml/m^3$ 加水 $1\sim2$ 倍，加热熏蒸到全部气化），或给易感儿服用板蓝根、金银花或连翘等中药汤剂预防；④积极防治佝偻病及营养不良等疾病，必要时可按医嘱用左旋咪唑等增强免疫功能的药物。

第三节　急性支气管炎

急性支气管炎（acute bronchitis）是支气管黏膜的急性炎症，大多发生于上呼吸道感染之后，常与气管、毛细支气管同时受累，亦可为麻疹、百日咳等传染病的早期临床表现。发热、咳嗽、肺部闻及可变的干性啰音和不固定粗、中湿啰音为其临床特点。

【护理评估】

1. 健康史　凡能引起上感的病原体皆可引起支气管炎，可以为病毒或细菌，或为混合感染。当患儿有特异性体质、免疫功能失调、营养不良、佝偻病、鼻窦炎时易致支气管炎反复发作。患本病前常有上呼吸道感染史，应详细询问既往健康情况。

2. 身体状况　起病可急可缓，典型症状发生前 $1\sim2$ 天常有上感症状。咳嗽为其主要表现，开始为刺激性干咳，以后有痰，如为细菌感染痰可呈黄色。婴幼儿全身症状较明显，常有发热、精神不振、呕吐、腹泻等症状。体检肺部呼吸音粗糙，可闻及不固定的散在干、湿啰音，啰音的特点是随体位变化和咳嗽而改变，一般无气促和发绀。除上述临床表现外，其特点为：①多见于 3 岁以下，有湿疹或其他过敏史的患儿；②咳喘明显，呼气性呼吸困难，昼轻夜重，肺部叩诊呈鼓音或过清音，听诊双肺布满哮鸣音及少量粗湿啰音；③有反复发作倾向，多数患儿随着年龄的增长而发作渐少，至学龄期痊愈，少数患儿可发展为支气管哮喘。

3. 辅助检查　由病毒引起的急性支气管炎，周围血白细胞总数正常或偏低，由细菌引起或合并细菌感染时，白细胞总数及中性粒细胞多升高。胸部 X 线检查可无异常改变，或有肺纹理增粗，肺门阴影增深。

4. 心理和社会支持状况　评估家长对本病的了解程度、护理知识的掌握程度；哮喘性支气管炎易反复发作，少数患者可发展成支气管哮喘，家长是否因此产生焦虑等；患儿是否因呼吸困难或住院环境陌生产生恐惧心理。

5. 处理原则　控制感染，同时给予止咳、化痰、平喘等对症治疗。可口服复方甘草合剂或急支糖浆等止咳祛痰，口服氨茶碱止喘，也可行超声雾化吸入。一般不用镇咳剂或镇静剂，以免抑制咳嗽反射，影响痰液咳出。

【护理诊断及相关事项】

1. 清理呼吸道无效　与痰液黏稠不易咳出，气道分泌物堆积有关。

2. 体温过高　与细菌或病毒感染有关。

【预期目标】

患儿痰液排出，呼吸平稳；体温维持正常。

【护理措施】

1. 保持呼吸道通畅

（1）保持室内空气新鲜，室温为 $18\sim20℃$，湿度为 $55\%\sim65\%$，以减少对支气管黏膜的刺激，利于排痰。

（2）患儿取半卧位或舒适的体位，注意经常更换患儿体位，定时为患儿拍背，指导并鼓励患儿有效咳嗽，以利于呼吸道分泌物排出，促进炎症消散。

（3）鼓励患儿多饮水，以防止痰液黏稠不易咳出。

（4）超声雾化吸入以湿化气道，按医嘱加入庆大霉素、利巴韦林、维生素 K_1、糜蛋白酶等消除炎症、分解痰液以促进排痰，每日 $1\sim2$ 次，每次 20 分钟。经以上处理仍不能排痰者，可用负压吸引痰液。

（5）遵医嘱给予抗菌药物、化痰止咳剂、平喘剂，密切观察用药后的反应。

（6）对哮喘性支气管炎患儿，注意观察有无缺氧症状，必要时给予氧气吸入。

2. 维持正常体温

（1）密切观察体温变化，体温超过38.5℃时给予物理降温或遵医嘱给予药物降温，以防惊厥发生。

（2）保证充足的水分及营养供给。保持口腔清洁，婴幼儿可在进食后喂适量温开水清洁口腔。

【护理评价】

患儿痰液是否排出，呼吸是否平稳；体温是否维持正常。

【健康教育】

1. 根据患儿家长的接受能力适当介绍患儿的护理要点，如注意休息、多饮水，给予清淡、易消化食物，观察病情等。

2. 向家长讲解患儿的预后估计，减轻家长的焦虑。

3. 介绍本病的预防要点。指导患儿家长适当开展户外活动，增强机体对气温变化的适应能力；根据气温变化增减衣服，避免受凉或过热；在呼吸道疾病流行期间，避免到人多拥挤的公共场所，以免交叉感染；积极预防营养不良、佝偻病、贫血和各种传染病，按时进行预防接种，增强机体免疫力。

第四节 肺 炎

肺炎（pneumonia）是由不同病原体或其他因素所致的肺部炎症，为儿科的常见病，是目前我国住院小儿死亡的第1位原因，被原卫生部列为我国儿童保健重点防治的"四病"之一。据联合国儿童基金会统计，全世界每年约有350万左右小于5岁儿童死于肺炎，占小于5岁儿童总死亡人数的28%；我国每年小于5岁儿童因肺炎死亡者约35万人，占全世界儿童肺炎死亡数的10%。本病一年四季均可发生，但以冬、春季及气温骤变时多见，常继发于上呼吸道感染、急性支气管炎，也可为原发感染。

目前，小儿肺炎常用的分类方法具体如下。①病因分类：分为病毒性肺炎（呼吸道合胞病毒、腺病毒、流感病毒等）、细菌性肺炎（肺炎链球菌、流感嗜血杆菌、葡萄球菌、大肠埃希菌等）、支原体肺炎、衣原体肺炎、真菌性肺炎及吸入性肺炎等；②病理分类：分为支气管肺炎、大叶性肺炎、间质性肺炎等；③病程分类：分为急性肺炎（<1个月）、迁延性肺炎（1~3个月）、慢性肺炎（>3个月）；④病情分类：分为轻症肺炎（主要为呼吸系统表现，无全身中毒症状）和重症肺炎（除呼吸系统表现外，还有其他系统受累的表现及全身中毒症状）。临床上若病原体明确，则以病因分类，有利于指导治疗，反之则按病理分类。

病原体一般由呼吸道入侵，也可经血行入侵，引起小支气管、肺泡、肺间质炎症。支气管因黏膜炎症使管腔狭窄甚至阻塞，造成通气障碍；肺泡炎症使肺泡壁充血、水肿、增厚，以及肺泡腔内充满炎症渗出物，造成换气障碍。通气不足主要引起 PaO_2 降低及 $PaCO_2$ 升高；换气障碍则引起低氧血症，PaO_2 及 SaO_2 均降低。通气和换气障碍导致缺氧和二氧化碳潴留，因而引起机体代谢及器官功能障碍。重症肺炎常伴有毒血症，引起不同程度的感染中毒症状。缺氧、二氧化碳潴留及毒血症可导致机体代谢及器官功能障碍。例如，①循环系统：缺氧使肺小动脉反射性收缩，肺循环压力增高，形成肺动脉高压，同时病原体和毒素侵袭心肌，引起中毒性心肌炎，肺动脉高压和中毒性心肌炎可诱发心力衰竭。②中枢神经系统：缺氧和高碳酸血症使脑血管扩张、血流减慢、血管通透性增加，导致脑水肿和颅内压升高；病原体毒素作用可导致中毒性脑病。③消化系统：低氧血症和毒血症可引起胃黏膜屏障功能破坏，使胃肠功能紊乱，严重者可引起中毒性肠麻痹和消化道出血。④水、电解质和酸碱平衡紊乱：严重缺氧时体内有氧代谢障碍，酸性代谢产物增加，可引起代谢性酸中毒；而二氧化碳潴留和 H_2CO_3 增加又可导致呼吸性酸中毒。故重症肺炎常表现为混合性酸中毒。

【护理评估】

1. 健康史

（1）病原体：主要病原体为细菌和病毒。发达国家小儿肺炎的病原体以病毒为主，发展中国家则以细菌为主。细菌感染以肺炎链球菌多见，其他有葡萄球菌、链球菌等；病毒中最常见的是呼吸道合胞病毒，其次为腺病毒、流感病毒等。近年来肺炎支原体感染有增多趋势。

（2）机体因素：小儿呼吸系统发育不完善，尤其是下呼吸道的解剖、生理特点及呼吸道免疫功能差的防御特点，是小儿易患肺炎的重要因素。

（3）环境因素：婴幼儿患营养不良、贫血、维生素 D 缺乏性佝偻病、先天性心脏病及免疫功能低下等疾病时易患肺炎，且病情重、死亡率高。

2. 身体状况

（1）支气管肺炎：是小儿时期最常见的肺炎，多见于 3 岁以下婴幼儿。

1）轻症肺炎：以呼吸系统症状为主，大多起病急，主要表现为发热、咳嗽、气促，但无全身中毒症状及其他脏器功能的损害。①发热：热型不定，多为不规则发热，小婴儿及重度营养不良小儿可不发热，甚至体温不升；②咳嗽：早期为刺激性干咳，以后有痰；③气促：多发生在发热、咳嗽之后，表现为呼吸频率增快，每分钟达 40～80 次；同时可见呼吸困难，出现鼻翼扇动、唇周发绀，严重者出现三凹征、点头样呼吸或抽泣样呼吸；④肺部听诊早期无明显异常或仅有呼吸音粗糙，以后可听到固定的中、细湿啰音，以脊柱两旁及两肺底为多，病灶较大者可出现肺实变体征。

新生儿表现可不典型，新生儿感染性肺炎有宫内感染性肺炎、产时感染性肺炎和产后感染性肺炎三种，其表现差别较大：宫内感染的患儿多在娩出后 24 小时内发病，出生时多有窒息，复苏后可见呼吸快、呻吟、体温不稳定等；产时感染的患儿因感染的病原不同，其表现有较大差异，易发生全身感染；产后感染的患儿可先有上感表现，常出现呼吸急促、鼻翼扇动、口周发绀、口吐白沫、呛乳、吐乳及体温升高或降低等，肺部体征不明显，严重时在脊柱两旁仔细检查可闻及细湿啰音。新生儿肺炎病情多较重，表现不典型，死亡率较高。

2）重症肺炎：除呼吸系统症状外，全身中毒症状明显，可有循环、神经及消化系统等受累的表现。①循环系统：常见心肌炎和心力衰竭，心肌炎表现为面色苍白、心动过速、心音低钝、心律不齐，心电图显示 ST 段下移和 T 波低平或倒置；心力衰竭时表现为心率突然增快，安静状态下超过 180 次/分，呼吸突然加快，超过 60 次/分，骤发极度烦躁不安，明显发绀，面色苍白或发灰，指（趾）甲微血管充盈时间延长，心音低钝，有奔马律、颈静脉怒张，肝短期内迅速增大，尿少或无尿，颜面或下肢水肿等；重症革兰氏阴性杆菌肺炎可发生微循环衰竭。②神经系统：轻度缺氧常表现为烦躁或嗜睡，脑水肿时出现意识障碍、惊厥、呼吸不规则、前囟隆起、脑膜刺激征阳性、瞳孔对光反射迟钝或消失等。③消化系统：轻症者表现为胃肠道功能紊乱，出现食欲减退、呛奶、呕吐、腹泻等；重者可发生中毒性肠麻痹，出现严重腹胀、肠鸣音消失；也可出现消化道出血，表现为呕吐咖啡渣样物、大便隐血阳性或黑粪等。

若延误诊断或病原体致病力强，在肺炎治疗过程中，中毒症状或呼吸困难突然加重，体温持续不退或退而复升，可导致脓胸、脓气胸、肺大疱及肺脓肿等并发症。

（2）几种不同病原体所致肺炎的特点：除支气管肺炎外，小儿临床还常见呼吸道合胞病毒肺炎、腺病毒肺炎、葡萄球菌肺炎及支原体肺炎等几种不同病原体所致的肺炎，各类肺炎的特点见表 7-3。

表 7-3 几种不同病原体所致肺炎的特点

	呼吸道合胞病毒肺炎	腺病毒肺炎	葡萄球菌肺炎	支原体肺炎
好发年龄	2 岁以内，2~6 个月多见	6 个月~2 岁	新生儿及婴幼儿	婴幼儿及年长儿
临床特点	喘憋为突出表现，临床上有两种类型：①毛细支气管炎，全身中毒症状轻；②间质性肺炎，全身中毒症状重。本病抗菌药物治疗无效，引起继发喘息的患病率较高	急起稽留高热，中毒症状重，咳嗽剧烈，出现喘憋、发绀等。病程迁延，抗菌药物治疗无效	起病急、病情重、发展快。中毒症状重，可有皮疹，易复发，易出现并发症。因病原体顽固，抗菌药物疗程较长	刺激性咳嗽为突出表现，有的酷似百日咳，咳黏稠痰，可带血丝。常有发热，病程 1~3 周。可有全身多系统受累的表现。红霉素治疗有效
肺部体征	以哮鸣音、呼气性喘鸣为主，肺部可听到细湿啰音	体征出现较晚，发热 4~5 天后才出现湿啰音	体征出现较早，两肺均有中、细湿啰音	年长儿体征不明显；婴幼儿以呼吸困难、喘憋和哮鸣音较突出
X 线检查	①肺气肿和支气管周围炎影像；②线条状或单条状阴影增深，或相互交叉成网状阴影	出现较早，在肺部体征出现前，呈片状阴影，可融合成大病灶，有肺气肿	变化快，可有小片状浸润影，持续时间长，病程中可见多发性小脓肿、肺大疱、脓胸等	4 种改变：肺门阴影增重；支气管肺炎改变；间质性肺炎改变；均匀的实变影

3. 辅助检查

（1）外周血白细胞检查：细菌感染时白细胞总数可增多；病毒感染时正常或减少。

（2）胸部 X 线检查：可见沿支气管走向分布的小斑、片状阴影，以肺的中、下野和中、内带居多，可伴有肺气肿或肺不张。

（3）病原学检查：鼻咽拭子或气管分泌物可做病毒分离、细菌培养；用免疫荧光法及 IgM 抗体捕获试验等可快速进行病原诊断。

4. 心理和社会支持状况 患儿因病情较重需住院治疗，可因环境陌生而产生焦虑，或因休息、睡眠和饮食不佳而情绪烦躁，因畏惧注射而精神紧张，病程长者，因体力消耗，出现少动寡言和情绪抑郁，加之发热、咳嗽等不适，与父母分离及各种检查和治疗等刺激，可产生焦虑和恐惧，表现为哭闹、易激惹等；家长因缺乏疾病护理知识及家庭正常生活秩序紊乱，也会出现焦虑、不安，表现为急躁、不知所措。应注意评估患儿家长对疾病的认知程度，了解患儿以往有无住院的经历。

5. 处理原则 主要是控制感染，改善通气功能，对症治疗，防止并发症。①根据不同病原体选用敏感抗生素控制感染。使用原则为早期、联合、足量、足疗程，重症患儿宜静脉给药。一般用药时间应持续至体温正常后 5~7 天，临床症状消失后 3 天；支原体肺炎至少使用 2~3 周；葡萄球菌肺炎在体温正常后 2~3 周可停药，一般总疗程≥6 周。抗病毒可选用利巴韦林等。②止咳，平喘，纠正水、电解质与酸碱平衡紊乱，改善低氧血症。③中毒症状明显或严重喘憋、脑水肿、感染性休克、呼吸衰竭者，可用糖皮质激素，常用地塞米松 0.1~0.3mg/（kg·d）静脉滴注。

【护理诊断及相关事项】

1. 气体交换受损 与肺部炎症有关。

2. 清理呼吸道无效 与呼吸道分泌物增多及排痰能力不足有关。

3. 体温过高 与肺部感染导致的体温调节失衡有关。

4. 潜在并发症 心力衰竭、中毒性脑病、中毒性肠麻痹、脓胸。

【预期目标】

患儿能及时清除痰液，保持呼吸道通畅；患儿气促、发绀消失；呼吸平稳；体温恢复正常。

【护理措施】

1. 及时改善缺氧状况

（1）生活环境宜保持安静、舒适，空气清新，居室温度应保持在 18~20℃，湿度以 60%为宜，有利于呼吸道的湿化及分泌物的排出；不同病原体肺炎患儿应分室居住，以免交互感染；病室每日上、下午各通气 1 次，紫外线消毒 1 次。

（2）保证患儿安静休息，尽量避免哭闹，以减少氧的消耗；采取半卧位，或抬高床头 30°～60°，应经常帮助患儿翻身更换体位，或抱起患儿，以利于分泌物的排出，减轻肺部淤血和防止肺不张。

（3）给予吸氧。患儿有低氧血症时，如呼吸困难、喘憋、口唇发绀、面色苍白等应立即按医嘱给氧，一般采用鼻导管法给氧，氧流量为每分钟 0.5～1.0L（滤过瓶中气泡每分钟出现 100～200 个），氧浓度不超过 40%；氧气应湿化，以免损伤气道纤毛上皮细胞和痰液变黏稠；缺氧明显者可用面罩给氧，氧流量为每分钟 2～4L，氧浓度为 50%～60%；若出现呼吸衰竭时，则应使用人工呼吸器，以改善通气状况，纠正缺氧。新生儿或鼻腔分泌物多者，可用面罩、鼻塞、头罩或氧气帐。

吸氧注意事项：①操作前应先清除鼻内分泌物；②吸氧过程中应经常检查导管是否通畅（可取出鼻导管将其插入水中观察有无气泡）；③应每日更换鼻导管 1 次，两侧鼻孔宜交替使用，以免一侧长时间吸入冷空气，使鼻黏膜干燥出血；④湿化瓶内蒸馏水应每日更换 1 次；⑤氧浓度不宜过高，持续时间不宜过长，以免发生晶状体后纤维增生症造成失明。

2. 保持呼吸道通畅

（1）经常使患儿更换体位，一般每 2 小时 1 次。同时，用手轻拍患儿背部，促使痰液排出，方法是五指并拢、掌指关节略屈，轻拍背部，方向是由下向上、由外向内，边拍边鼓励患儿咳嗽；若呼吸道分泌物较多而排出不畅时，可进行体位引流，使呼吸道分泌物借助重力和震动易于排出。

（2）对痰液黏稠不易咳出者，可按医嘱给予超声雾化吸入，以稀释痰液利于咳出；雾化吸入器中加入庆大霉素、利巴韦林、地塞米松、糜蛋白酶等药物，雾化吸入每日 2 次，每次 20 分钟；因雾化吸入必须深吸气才能达到最佳效果，故应对患儿进行指导。

（3）必要时给予吸痰，注意勿损伤黏膜，且吸痰不能过频和过慢（过频可刺激黏液产生增多，过慢可妨碍呼吸使缺氧加重），吸痰不宜在哺乳后 1 小时内进行，以免引起呕吐；吸痰时患儿多因刺激而咳嗽、烦躁，吸痰后宜立即吸氧。按医嘱给予解痉、祛痰等药物，以保持呼吸道通畅。

（4）鼓励患儿多饮水，防止痰液黏稠不易咳出；喂哺时应耐心和细心，防止呛咳引起窒息；母乳喂养婴儿可延长喂哺时间，喂哺过程中可让患儿休息片刻；人工喂养者选用开孔大小合适的奶嘴喂养，以防乳汁流速过快造成呛咳；呼吸困难较重者，喂哺的同时应给予吸氧；断乳的患儿给予高蛋白、高热量、高维生素的清淡流质或半流质饮食，每次进食不宜过饱，少食多餐，以免膈肌抬高影响呼吸；进食时可取半卧位或坐位，以减少对呼吸的影响；病情严重不能经消化道喂哺者，可按医嘱静脉补充营养。

3. 维持体温正常　对新生儿或小婴儿出现体温过低者，应注意保暖，保证体温在正常范围；对体温升高的患儿积极采取降温措施：①调节室内温度及湿度，对小婴儿（特别是新生儿）可采取松解包被予以降温；②尽量多给患儿饮水，以保持体内液体平衡；③给予物理降温；④按医嘱给予解热药进行药物降温。无论是物理降温还是药物降温，在采取降温措施 30 分钟后应复测体温并做好记录，同时观察降温效果。肺炎患儿体温的变化情况常能帮助判断病情或提示是否发生并发症，故严密观察体温变化非常重要，一般轻症肺炎每日测量体温 2 次，重症肺炎每日测量 4 次。

4. 加强病情观察，防止发生并发症

（1）预防及处理心力衰竭：①保持安静，减少刺激，使患儿减少氧消耗，减轻心脏负担；各项护理操作集中进行，除满足其生理需要外，多给予患儿爱抚，可将常用的物品或喜爱的玩具置于伸手可取的位置。②控制输液速度，肺炎时因缺氧导致肺动脉高压，使心脏负荷增加，若在输液过程中速度过快则进一步加重心脏负荷，诱发肺水肿和心力衰竭，故输液时滴速宜慢，静脉输液的滴速应控制在每小时 5ml/kg。③密切观察病情，注意患儿的呼吸、脉搏、面色及精神状态，若出现心率突然加速、气促明显、发绀加重、极度烦躁不安及肝脏在短时间内迅速增大等心力衰竭的表现，应及时通知医生。

（2）密切观察中毒性脑病的表现：若患儿出现烦躁、惊厥、昏迷、呼吸不规则等，提示颅内压增高，应立即报告医生共同抢救。

（3）腹胀护理：肺炎时消化功能降低，可因进食易产气的食物、便秘及低血钾等原因引起腹胀；病情严重时可因中毒性肠麻痹而出现严重腹胀，从而限制膈肌运动，影响患儿的呼吸。①可用中药或松节油进行腹部热敷；②肛管排气，即将肛管插入肛道 8～10cm 处，另一端置于盛水的瓶中以观察排出气泡的多少，再轻轻按摩腹部及改变体位以助排气；③若是由低钾血症引起者可按医嘱补充氯化钾；④若由中毒性肠麻痹所致，应按医嘱禁食，或皮下注射新斯的明以促进肠蠕动；⑤必要时进行胃肠减压，以减轻腹胀，缓解呼吸困难。

（4）密切观察脓胸或脓气胸的表现：若患儿发热持续不退或退而复升，中毒症状加重，呼吸困难，频繁咳嗽，咳出大量脓性痰多提示可能并发了肺脓肿；若突然病情加重，出现剧烈咳嗽、呼吸困难、胸痛、发绀、脉率加快、烦躁不安，患侧呼吸运动受限等，应考虑并发脓胸或脓气胸的可能，应及时报告医生，并立即配合医生做好胸腔穿刺或胸腔闭式引流的准备，做好术前护理。

5. 用药护理　肺炎用药主要是抗感染。抗菌药物使用原则为早期、联合、足量、足疗程，重症宜静脉给药。WHO 推荐四种一线抗菌药物，即复方磺胺甲噁唑、青霉素、氨苄西林和阿莫西林，其中青霉素是首选药。我国原卫生部对轻症肺炎推荐用头孢氨苄（先锋霉素Ⅳ）；支原体肺炎、衣原体肺炎用大环内酯类抗菌药物均有效。

静脉用药时要注意药液的配伍禁忌，密切观察有无发生药物的不良反应；口服用药时应确保服入量，喂药时防止呛咳，对婴幼儿可试用小匙或注射器喂药，不宜强制喂药。长期应用广谱抗菌药物时，应预防霉菌感染。

用青霉素类药物时应注意：①用前必须做皮试，防止过敏性休克；②注射液应临用前现配，配制后如需放置应冷藏，宜于当日用完；③若为静脉注射，药液应在 1 小时内输完，因青霉素稀释后在室温下易分解降低效价，特别是在葡萄糖溶液中效价降低比在生理盐水中快，故青霉素应注入盐溶液中静脉滴注为宜。

6. 加强心理护理　护士应主动关心患儿，做到态度亲切、和蔼、耐心，以减少分离性焦虑；对年长儿可用通俗的语言说明住院和静脉注射对疾病治疗的重要性；对婴幼儿应经常怀抱，使其得到充分的抚爱和心理满足；要主动与家长沟通，及时向家长介绍患儿的病情，耐心解答问题，给予家长心理支持。

【护理评价】

患儿能否及时清除痰液以保持呼吸道通畅；患儿气促、发绀是否消失；呼吸是否平稳；体温是否恢复正常。

【健康教育】

1. 向患儿家长介绍肺炎的有关知识，指导患儿适当休息，解释安静休息对疾病康复的重要性；解释要经常怀抱小婴儿及给予年长儿经常更换体位的意义，教会家长拍背协助排痰的方法。

2. 指导合理喂养，鼓励患儿多饮水；婴儿时期提倡母乳喂养，指导婴儿家长哺乳的方法及注意事项；帮助断乳的患儿家长选择营养丰富、易消化的饮食，喂养时要少食多餐，避免一次吃得过饱。

3. 指导家长正确用药，说明使用抗菌药物必须足疗程及按医嘱准时给药的重要意义。

4. 出院时做好预防宣教，要加强体格锻炼，多进行户外活动，提高机体对气温变化的适应能力及抗病能力，天气变化时应注意随时增减衣服；积极防治上呼吸道感染，呼吸系统感染的高发季节要避免去人多的公共场所；按时预防接种，定期进行健康检查；积极治疗佝偻病、贫血、营养不良、先天性心脏病及各种急性传染病等，以减少肺炎的发生。

第八章　循环系统疾病患儿的护理

第一节　小儿循环系统解剖生理特点

一、心脏胚胎发育

原始心脏是一个纵直管道，由胚盘的中胚层细胞发育而来，其外表收缩环把它分为三部分，由后向前为心房、心室、心球。由于遗传基因的作用，心管逐渐扭曲生长，从上到下构成静脉窦（以后发育成上、下腔静脉及冠状窦）、共同心房、共同心室、心球（以后形成心室的流出道）和动脉总干。

原始心脏在胚胎第2周开始形成，约于第4周开始有循环作用，胚胎第8周房室中隔完全形成，即成为具有四腔的心脏，同时动脉总干被螺旋形主动脉肺动脉隔分开，形成主动脉和肺动脉。所以，心脏胚胎发育的关键时期是在胚胎第2～8周，在此期间如受到某些物理因素、化学因素和生物因素的影响，则易引起先天性心血管发育畸形。

二、胎儿血液循环及出生后改变

1. 正常胎儿的血液循环　胎儿时期的营养物质和气体交换是通过脐血管和胎盘与母体之间以弥散方式进行交换的。由胎盘来的含氧量较多的动脉血经脐静脉进入胎儿体内，至肝下缘分成两支：一支入肝与门静脉吻合；另一支经静脉导管入下腔静脉，与来自下半身的静脉血混合（以动脉血为主）进入右心房后，约1/3经卵圆孔入左心房，再经左心室流入升主动脉，主要供应心、脑及上肢。从上腔静脉回流的、来自上半身的静脉血，入右心房后绝大多数流入右心室，与来自下腔静脉的血液一起进入肺动脉。由于胎儿的肺处于压缩状态，肺血管阻力高，故经肺动脉的血液只有少量流入肺，经肺静脉回到左心房；而大部分血液经动脉导管与来自升主动脉的血汇合后，进入降主动脉（以静脉血为主），供应腹腔器官及下肢，同时经过脐动脉回至胎盘，重新进行营养和气体交换（图8-1）。

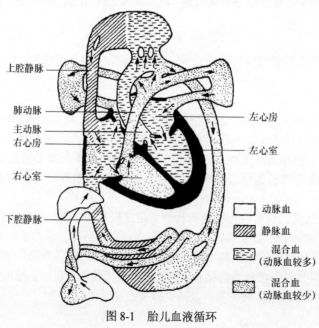

图8-1　胎儿血液循环

故胎儿期供应脑、心、肝和上肢的血液的氧气含量远比供应下半身的高,肝脏血氧含量最丰富,腹腔脏器及下肢血氧含量最低。

综上所述,胎儿血液循环有以下特点:①胎儿的营养和气体代谢是通过脐血管、胎盘进行交换的。②胎儿时期左、右心脏都向全身供血;肺无呼吸,故只有体循环而无有效的肺循环。③静脉导管、卵圆孔、动脉导管是胎儿循环的特殊通道。④除脐静脉内是氧合血外,胎儿体内大多为混合血,肝脏血含氧最丰富,心、脑及上半身次之,腹腔器官及下肢血含氧最低。

2. 出生后血液循环的改变

(1)脐带结扎:出生后婴儿脐血管被剪断,脐-胎盘循环终止。新生儿呼吸建立,肺脏开始进行有效的气体交换,肺循环压力下降。脐血管在血流停止后6～8周完全闭锁,形成韧带,脐动脉变成膀胱韧带,脐静脉变成肝圆韧带。

(2)卵圆孔关闭:随着呼吸的建立,肺泡扩张,肺小动脉管壁肌层逐渐退化,管壁变薄、扩张,肺循环压力下降,体循环阻力升高,从右心经肺动脉流入肺的血流增多,使肺静脉回流至左心房的血量亦增多,左心房压力因而升高。当左心房压力超过右心房时,卵圆孔瓣膜先在功能上关闭,到出生后5～7个月,解剖上大多闭合。

(3)动脉导管闭合:由于肺循环压力的降低和体循环压力的升高,流经动脉导管的血流逐渐减少,最后停止,形成功能性关闭。由于血氧含量增高,致使导管壁平滑肌收缩,故导管渐闭塞,约80%的婴儿于出生后3个月、95%的婴儿于出生后1年内在解剖上关闭,形成动脉韧带。若动脉导管持续未闭,可认为有畸形存在。

三、正常各年龄小儿心脏、血管、心率、血压的特点

1. 心脏重量、大小和位置 新生儿心脏相对比成人大,其重量为20～25g,约占体重的0.8%,而成人只占0.5%。整个儿童时期,心脏重量的增长速度并非均等,出生后6周内心脏增长较慢,以后心脏重量持续增长,到青春期增长较快。随着年龄的增长,心脏重量与体重的比值下降。左、右心的增长也不平衡,胎儿的右心室负荷较左心室大,出生时两侧心室壁厚度几乎相等,为4～5mm,出生后随着小儿的生长发育,体循环量日趋扩大,左心室负荷明显增加,而肺循环的阻力在出生后明显下降,故左心室壁较右心室壁增厚更快,6岁时,左心室壁厚达10mm,而右心室壁厚不足6mm。

小儿心脏在胸腔的位置随年龄而改变。新生儿和2岁以下婴幼儿的心脏多呈横位,心尖冲动位于左侧第4肋间、锁骨中线外侧1～2cm处,心尖部主要为右心室;以后心脏逐渐由横位转为斜位,2～5岁时心尖冲动在左侧第5肋间、锁骨中线外1cm处,左心室形成心尖部;5～12岁时,心尖冲动位于左侧锁骨中线或以内0.5～1.0cm处,12岁以后心尖位置逐渐移到锁骨中线以内0.5～1.0cm处。位置的变更与许多因素有关,如小儿开始起立行走后肺和胸廓的发育及横膈的下降等。

小儿心脏在婴幼儿期为球形、圆锥形或椭圆形,自6岁起小儿心脏的形状接近于成人,最常见的为长椭圆形。

2. 血管特点 小儿的动脉相对比成人粗。动脉内径与静脉内径之比新生儿为1:1,成人为1:2。随着年龄增长,动脉口径相对变窄。在大动脉方面,10岁以前肺动脉直径较主动脉宽,到青春期主动脉直径超过肺动脉。在婴儿期,毛细血管特别粗大,肺、肾、肠及皮肤的微血管口径不仅相对地而且绝对地较成人期粗大,因而对这些器官的新陈代谢和发育起到良好的作用。

3. 心率与脉搏 小儿的心率相对较快,主要由于新陈代谢旺盛,身体组织需要更多的血液供给,而心脏的每搏输出量有限,只有增加搏动次数以满足需要。同时婴幼儿迷走神经兴奋性低,交感神经占优势,故心搏较易加速。心率随年龄增长而逐渐减慢,新生儿平均每分钟为120～140次,1岁以内为110～130次,2～3岁为100～120次,4～7岁为80～100次,8～14岁为70～90次。

小儿脉搏次数极不稳定,易受各种内外因素的影响,如进食、活动、哭闹、发热等。因此,应

在小儿安静时测量脉搏。一般体温每升高 1℃，脉搏每分钟增加 10～15 次。入睡时脉搏每分钟减少 10～12 次。2 岁以下小儿测量部位在心尖部和颞动脉，2 岁以上小儿测量部位为桡动脉和颈动脉。每次应测 1 分钟，并正确记录速率、节律、强度及测量时的状态，如安静、睡觉或哭闹等。凡脉搏显著增加，而在睡眠时不见减慢者，应怀疑有器质性心脏病。

4. 血压

（1）动脉血压：动脉血压的高低主要决定于心排血量和外周血管阻力。婴儿由于心排血量较少，血管口径较粗，动脉壁柔软，故动脉压较低，其后随年龄增长而逐渐升高。新生儿收缩压平均为 60～70mmHg（8.0～9.3kPa），1 岁时收缩压为 70～80mmHg（9.3～10.7kPa），2 岁以后收缩压可按公式计算，收缩压（mmHg）＝年龄×2+80mmHg（年龄×0.26+10.7kPa）。舒张压为收缩压的 2/3。收缩压高于此标准 20mmHg（2.67kPa）为高血压，低于此标准 20mmHg 为低血压。正常情况下，下肢的血压比上肢约高 20mmHg。测血压时血压计袖带的宽度应为上臂长度的 2/3。过窄则测得的血压偏高；过宽则测得的血压偏低。

（2）静脉血压：静脉血压的高低与心排血量、血管功能及循环血容量有关。上、下腔静脉的血液返回右心室是否通畅也影响静脉血压。仔细观察小儿的颈外静脉，可以估计静脉血压。正常小儿仰卧于床上，背部垫高成 45°，颈静脉在胸骨柄上窝水平之上应隐约可见。如颈静脉饱满，超过此水平，提示静脉血压增高。小儿哭叫不安、体力活动及变换体位时，静脉血压可显著增高。

第二节　先天性心脏病

先天性心脏病（congenital heart disease，CHD）简称先心病，是指胎儿时期心脏血管发育异常而致的畸形，是小儿最常见的心脏病，其发病率在活产婴儿中为 7‰～8‰，而在早产儿中的发生率为成熟儿的 2～3 倍。我国每年有 10 万～15 万个先天性心脏病患儿出生。

先天性心脏病的病因尚未完全明确。在心脏胚胎发育时期任何因素影响了心脏胚胎发育，使心脏的某一部分发育停顿或异常，即可造成先天性畸形，如遗传、宫内感染、药物影响、孕妇接触大剂量放射线等。总之，先天性心血管畸形可能是由胎儿周围环境因素与遗传因素相互作用所致。遗传因素主要是单基因和染色体异常，如唐氏综合征的患儿，40%合并有心血管畸形且以房、室间隔缺损最为多见，环境因素中重要的是宫内感染，如风疹、流行性感冒，其他如孕妇接触过量放射线、患糖尿病等代谢紊乱性疾病、服用药物（抗癌药、甲苯磺丁脲等）、引起子宫缺氧的慢性疾病等均可能与发病有关。

先天性心脏病的种类很多（图8-2），临床根据血流动力学改变，即在心脏左、右两侧及大血管之间有无异常通道和分流、临床有无青紫，可将先天性心脏病分为三类。

1. 左向右分流型（潜伏青紫型）　是临床最常见的类型，约占先天性心脏病的50%。左、右心或大血管间有异常通道和血液分流。在正常情况下，体循环压力大于肺循环，左心室压力大于右心室，血液自左向右分流，氧含量低的右心血不直接进入左心，故一般无青紫。因某些原因，如哭闹、屏气、患肺炎时，肺循环压力或右心室压力高于体循环或左心室，则出现血液自右向左分流，临床出现暂时性青紫。当病情发展严重，由于肺血管的变化，使肺循环阻力进行性增高，产生肺动脉高压，导致肺循环压力持续高于体循环，临床出现持续青紫，称为艾森门格综合征。常见的有室间隔缺损（ventricular septal defect，VSD）、房间隔缺损（atrial septal defect，ASD）、动脉导管未闭（patent ductus arteriosus，PDA）等。

2. 右向左分流型（青紫型）　是临床病情重、病死率高的类型。左、右心或大血管间有异常通道和血液分流，某些原因（如右心室流出道狭窄）致使右心压力增高并超过左心，使血液经常从右向左分流，含氧量低的右心血大量流入体循环；或因大动脉起源异常，使大量静脉血流入体循环，均可出现持续性青紫。常见的有法洛四联症、大动脉错位等。

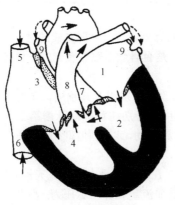

(1) 室间隔缺损血液循环

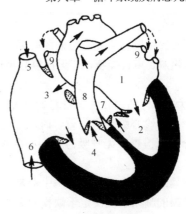

(2) 房间隔缺损血液循环

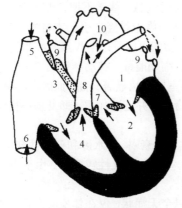

(3) 动脉导管未闭血液循环

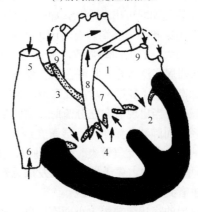

(4) 法洛四联症血液循环

图 8-2 不同类型先天性心脏病的血液循环

1. 左心房；2. 左心室；3. 右心房；4. 右心室；5. 上腔静脉；6. 下腔静脉；
7. 主动脉；8. 肺动脉；9. 肺静脉；10. 动脉导管

3. 无分流型（无青紫型） 左、右心或大血管间无异常通道和血液分流，故不出现青紫。常见的有肺动脉狭窄、主动脉缩窄、右位心等。

近 30 多年，心血管检查、心血管造影术和超声心动图等的应用及在低温麻醉和体外循环下心脏直视手术的发展，以及术后监护技术的提高，使临床上对复杂先天性心脏病的诊断和治疗状况发生了很大变化。许多常见的先天性心脏病得到准确诊断后大多可以治愈；部分新生儿时期的复杂畸形，如大动脉错位和主动脉缩窄等，亦可及时确诊并予以手术治疗。因此，先天性心脏病的预后已大为改善。

【护理评估】

1. 健康史 先天性心脏病的病因研究近年来有了重大进展，与其相关的因素很多。但本病病因至今尚未明确。

（1）遗传因素：主要包括染色体易位与畸变，单一基因突变和先天性代谢紊乱。

（2）感染因素：孕妇在妊娠 2～8 周时感染风疹病毒、流行性感冒病毒、流行性腮腺炎病毒和柯萨奇病毒等，是导致胎儿发生心血管畸形的重要因素。

（3）理化因素：孕妇接触过量放射线和服用某些药物（如抗癌药、甲苯磺丁脲、抗癫痫药物等）；妊娠早期吸食毒品、酗酒等。

（4）疾病影响：孕妇患代谢紊乱性疾病，如糖尿病、高钙血症等或能造成宫内缺氧的慢性疾病。

（5）其他因素：可有家族性倾向，同胞间特别是单卵双胎间发病机会较多；高龄产妇所生小儿患先天性心脏病的比例较高。

此外，还应评估发现患儿心脏病的时间，详细询问有无青紫、出现青紫的时间，小儿发育的情况，有无喂养困难、声音嘶哑，有无反复呼吸道感染，是否喜欢蹲踞、有无阵发性呼吸困难或突然晕厥发作。

2. 身体状况 评估患儿生长发育的情况，皮肤黏膜有无发绀及其程度，胸廓有无畸形，有无杵状指（趾）。听诊心脏杂音位置、时间、性质和程度，特别注意肺动脉瓣第二音是增强还是减弱，是否有分裂。检查有无呼吸急促、心率加快、鼻翼扇动，以及肺部啰音、肝大等心力衰竭的表现。

（1）室间隔缺损是先天性心脏病中最常见的类型，在我国几乎占小儿先天性心脏病的一半。

室间隔缺损的临床表现决定于缺损的大小、肺动脉血流量和肺动脉压力。小型缺损可无明显症状，仅活动后稍感疲乏，生长发育一般不受影响。缺损较大时体循环流量减少，影响生长发育，在新生儿后期及婴儿期即可出现症状，如喂养困难、吸吮时气急、体重不增，患儿多消瘦、乏力、多汗、易患肺部感染和心力衰竭。有时因扩张的肺动脉压迫喉返神经，引起声音嘶哑。

体检心界增大，心尖冲动弥散，胸骨左缘第 3、4 肋间可闻及Ⅲ～Ⅳ级响亮粗糙的全收缩期吹风样杂音，向四周广泛传导，并可在杂音最响处触及收缩期震颤，肺动脉瓣第二音增强。缺损很大且伴有肺动脉高压者（多见于儿童或青少年期），右心室压力也显著升高，此时右心室肥大较显著，左向右分流减少。当出现右向左分流时，患儿呈持续青紫，并逐渐加重，即艾森门格综合征。此时心脏杂音较轻，而肺动脉瓣第二音显著亢进。

室间隔缺损易并发支气管炎、支气管肺炎、充血性心力衰竭、肺水肿和亚急性细菌性心内膜炎。

（2）房间隔缺损约占先天性心脏病发病总数的 20%～30%，女性较多见。由于小儿时期症状多较轻，不少患者到成年时才被发现。

房间隔缺损的症状随缺损大小而有区别。轻者可以全无症状，仅在体检时发现心脏杂音。分流量大的因体循环血流量不足而影响生长发育，患儿体格较小、消瘦、乏力、多汗和活动后气促，并因肺循环充血而易患支气管肺炎。当剧哭、患肺炎或心力衰竭时，右心房压力可超过左心房，出现暂时性右向左分流而呈现青紫。

体检时可见心前区隆起，心尖搏动弥散，心浊音界扩大，大多数病例于胸骨左缘第 2～3 肋间可听到收缩期杂音，呈喷射性，肺动脉瓣第二音亢进和固定分裂（分裂不受呼吸影响）。左向右分流量较大时，可在胸骨左缘下方听到舒张期杂音。肺动脉扩张明显或有肺动脉高压者，可在肺动脉瓣区听到收缩早期喀喇音。

房间隔缺损易并发支气管炎、支气管肺炎，重者可并发充血性心力衰竭。

（3）动脉导管未闭亦为小儿先天性心脏病常见的类型之一，占先天性心脏病发病总数的 15%～20%，女性较多见。

临床症状决定于动脉导管的粗细。导管口径较细者，临床可无症状，仅在体检时偶然发现心脏杂音。导管粗大者分流量大，出现气急、咳嗽、乏力、多汗、心悸等。偶尔扩大的肺动脉压迫喉返神经而引起声音嘶哑。

体检患儿多消瘦，可有轻度胸廓畸形，于胸骨左缘第 2 肋间闻有粗糙响亮的连续性机器样杂音，占据整个收缩期和舒张期，于收缩期末最响，杂音向左锁骨下、颈部和背部传导，最响处可扪及震颤，以收缩期较为明显，肺动脉瓣第二音增强，但多数被杂音淹没而不易被识别。婴幼儿期因肺动脉压力较高，主动脉、肺动脉压力差在舒张期不显著，因而往往仅听到收缩期杂音。此外，合并肺动脉高压或心力衰竭时，多仅有收缩期杂音。分流量大的患儿在心尖部出现舒张中期隆隆样杂音。动脉舒张压降低，脉压增大，可出现类似主动脉瓣关闭不全的周围血管体征，如轻压指甲床可见毛细血管搏动、扪及水冲脉等。脉压显著增大时，可闻及股动脉枪击声，有显著肺动脉高压者，可出现下半身青紫和杵状指。

动脉导管未闭的常见并发症为支气管肺炎、亚急性细菌性心内膜炎，分流量大者早期并发充血性心力衰竭。

（4）法洛四联症是存活婴儿中最常见的青紫型先天性心脏病，其发病率占各类先天性心脏病的10%～15%。法洛四联症由以下四种畸形组成。①肺动脉狭窄：以漏斗部狭窄多见。②室间隔缺损：多属高位膜部缺损。③主动脉骑跨：于左右两心室之上，随着主动脉发育，右跨现象可逐渐加重。④右心室肥厚：为肺动脉狭窄后右心室负荷增加的结果。以上四种畸形中以肺动脉狭窄最重要，对患儿的病理生理和临床表现有重要影响。

法洛四联症临床症状的严重程度与肺动脉狭窄的程度成正比，主要表现为青紫，大多数患儿于出生后或1岁内出现发绀，多见于毛细血管丰富的浅表部位，如唇、指（趾）甲床、球结膜等。因血氧含量下降，活动耐力差，稍一活动，如啼哭、情绪激动、体力劳动、寒冷等，即可出现气急及青紫加重。患儿多有蹲踞症状，每于行走、游戏时，常主动下蹲片刻。蹲踞时下肢屈曲，使静脉回心血量减少，减轻了心脏负荷，同时下肢静脉受压，体循环阻力增加，使右向左分流减少，从而缺氧症状暂时得以缓解。由于患儿长期缺氧，致使指、趾端毛细血管扩张增生，局部软组织和骨组织也增生肥大，随后指、趾端膨大如鼓槌状。年长儿常诉头痛、头晕，与脑缺氧有关。婴儿有时在吃奶或哭闹后出现阵发性呼吸困难，严重者可引起突然晕厥、抽搐，这是由于在肺动脉漏斗部狭窄的基础上，突然发生该处肌部痉挛，引起一时性肺动脉梗阻，使脑缺氧加重所致。此外，由于长期缺氧，红细胞增加，血液黏稠度高，血流缓慢，而引起脑血栓，若为细菌性血栓，则易形成脑脓肿。

患儿体格发育多落后，重者智力发育也落后。心前区可稍隆起，胸骨左缘第2～4肋间常听到Ⅱ～Ⅲ级喷射性收缩期杂音，一般以第3肋间最响，其响度取决于肺动脉的狭窄程度。狭窄重，流经肺动脉的血量少，杂音则短而轻；漏斗部痉挛时杂音暂时消失。肺动脉瓣第二音均减弱或消失。

法洛四联症常见并发症为脑血栓、脑脓肿及亚急性细菌性心内膜炎。

（5）肺动脉狭窄按狭窄部位的不同，可分为肺动脉瓣狭窄、漏斗部狭窄和肺动脉分支狭窄，其中以肺动脉瓣狭窄最常见。其发病率占先天性心脏病总数的10%～20%。

患儿早期可无症状。狭窄程度越重，症状也越明显，主要有劳累后气急、乏力、心悸。少数发生水肿、晕厥，甚至心力衰竭。

患儿在出现心力衰竭以前发育尚可。体检可见心前区隆起，胸骨左缘下方搏动较强。肺动脉瓣区可扪及收缩期震颤，并可听到响亮的喷射性全收缩期杂音，向颈部传导。轻、中度狭窄杂音为Ⅱ～Ⅳ级，重度狭窄可达Ⅴ级，但极重度狭窄者杂音反而减轻。大多数患儿肺动脉瓣第二音有不同程度的减轻。如右心室代偿失调而扩大，则于三尖瓣区可闻及收缩期吹风样杂音，同时可有颈静脉怒张、肝大、下肢水肿等右心衰竭表现。

3. 辅助检查

（1）X线检查：潜伏青紫型先天性心脏病，可见肺野充血、肺动脉段明显凸出、肺门血管影增粗、搏动增强，称"肺门舞蹈"。此外，室间隔缺损时，可见左心房、左心室、右心室增大；房间隔缺损时，可见右心房、右心室增大；动脉导管未闭时，可见左心房、左心室增大。法洛四联症可见右心室增大、肺动脉段凹陷、心尖上翘呈"靴形"心，肺门血管影缩小、肺纹理减少、透亮度增加。此外，可根据需要选择记波摄片、断层摄片或心血管造影。轻症患者X线表现可正常。

（2）心电图：能反映心脏位置，心房、心室有无肥厚及心脏传导系统的情况。

（3）超声心动图：是一项无痛、非侵入性检查方法，能显示心脏内部结构的精确图像，明确缺损部位。常用的有M超声心动图、二维超声心动图、心脏扇形切面显像、三维超声心动图、多普勒彩色血流显像等，尤其后者可实时显示血流的方向和相对速度，提供在心腔和大血管内血流的时间和空间信息，其效果如同X线心血管造影术，使人能直观地观察到循环的血流，因而被称为"无创伤性心血管造影术"。

（4）其他检查方法：①心导管检查，是先天性心脏病进一步明确诊断和决定手术前的重要检查方法之一；②心血管造影，通过导管检查仍不能明确诊断而又需要考虑手术治疗的患儿，可做心血管造影；③放射性核素心血管造影；④磁共振成像，是 20 世纪 80 年代初期应用于临床的一项非侵入性心脏检查技术，今后有可能替代心导管检查。

4. 心理和社会支持状况 心脏畸形小儿的娩出，带给双亲的是无尽的忧虑和日益沉重的压力，由于对疾病知识的缺乏，伴随着小儿喂养困难、发育迟缓、活动受限、体弱多病，以及检查和治疗复杂、手术费用高昂、风险较大、预后难以预测等，家长往往表现出紧张、焦虑、恐惧、悲观的心理。随着年龄的增长，患儿因先天性心血管畸形致生长发育落后，不能按时入托、入学，正常活动、游戏、学习会受到不同程度的限制和影响，会出现抑郁、焦虑、自卑、恐惧等心理。个别家长的弃婴行为，会影响患儿的身心发育，引起诸多社会问题。

5. 处理原则 本病内科治疗的目的在于维持患儿的正常生活，使之能安全达到手术年龄，主要是建立合理的生活制度、加强营养、控制感染、对症治疗和防止并发症。由于心脏外科的进展，常见的先天性心脏病目前均能手术根治。若分流量不大，通常于 4~6 岁进行手术较适宜，但分流量大、症状明显或并发心力衰竭者，可不受年龄限制。房、室间隔缺损，在低温麻醉体外循环下行缺损修补术；动脉导管未闭者行单纯结扎或切断缝合术；法洛四联症患儿，若重度发绀、肺血管发育不良，应于新生儿期先行姑息性分流术，1 岁以后行完整的矫正手术是最佳选择。近年来，采用心导管介入（如弹簧、蘑菇伞、双伞堵塞等）治疗先天性心脏病已取得很大进展，该法治疗先天性心脏病不需开胸，且疗效确切，安全，恢复快，并发症少。目前以动脉导管未闭堵闭术最成熟。

【护理诊断及相关事项】

1. 活动无耐力 与先天性心脏病体循环血量减少或血氧饱和度下降有关。

2. 营养失调：营养低于机体需要量 与喂养困难、食欲低下有关。

3. 生长发育改变 与体循环血量减少或血氧下降影响生长发育有关。

4. 潜在并发症 呼吸道感染及感染性心内膜炎、心力衰竭、晕厥、脑血栓等。

5. 焦虑或恐惧 与疾病的威胁和对手术的担忧有关。

【预期目标】

1. 患儿能进行适当的活动，学会掌握活动量，以无心悸、气促等表现为宜。

2. 患儿获得充足的营养和能量，满足生长发育的需要。

3. 患儿生长发育状况改善。

4. 患儿家长熟悉本病的知识，获得心理支持，焦虑或恐惧减轻。

【护理措施】

1. 活动无耐力的护理 根据不同类型的先天性心脏病，制订合理的生活制度。

（1）保持环境安静，限制活动。重症应卧床休息，减少耗氧，每日测脉搏或心率 2~4 次。应多拥抱患儿，减少哭闹，保持患儿舒适，减少不良刺激。护理操作集中进行，避免引起患儿情绪激动和烦躁。

（2）患儿要动静适度，减轻心脏负担：①除重症患儿需要卧床休息外，应在医护人员或家长监护下进行适当的活动，但不要做过激活动，运动量不要过大，不参加体育竞赛；②游戏能使患儿生活趋于正常，减少烦躁不安；③休息和活动相互交替配合可以减少过多的能量消耗，又能增强对活动的耐受力；④在医护人员的监护指导下，进行中等强度的运动锻炼是安全的，而且对心脏病患儿的血流动力学状况会产生积极影响。在活动和游戏期间，护士应注意对患儿耐受程度的评估，方法是活动前先测量生命体征，包括脉搏（速率、节律）、血压、呼吸（速率、节律、费力程度）；活动后即刻测量生命体征；患儿休息 3 分钟后再测生命体征，若血压、呼吸恢复至活动前水平，脉率增快每分钟不超过 6 次，则说明活动适度，若患儿出现苍白、精神恍惚、发绀、眩晕、胸闷、心悸等症状时，要及时记录其程度，立即停止活动，卧床休息，抬高床头，并通知医生。

（3）法洛四联症患儿在游戏或走路时，常出现蹲踞现象，是机体耐受力低的表现，是患儿为缓解缺氧所采取的一种被动体位和自体保护性动作。当患儿蹲踞时，不要强行拉起，应让患儿自然蹲踞和起立，可劝其休息。

2. 供给充足的营养和能量　由于心排血量减少，胃肠黏膜淤血，组织缺氧，消化功能降低，致使食欲低下。小婴儿因活动无耐力、气促影响吸吮动作，使吮乳速度减慢并易呕吐，造成喂养困难，摄入减少。因此，喂乳前最好先吸氧，斜抱位间歇喂乳，每次喂乳时间适当延长，耐心喂哺，必要时可将乳瓶上的孔加大，以减少吸吮阻力，或用滴管滴入，避免呛咳和呼吸困难。应供给婴儿和年长儿高蛋白、高维生素、易消化的食物，要少量多餐，勿进食过饱。婴儿每日进食的能量应保证在 418kJ/kg 及以上；年长儿每日应保证在 293～335kJ/kg。应调剂食谱，注意食物的色、香、味，鼓励患儿进食，保证营养需要，以增强体质。心力衰竭时有水、钠潴留者，应根据病情，采用无盐或低盐饮食。

3. 加强护理，促进生长发育　为患儿提供良好的生活环境，新鲜空气，温度维持在 18～20℃，湿度在 55%～65%。新生儿应注意保暖，小儿穿着衣服冷暖要适中。制订相应的饮食和生活制度，监测体温、脉搏、呼吸、血压、心律、心杂音的变化，保持情绪稳定，促进生长发育。

4. 注意观察病情，防止发生并发症

（1）预防感染：先天性心脏病患儿，除严重心力衰竭外，均需按时接受预防接种，以预防各种传染病；应避免到公共场所、人群集中的地方，以免发生交叉感染；应与感染患儿分室居住，避免接触感染患者；按气温改变随时增减衣物，避免着凉，预防感冒，防止肺部感染；在接受小手术（如拔牙、扁桃体切除术）时，术前、术后均应按医嘱给予足量抗菌药物，严格执行无菌技术操作；仔细观察患儿口腔黏膜有无充血和破损，每日进行 2 次口腔护理。一旦发生感染应积极应用抗菌药物治疗，发生感染性心内膜炎时应选用有杀菌作用的抗菌药物，疗程为 4～6 周。

（2）预防充血性心力衰竭：患儿饮食少量多餐，适当限制盐的摄入，给予适量的蔬菜类粗纤维食品，以保持大便通畅，必要时可给予开塞露通便，以免加重心脏负担；严格控制输液速度和量；密切观察病情，如有无面色苍白、烦躁不安、呼吸困难、端坐呼吸、吐泡沫样痰、水肿、肝大等心力衰竭的表现，如出现上述表现，立即置患儿于半卧位，给予吸氧，及时与医生取得联系，并按心力衰竭护理。

（3）预防脑血栓：法洛四联症患儿血液黏稠度高，夏季、发热、出汗、吐泻时，体液量减少，加重血液浓缩，易形成血栓，尤其是脑血栓，因此要注意供给充足的液体，必要时可静脉输液。

（4）预防晕厥和抽搐的发生：法洛四联症患儿因活动、哭闹、便秘可引起缺氧发作，出现阵发性呼吸困难，甚至晕厥、抽搐，应限制患儿活动量。重症患儿应卧床休息，间歇吸氧，一旦缺氧发作，应将患儿置于胸膝卧位，给予吸氧，并与医生合作，给予吗啡及普萘洛尔抢救治疗。

（5）用药护理：洋地黄类药物是治疗本病的常用药物，应用时必须仔细复核剂量，注意给药方法，密切观察药物疗效及其副作用。①每次应用洋地黄前应测脉搏，必要时听心率，若婴幼儿脉率每分钟少于 90 次、年长儿每分钟少于 70 次或脉律不齐时，暂停用药，并与医生联系考虑是否继续用药。②注意按时按量服药。为了保证洋地黄剂量准确，应单独服用，勿与其他药物混合。如患儿服药后呕吐，要与医生联系，决定补服或通过其他途径给药。③洋地黄有效的指标是气促改善、心率减慢、肝脏缩小、尿量增加、患儿安静、食欲好转。④洋地黄的毒性反应有食欲减退、恶心、呕吐等消化系统表现；心动过缓或过速、期前收缩、房室传导阻滞等心律失常表现；视物模糊、黄视、嗜睡、昏迷等神经系统表现。⑤钙剂与洋地黄有协同作用，应避免同时使用；低血钾时可促使洋地黄中毒，应适当补充钾盐。

5. 心理护理　面对先天性心脏病患儿，护理人员应有爱心和耐心，应多拥抱、抚摸患儿，建立良好的护患关系。重症先天性心脏病患儿，对疾病缺乏认识，正常活动受到限制，生长发育落后于同龄小儿，又面临手术，容易产生焦虑、自卑、恐惧心理。因此应给予患儿良好的休息环境，使患儿感觉舒适，以减轻精神负担。医护人员态度要和蔼可亲，对患儿体贴关心，取得患儿及其家长的信任。应鼓励患儿进行适当的游戏和活动。要重视对患儿进行必要的心理咨询，细致了解并让患儿说出焦虑、恐惧的原因，有针对性地向患儿及其家长进行卫生知识宣传，解释病情和检查、治疗经过，特别要宣传心脏外科手术的进展，技术的提高，同类疾病治愈的病例，使患儿及其家长克服焦虑、紧张、悲观、恐惧等心理障碍，增强治愈信心，积极配合检查、治疗。

【健康教育】

1. 向患儿及其家长介绍先天性心脏病发生的原因、主要表现、护理要点及手术适宜年龄，特别要宣传心脏外科手术的进展、技术的提高，以增强患儿及其家长对治愈疾病的信心，积极配合检查、治疗。

2. 指导家长合理安排患儿饮食，耐心喂养。可给予高蛋白、高维生素、高能量的食物，以满足生长发育的需要，同时要强调多食含膳食纤维较多的蔬菜、水果等，以保证大便通畅，一般若2日不排便，应给予开塞露通便。

3. 建立合理的生活制度，使患儿劳逸结合；教会家长评估患儿活动耐受力的方法和限制活动的指征；学会观察心力衰竭和脑缺氧的表现，以便及时就诊。

4. 强调预防感染的重要性，加强护理，按时预防接种，按医嘱合理用药。

5. 鼓励患儿与正常小儿接触，建立正常的社会行为方式。教会年长患儿自我监测脉搏的方法。定期带患儿到医院复查，调整心功能到最好状态，使患儿能安全到达手术年龄，安度手术关。

6. 指导家长注意观察心力衰竭及脑缺氧的表现，以便及时就诊。

7. 虽然引起先天性心脏病的原因尚未完全明确，但加强孕妇的保健，特别是在妊娠早期适量补充叶酸，积极预防风疹、流感等病毒性疾病，以及避免与发病有关的高危因素接触，对预防先天性心脏病具有积极意义。目前在妊娠早、中期可通过胎儿超声心动图、染色体及基因诊断等方法，对先天性心脏病进行早期诊断和早期干预。

第九章　泌尿系统疾病患儿的护理

第一节　小儿泌尿系统解剖生理特点

一、解 剖 特 点

1. 肾脏　小儿年龄越小，肾脏相对越大，婴儿肾脏位置较低，其下极可低至髂嵴以下第 4 腰椎水平，2 岁后才达髂嵴以上。右肾稍低于左肾。2 岁以内小儿腹部触诊常可扪及肾脏。婴儿肾脏表面呈分叶状，至 2~4 岁时分叶完全消失，若此后持续存在，可视为畸形。

2. 输尿管　婴幼儿输尿管长而弯曲，管壁肌肉及弹力纤维发育较差，易受压扭曲而致梗阻和尿潴留，诱发泌尿系感染；此外，婴幼儿输尿管和膀胱结合处瓣膜发育不良，容易发生反流而造成泌尿系感染。

3. 膀胱　婴儿膀胱位置相对较高，尿液充盈时，其顶部常在耻骨联合之上，腹部触诊时易扪及；随着年龄增长逐渐下降入盆腔内。

4. 尿道　新生女婴尿道仅长 1cm（性成熟期为 3~5 cm），外口暴露接近肛门，因此易受污染而发生上行性感染。男婴尿道长 5~6cm，但常有包茎，尿垢积聚时也易引起上行性细菌感染。

二、生 理 特 点

1. 肾功能　①肾小球滤过率（GFR）：新生儿出生时 GFR 仅为成人的 1/4，平均约为 20ml/1.73m^2，出生后 3~6 个月为成人的 1/2，6~12 个月为成人的 3/4，故不能排出过多的水和溶质，1~2 岁才达成人水平。②肾小管重吸收及排泄功能：新生儿出生后数周近端肾小管重吸收功能发育逐渐成熟，钠吸收与成人相似，但排钠能力较差，若输入钠过多，使细胞外液扩张，容易发生钠潴留和水肿。低体重儿肾保钠能力差，若输入不足，可致低钠血症。新生儿葡萄糖肾阈较成人低，大量口服或静脉输入时易出现糖尿。出生后前 10 天的新生儿，排钾能力差，因此血钾偏高。③浓缩和稀释功能：新生儿及婴幼儿浓缩尿液功能不足，排出溶质所需的液量相对较多，婴儿每由尿中排泄 1mmol/L 溶质至少需水 1.4ml，成人仅需 0.7ml，故入量不足时易发生脱水，甚至诱发急性肾功能不全。新生儿及婴幼儿稀释尿的能力接近成人，尿可稀释至 40mmol/L，但因 GFR 低，入液量过多或过快时易出现水肿。④酸碱平衡：新生儿及婴幼儿因肾脏保 HCO_3^- 的能力差，泌 NH_3 和 H^+ 的能力低，故缓冲酸能力有限，易致酸中毒。⑤肾脏的内分泌功能：肾脏不仅是一个排泄器官，也具有内分泌功能，可分泌肾素、红细胞生成素、肾利钠肽、前列腺素、血管紧张素、醛固酮和 1,25-(OH)$_2$D$_3$ 等近 10 种激素和生物活性物质。胎儿在宫内处于低氧环境，胎肾合成红细胞生成素较多，出生后随血氧分压增高而分泌减少。

2. 小儿排尿特点　①排尿次数：大多数新生儿在出生后 24 小时内排尿，99%在 48 小时内排尿；出生后前几日每日仅排尿 4~5 次，1 周后因进水量增多而膀胱容量较小，每日排尿增至 20~25 次，1 岁时每日排尿控制在 15~16 次，至学龄前期和学龄期每日排尿 6~7 次。②每日尿量：小儿 24 小时尿量个体差异较大，新生儿出生后 48 小时正常尿量为每小时 1~3ml/kg，每小时 <1.0ml/kg 为少尿，每小时 <0.5ml/kg 为无尿。正常每日尿量（ml）约为（年龄–1）×100+400，婴儿尿量每日 400~500ml，幼儿每日 500~600ml，学龄前期小儿每日 600~800ml，学龄期小儿每日 800~1400ml，青春期小儿每日 1000~1600ml，若 24 小时尿量婴幼儿 <200ml，学龄前期小儿 <300ml，学龄期小儿 <400ml 时即为少尿，当低于 50ml 时即为无尿。③排尿控制：正常排尿机制在

婴儿期由脊髓反射完成，以后由脑干-大脑皮质控制，一般至 3 岁左右小儿已能控制排尿。小儿 1.5～3.0 岁主要是通过控制尿道外括约肌和会阴肌排尿；若 3 岁后仍保留这种排尿机制，不能控制膀胱逼尿肌收缩，被称为不稳定膀胱，常表现为白天尿急尿频，偶尔尿失禁及夜间遗尿。

3. 小儿尿液特点 ①尿色及酸碱度：出生后最初 2～3 日尿色偏深，稍浑，呈强酸性，放置后有红褐色沉淀，为尿酸盐结晶。正常婴幼儿尿液为淡黄色透明，但在寒冷季节尿排出后变为白色浑浊，是由尿中盐类结晶析出所致。尿酸盐加热后可溶解，以此可与脓尿或乳糜尿相鉴别。小儿尿液多接近中性或弱酸性，pH 平均为 4.8～7.8，一般在 6 左右。②尿渗透压和尿比重：新生儿尿渗透压平均为 240mmol/L，比重为 1.006～1.008，1 岁以后接近成人水平，小儿通常为 500～800mmol/L，尿比重范围为 1.003～1.030（通常为 1.011～1.025）。尿渗透压（mmol/L）大致等于（尿比重-1.000）×40 000。③尿蛋白：正常健康小儿尿中含有微量蛋白，尿蛋白定性试验阴性，定量每日≤100mg/m^2，一次性尿蛋白（mg/dl）/肌酐（mg/dl）≤0.2，尿蛋白主要来自血浆，白蛋白占 2/3，若尿蛋白超过 150mg/d 或每小时＞4mg/m^2，定性试验则表现为异常阳性。④尿细胞和管型：正常清洁新鲜尿液离心后沉渣镜检，红细胞＜3 个/HP，白细胞＜5 个/HP，透明管型偶见。12 小时尿细胞计数正常为红细胞＜50 万，白细胞＜100 万，管型＜5000 个。

第二节 急性肾小球肾炎

急性肾小球肾炎（acute glomerulonephritis，AGN）简称急性肾炎，是儿科常见的免疫反应性肾小球疾病，居小儿泌尿系统疾病的首位。临床上主要表现为急性起病，水肿、血尿（常伴蛋白尿）、高血压，并常伴有少尿或肾功能不全等。1982 年全国 105 所医院的调查显示急性肾炎患儿占同期泌尿系统疾病患儿的 53.7%，多见于 5～14 岁的小儿，小于 2 岁者少见，男女性别比为 2∶1，本病以秋冬季节多见，大多数患儿预后良好。

急性肾炎常继发于呼吸道或皮肤感染，通常由 A 组 β 溶血性链球菌感染所致，称为急性链球菌感染后肾小球肾炎。目前认为，急性肾炎主要与链球菌中的致肾炎菌株感染有关，是通过抗原抗体免疫复合物引起的肾小球毛细血管炎症病变，包括循环免疫复合物及原位免疫复合物两种学说。免疫复合物沉积于肾小球的基底膜，并在局部激活补体系统引起免疫反应和炎症反应。各种免疫损伤使肾小球基底膜断裂，血液成分漏出毛细血管，尿中出现蛋白、红细胞、白细胞和各种管型。同时，细胞因子刺激肾小球内皮和系膜细胞增生、肿胀，严重时可有新月体形成，导致肾小球毛细血管狭窄或阻塞，肾小球血流量减少，滤过率降低，水钠潴留，细胞外液和血容量增多。临床出现水肿、少尿、高血压等表现，严重者可出现循环充血、高血压脑病和急性肾功能不全。急性链球菌感染后肾小球肾炎典型的病理表现是弥漫性、渗出性和增生性肾小球肾炎，电镜下可见肾小球基底膜上皮侧"驼峰状"沉积，为本病的特征性改变。

【护理评估】

1. 健康史

（1）病原体：最常见的病原体是 A 组 β 溶血性链球菌，其他细菌如肺炎球菌、金黄色葡萄球菌、伤寒杆菌等，病毒如柯萨奇病毒 B$_4$ 型、腮腺炎病毒、乙肝病毒，还有疟原虫、肺炎支原体和白念珠菌等均可引起急性肾炎，但临床较少见。

（2）机体因素：90%的患儿在急性肾炎发病前 1～3 周有前驱感染史，在秋冬季节以呼吸道感染，尤以咽扁桃体炎多见，呼吸道感染至肾炎发病的时间为为 1～2 周；夏季以皮肤感染多见，偶见猩红热，皮肤感染则见于发病前 2～3 周。

2. 身体状况 急性肾炎临床表现轻重悬殊，轻者无临床症状，仅在尿检时发现镜下血尿，重者可呈急进性过程，2 周内因病情进展迅速而危及生命，应重点评估患儿目前的体征。

（1）典型表现

1）水肿、少尿：水肿为 70%的患儿就诊的主要原因，一般初为晨起眼睑及颜面水肿，逐渐加重发展至下肢及全身，呈非凹陷性。水肿同时伴尿量明显减少，水肿一般于 2~3 周内消退，尿量随之增多。

2）血尿：起病几乎都有血尿，30%~50% 的患儿伴有肉眼血尿，其余表现为镜下血尿，尿色呈茶褐色或烟灰色水样（酸性尿），也可呈洗肉水样（中性或弱碱性尿）。肉眼血尿多持续 1~2 周消失，少数转为镜下血尿，镜下血尿可持续数月。血尿同时伴有不同程度的蛋白尿，一般为轻、中度，约 20% 的患儿可达肾病水平。

3）高血压：30%~80% 的患儿有血压升高，血压一般在（120~150）/（80~110）mmHg[（16~20）/（10.7~14.4）kPa]，多数患儿在 1~2 周随尿量增多而恢复正常。

（2）严重表现：少数患儿在起病早期（2 周之内）出现下列严重症状，若不及时治疗，可危及生命。

1）严重循环充血：常在病程第 1 周内出现，由于水钠潴留使血容量增多而出现循环充血。患儿常诉胸部不适、烦躁不安，表现为呼吸急促、肺底可闻及细小湿啰音，严重者频咳、端坐呼吸、咳粉红色泡沫样痰；肝大而硬、肝区疼痛、肝颈征阳性、心率增快、心脏扩大，甚至出现奔马律，少数患儿病情可急剧恶化。上述表现类似心力衰竭，但研究并不能证实心肌泵血功能衰竭，故称为严重循环充血。

2）高血压脑病：部分患儿由于血压骤升，超过脑血管代偿性收缩机制，脑血流灌注量增多而致脑水肿。本病常发生在疾病早期，患儿诉剧烈头痛、恶心、呕吐、一过性失明，严重者出现惊厥和昏迷。

3）急性肾功能不全：常在病程早期出现尿少、尿闭等症状，引起暂时性氮质血症、电解质紊乱和代谢性酸中毒，一般持续 3~5 日，不超过 10 日，应及时处理高钾血症和低钠血症，少数患儿若病情持续数周不恢复，则可能预后不佳。

3. 辅助检查

（1）尿常规：尿蛋白表现为 +~++，尿沉渣镜检红细胞表现为 ++~+++，最常见透明管型、颗粒管型或红细胞管型。

（2）血常规：可有轻度贫血，与细胞外液容量增多有关；外周血白细胞正常或轻度升高，与原发感染灶是否存在有关。

（3）血沉：增快，常提示疾病活动，一般患病后 2~3 个月恢复正常。

（4）血清抗链球菌抗体：咽炎患儿抗链球菌溶血素 O（ASO）升高率为 50%~80%，常于链球菌感染后 2 周左右升高，3~5 周达高峰，3~6 个月恢复正常，是诊断链球菌感染后肾炎的依据。皮肤感染者 ASO 常不升高。

（5）血清抗脱氧核糖核酸酶 B 抗体：皮肤感染的患儿中阳性率可高达 92%，是目前最有协助诊断价值的指标之一。

（6）血清补体：80%~90% 的患儿血清总补体活性（CH50）、C3 下降，多数在 6~8 周时恢复正常。

（7）肾功能：少尿期血尿素氮和肌酐可升高，肾小管功能正常。

（8）其他检查：皮肤感染患儿抗透明质酸酶抗体滴度升高；而咽炎患儿抗双磷酸吡啶核苷酸酶抗体增高。

4. 心理和社会支持状况　患儿年龄较小者，对卧床休息往往难以配合；而年长儿已开始关注社会对自己的认同和态度，除住院治疗、饮食限制、卧床休息等自身压力外，还有来自家庭及社会的压力，如中断学业，担心成绩受影响，不能与同伴玩耍，会出现紧张、焦虑等心理，表现为抱怨、烦躁等，若家长及亲友缺乏对本病的了解，会产生焦虑心理，表现为对患儿过度的关心和怜悯，从而使患儿产生自卑心理。

5. 治疗原则 本病为自限性疾病，无特异治疗方法，主要是休息，控制饮食，清除残留感染病灶及利尿、降压等对症治疗和护理。对重症患儿应加强观察和及时处理，以免并发症的发生。本病预后与病因有关，95%的患儿预后良好，不足1%的患儿可有持续尿异常，死亡患儿在1%以下，主要死因是急性肾衰竭。

【护理诊断及相关事项】

1. 体液过多 与肾小球滤过率下降有关。

2. 活动无耐力 与水、钠潴留及血压升高有关。

3. 潜在并发症 高血压脑病、严重循环充血、急性肾功能不全。

4. 知识缺乏 与家长及患儿缺乏本病的治疗知识和护理知识有关。

【预期目标】

1. 患儿尿量增加，水肿消退。

2. 患儿住院期间无高血压脑病、严重循环充血、急性肾功能不全等情况发生，或发生时得到及时处理。

3. 家长及患儿了解限制活动及饮食调整的重要意义，积极配合治疗及护理。

【护理措施】

1. 体液过多的护理

（1）休息：一般起病2周内卧床休息，可减轻心脏负担，使肾血流量增加，减少水钠潴留，减轻水肿，减少并发症的发生。待肉眼血尿消失、水肿消退、血压正常，即可下床轻微活动；血沉正常可以上学，但应避免剧烈活动，待尿常规正常3个月后或Addis计数正常可恢复正常生活。

（2）限制水、钠摄入及利尿：限制水、钠摄入，有助于减轻水肿及循环充血，减轻肾脏负担，经控制水、钠摄入仍少尿水肿者，遵医嘱给予利尿药及降血压药。常用利尿药有呋塞米，使用利尿药前后注意观察体重、水肿变化并做好记录。

（3）定期测量体重，观察尿色、尿量并按医嘱取晨尿送检，以了解病情变化。

2. 饮食护理

（1）有水肿、高血压者应限盐限水，每日食盐量以 60mg/kg 为宜，水分一般以不显性失水加尿量计算，有氮质血症者应限蛋白，每日宜给予优质动物蛋白 0.5g/kg。有肾功能不全时，禁食高钾食物。

（2）不违反饮食原则的前提下，尽量满足患儿的饮食习惯，进食清淡、易消化、富含维生素的高糖饮食，可使用其他调味品以弥补低盐口味的不足。

（3）待尿量增加、水肿消退、血压正常后，可逐步恢复到正常的饮食，以保证患儿正常生长发育的需要。

3. 病情观察

（1）预防高血压脑病的发生：根据病情测量血压，必要时行血压检测并遵医嘱服用降血压药。若患儿突然血压升高，出现剧烈头痛、恶心、呕吐、一过性失明、惊厥等，提示高血压脑病发生，应立即配合医生救治。

（2）预防严重循环充血的发生：患儿应卧床休息，保持室内安静，以免加重心脏负担，密切观察生命体征的变化，若患儿出现烦躁、呼吸增快、不能平卧、咳粉红色泡沫样痰、青紫、心率加快等表现，应让患儿取半卧位，给予吸氧，立即报告医生进行救治。

（3）预防急性肾功能不全的发生：记录24小时出入量，观察尿色、尿量，患儿尿量增加，体重下降，肉眼血尿消失，提示病情好转；若尿量持续减少，除限盐限水外，还需限制蛋白质及含钾食物的摄入，出现头痛、恶心、呕吐、惊厥等，应警惕急性肾功能不全的发生，及时报告医生，并做好透析准备。

4. 用药护理

（1）抗生素：病程早期应使用对链球菌敏感的抗菌药物，以彻底清除体内感染灶，常用青霉素10～14天，对青霉素过敏者改用红霉素，或根据细菌培养结果换用其他敏感抗菌药物。

（2）利尿药：多数患儿于起病后1～2周自发利尿，不必使用利尿药，经控制水、钠摄入者仍少尿、水肿者可用氢氯噻嗪，无效时需用呋塞米等。氢氯噻嗪应餐后服用，以减轻胃肠道刺激，静脉注射呋塞米时，要特别注意避免剂量过大，以免导致一过性耳聋，使用利尿药的同时注意观察有无水、电解质紊乱的征象。

（3）降血压药：凡经休息、控制水盐、利尿而血压仍高者应予以降血压药，首选硝苯地平，为钙通道阻滞剂，其次选卡托普利，为血管紧张素转化酶抑制剂，高血压脑病或发生肺水肿时宜选用降压效力强、起效迅速的药物，如硝普钠。硝苯地平为口服或舌下含服；卡托普利首次服用时应注意有无低血压的发生，与硝苯地平交替使用效果更佳。硝普钠通常于静脉滴注5分钟内起效，快速降压时严密监测血压、心率及药物的副作用，随时调节滴速，以每分钟$1\mu g/kg$的速度静脉滴注，最大速度不得超过$8\mu g/kg$，以防发生低血压，药液应新鲜配制，放置4小时后即不能使用，整个输液系统须用黑纸包裹或用特制的输液管，以免药物遇光分解。硝普钠的主要副作用为头痛、恶心、呕吐及情绪不稳定。

【护理评价】

患儿体温是否升高，尿量是否增加，水肿是否消退；患儿住院期间是否未发生高血压脑病、严重循环充血、急性肾功能不全等情况，或发生时得到了及时处理；家长及患儿是否了解限制活动及饮食调整的重要意义、积极配合治疗及护理。

【健康教育】

1. 根据患儿及其家长的理解程度，选择适当的方式介绍患儿的病情及护理要点，说明急性肾炎为自限性疾病，急性期95%的患儿能完全恢复，增强其战胜疾病的信心。

2. 强调限制活动和饮食管理是控制病情进展的重要措施，尤以前2周最为关键。

3. 防止链球菌感染是预防本病的重点，平常应注意锻炼身体，增强体质，一旦发生上呼吸道或皮肤感染应及时治疗。

4. 出院后2个月内应适当限制活动，定期复查尿常规，门诊随访时间一般为半年。

第三节　肾病综合征

肾病综合征（nephrotic syndrome，NS）简称肾病，是一组由多种病因引起的肾小球基底膜通透性增加，导致血浆内大量蛋白质从尿中丢失的临床综合征。临床有以下四大特点：①大量蛋白尿；②低蛋白血症；③高脂血症；④明显水肿。其中第①、②两项是诊断肾病综合征的必备条件。肾病综合征是小儿常见的泌尿系统疾病，在小儿肾脏疾病中发病率仅次于急性肾炎。1982年我国小儿肾脏病科研协作组的调查结果显示，肾病综合征患儿占同期住院泌尿系统疾病患儿的21%，发病年龄以学龄前期小儿多见，3～5岁为高发年龄，男女比例为（3～4）∶1。近年来的研究发现，肾病综合征的发病具有遗传基础，流行病学调查发现，美国黑种人小儿发病率比白种人小儿略高。

肾病综合征按病因可分为原发性肾病综合征、继发性肾病综合征和先天性肾病综合征三大类。其中90%以上为原发性肾病综合征，中华医学会儿科学分会肾脏病学组于2000年11月重新修订小儿肾小球疾病临床分型，按临床表现把原发性肾病综合征分为两型：单纯性肾病综合征和肾炎性肾病综合征。继发性肾病综合征是指在诊断明确的原发病基础上出现肾病综合征的表现，多继发于过敏性紫癜、系统性红斑狼疮及乙肝相关性肾炎等疾病，先天性肾病综合征属常染色体隐性遗传，在芬兰多见，在我国较为少见。本节重点介绍原发性肾病综合征。

目前原发性肾病综合征的病因及发病机制尚不明确。近年来已有研究证实蛋白尿与肾小球毛细血管壁结构或电化学改变有关。①单纯性肾病综合征可能与 T 细胞免疫功能紊乱有关，单纯性肾病综合征患儿肾小球滤过膜阴离子丢失，致静电屏障遭到破坏，使带负电荷的中分子血浆白蛋白漏出，如因分子滤过屏障损伤，尿中可丢失多种大中分子的蛋白。②肾炎性肾病综合征患儿的肾脏病变中常可见免疫球蛋白和补体沉着，局部免疫病理可损伤滤过膜正常的屏障作用，导致蛋白尿的发生。

肾小球基底膜的通透性增加导致大量的蛋白尿，血浆蛋白由尿中大量丢失和从肾小球滤出后被肾小管吸收分解是造成肾病综合征低蛋白血症的主要原因，肝脏合成蛋白的速度小于蛋白丢失的速度也可导致血浆蛋白降低。导致低蛋白血症的同时促进肝脏合成脂蛋白增加，大分子的脂蛋白难以从肾脏排出，导致高脂血症，临床表现为患儿血清中总胆固醇，甘油三酯，低密度、极低密度脂蛋白增高，持续高脂血症可促进肾小球硬化和肾间质纤维化。低蛋白血症使血浆胶体渗透压降低，当白蛋白低于 25g/L 时，水和电解质即由血管内外渗到组织间隙，出现水肿，低于 15g/L 时则可有胸腔积液或腹水形成。胶体渗透压降低使有效血容量减少，促使肾素-血管紧张素-醛固酮分泌增加，最终使远端肾小管对水、钠的吸收增加，导致水、钠潴留，进一步加重水肿。此外，患儿体液免疫功能降低与血清 IgG 和补体系统因子从尿中丢失有关。

本病的预后与转归主要取决于其病理类型，1979 年国际儿童肾脏病研究组对 521 例原发性肾病综合征病例观察显示最主要的病理类型是微小病变型。90%～95%的微小病变型患儿首次应用糖皮质激素有效，虽然易复发，但预后良好，灶性肾小球硬化及系膜毛细血管性肾小球肾炎预后最差。

【护理评估】

1. 健康史

（1）病原体：各种感染可以诱发，尤以上呼吸道感染常见。约 30%的患儿有病毒或细菌感染史，70%的肾病综合征复发与病毒感染有关。

（2）机体因素：患儿一般体质较好，过敏性体质的小儿较多见。注意评估是首发还是复发、病程的长短、诊断是否明确、治疗方案及治疗效果等。

2. 身体状况

（1）单纯性肾病综合征：主要症状是不同程度的水肿，常始于眼睑，逐渐遍及全身，呈凹陷性水肿。以颜面、下肢、阴囊明显。阴囊水肿时表皮透明发亮，甚至有液体渗出，严重水肿时可伴发胸腔积液和腹水而致呼吸困难，水肿严重者可少尿，一般无血尿及高血压。患儿常有面色苍白、精神萎靡、疲倦、厌食等症状。

（2）肾炎性肾病综合征：水肿一般严重，除具备肾病综合征四大特征外，凡具有以下四项中之一或多项者属肾炎性肾病综合征。①血尿：指在 2 周内进行 3 次以上离心尿检查，尿红细胞超过 10 个/HP。②反复出现高血压：学龄前期小儿＞120/80mmHg，学龄期小儿＞130/90mmHg，并排除糖皮质激素所致者。③持续性氮质血症：尿素氮＞10.7mmol/L，并排除血容量不足所致者。④持续低补体血症，CH50 和 C3 反复降低。

（3）并发症

1）感染：肾病综合征患儿易患各种感染，以上呼吸道感染最常见，占 50%以上，其次为皮肤感染、泌尿系感染及腹膜炎。此外，应防止院内感染的发生，而感染又可促使患儿病情加重。

2）电解质紊乱：常见的电解质紊乱有低钠血症、低钾血症和低钙血症，由不恰当长期忌盐，大量使用利尿药及感染、呕吐、腹泻所致。临床可有厌食、乏力、手足搐搦等表现。

3）低血容量性休克：多于起病初期或复发时，或使用利尿药大量利尿后发生，表现为视力障碍、意识不清、头痛、抽搐等脑病症状。

4）血栓形成：肾炎患儿处于高凝状态，易形成各种动、静脉血栓，以肾静脉及肺静脉血栓最常见。栓塞大多无临床症状，仅在大血管栓塞时才出现症状。患儿突发腰痛、肉眼血尿、少尿、无尿甚至急性肾衰竭，应考虑肾静脉血栓形成的可能；不明原因的咳嗽、胸痛、咯血或呼吸困难而肺部无阳性体征时要警惕肺栓塞。

5）急性肾衰竭：5%的患儿在起病或复发时并发急性肾衰竭。

3. 辅助检查

（1）尿液检查：尿蛋白多在+++～++++，可见透明管型和颗粒管型，约15%的患儿尿内可见较多红细胞。24小时尿蛋白定量＞50～100mg/kg，尿蛋白（mg/dl）/肌酐（mg/dl）＞2 。

（2）血液检查：血清总蛋白及白蛋白明显降低，血清总蛋白＜40g/L，白蛋白＜25g/L 时可诊断为低蛋白血症；血胆固醇＞5.7mmol/L 和甘油三酯升高，血沉增快，＞100mmol/h；单纯性肾病综合征肾功能多正常，肾炎性肾病综合征可有不同程度的肾功能障碍及氮质血症。

（3）血清补体测定：单纯性肾病综合征补体水平正常，肾炎性肾病综合征血清补体可降低。

（4）其他检查：多数患儿存在不同程度的高凝状态，血小板增多，血浆纤维蛋白原增加，尿纤维蛋白裂解产物增多；对怀疑血栓形成者可行彩色多普勒检查，对糖皮质激素治疗耐药或频繁复发者，必要时可行经皮肾穿刺活检。

4. 心理和社会支持状况　本病患儿发病年龄多为3～5 岁，自我概念已逐步形成，开始重视家庭及社会的评价，治疗时长期使用糖皮质激素，会造成患儿形象的改变从而产生自卑心理，表现为情绪低落、不愿合作等，甚至放弃治疗；长时间的治疗和护理活动、饮食的限制，与同伴的分离及学习的中断等产生焦虑心理，出现烦躁、抑郁等表现。年长儿还会因病情反复，担心加重家庭的经济负担而感到自责。患儿因家长及同学的过度关心产生依赖心理，家长因对本病知识的缺乏了解，担心预后及复发而产生焦虑等心理。

5. 治疗原则　本病的主要治疗方案是尽早选用糖皮质激素，临床首选泼尼松。泼尼松治疗方案分为短程疗法和中长程疗法两种。短程疗法全疗程共8 周，但因骤然停药容易复发，目前国内很少用。中程疗法全疗程为6个月，长程疗法全疗程为9～12个月。国内初治病例一般采用中长程疗法，糖皮质激素治疗不佳的患儿，在小剂量糖皮质激素隔日使用的同时可加用免疫抑制剂，如环磷酰胺、苯丁酸氮芥及雷公藤总苷等。其次是对症治疗，如防治感染、抗凝及纤溶药物疗法、应用免疫调节剂及饮食管理。

【护理诊断及相关事项】

1. 体液过多　与低蛋白血症导致的水、钠潴留有关。

2. 营养失调：营养低于机体需要量　与大量的蛋白质从尿中丢失、摄入量减少有关。

3. 潜在并发症　药物副作用、电解质紊乱。

4. 有感染的危险　与免疫力低下、激素的应用有关。

5. 焦虑　与病程长及病情反复、与同伴分离及形象改变有关。

【预期目标】

1. 水肿减轻或消退，体液分布正常；尿蛋白减少或转阴。

2. 患儿能摄入足够的营养物质，满足其生长发育的需要。

3. 住院期间未并发皮肤损伤及各种感染，无电解质紊乱发生。

4. 患儿对外形改变造成的影响有正确的认识，焦虑程度减轻或消失，愿意接受治疗和护理。

【护理措施】

1. 减轻水肿及其危害

（1）休息：患儿除高度水肿、并发感染或严重高血压外，不必严格限制活动，即使卧床也要经常变换体位，防止静脉血栓形成。胸腔积液、腹水严重致呼吸困难时，应采取半卧位，可扩大胸腔容量，缓解呼吸困难。病情缓解后，可适当增加活动量，但不要过度劳累。

（2）利尿：一般不需要常规使用利尿药，当水肿较重尤其是有腹水时，或因感染不能使用激素时，可配合使用利尿药。但需密切观察以防低血容量性休克及电解质紊乱的发生。常用利尿药有氢氯噻嗪、呋塞米及低分子右旋糖酐等。

（3）评估水肿情况：每日记录 24 小时液体出入量并测量体重一次，按压水肿部位根据凹陷程度来判断水肿程度，有腹水者需每日测腹围一次，以观察腹水消长情况。

2. 饮食护理

（1）一般患儿不需要特别限制饮食，有明显水肿或高血压时应短期限制钠盐的摄入，每日食盐量以 1～2g 为宜，病情缓解不必继续限盐，过分限盐易造成低钠血症及食欲低下。水分一般以不显性失水加尿量计算。

（2）大量蛋白尿期间，蛋白质每日摄入量为 1.5～2.0g，以高生物效价的优质蛋白（如乳类、蛋、牛肉、家禽等）为宜，有氮质血症者应限蛋白，每日宜给优质动物蛋白 0.5g/kg。

（3）待尿量增加、水肿消退、血压正常后，可逐步恢复到正常的饮食，以保证患儿正常生长发育的需要。

（4）注意补充各种维生素及矿物质，在应用糖皮质激素治疗的过程中每日应给予维生素 D 400U 及适量钙剂。

（5）为减轻高脂血症应少食动物性脂肪，多食植物性脂肪，同时增加富含可溶性纤维的食物，如燕麦及豆类等。

3. 预防感染

（1）肾病综合征患儿应与感染性疾病患儿分室收治，加强隔离，病房应通风换气，每日消毒，个人物品注意清洁，减少探视人数，避免交叉感染。

（2）向家长及患儿解释预防感染的重要性，肾病综合征患儿由于免疫力低下易并发各种感染，而感染又可导致病情加重或复发，甚至危及生命安全。

（3）密切观察有无感染迹象，注意口腔卫生，检测体温及白细胞。

4. 皮肤护理

（1）患儿平时应注意保持皮肤清洁、干燥，及时更换内衣，勤剪指甲，以免抓伤皮肤。保持床铺整洁，被褥松软，以免损伤皮肤，经常翻身，防止局部受压过久而产生压疮；腋窝及腹股沟每日擦洗 1～2 次，并保持干燥，臀部及四肢水肿严重时，受压部位衬垫棉圈，或用气垫床；阴囊水肿时用棉垫或吊带托起，皮肤破损处可涂碘伏预防感染。

（2）严重水肿时应尽量避免肌内注射药物，以防药液外渗，导致注射部位皮肤潮湿或糜烂，引发感染，如需静脉注射时，应严格执行无菌操作，尽量一次穿刺成功，注射后按压皮肤至不渗液为止。

5. 用药护理

（1）糖皮质激素：目前国内多采用中、长程疗法。首选泼尼松，每日 2mg/kg，全天最大剂量不超过 60mg，分 3～4 次口服，若尿蛋白 4 周内转阴，则至转阴后最少巩固 2 周再开始减药，改为隔日 2mg/kg 早餐后顿服，以后每 2～4 周均匀减量 1 次，均匀递减直至停药，疗程必须达 6 个月（中程疗法）。若开始治疗后 4 周尿蛋白未转阴，可继服至尿蛋白转阴后 2 周，一般不超过 8 周，以后再改为隔日 2mg/kg 早餐后顿服，继用 4 周，以后每 2～4 周减量 1 次，直至停药，疗程达 9～12 个月（长程疗法）。治疗期间注意每日尿蛋白、尿量及血压的变化情况，治疗过程中应严格遵医嘱发药，保证患儿按时服药。服药期间注意观察激素的副作用，如库欣综合征、消化性溃疡、骨质疏松及诱发感染等，警惕突然停药导致内分泌代谢疾病危象的发生。遵医嘱及时补充维生素 D 及钙剂，平时注意保护胃黏膜，如喝牛奶或进软食，不吃坚硬或刺激的食物。

（2）利尿药：应用利尿药时注意用药剂量及用药时间，并发严重的低蛋白血症时，先静脉滴注低分子右旋糖酐 30～60 分钟后再用呋塞米，可获得满意的疗效。严重水肿的患儿应用利尿药时应特别注意尿量、血压及电解质情况，因大量利尿可加重血容量不足，导致低血容量性休克和静脉血栓，还应注意有无电解质紊乱的发生。

（3）免疫抑制剂：肾病综合征频繁复发的患儿，对激素依赖、无效或治疗中出现严重副作用的患儿，可加用免疫抑制剂（如环磷酰胺、苯丁酸氮芥及雷公藤总苷等）。治疗期间注意白细胞下降、脱发、肝功能损伤、胃肠道反应及出血性膀胱炎，远期主要副作用为性腺损伤。使用时应小剂量、短疗程、间断用药及避免青春期用药，用药期间应多饮水和定期复查血象。

（4）抗凝和溶栓疗法：能改善肾病综合征的高凝状态和纤溶障碍，增强患儿对激素的敏感性，从而达到理想的治疗效果，用药过程中需检测凝血时间及凝血酶原时间，常用肝素、尿激酶及双嘧达莫等。

6. 心理护理　多与患儿及其家长交谈，使其了解自己的治疗方案和预后，并配合医护人员积极治疗，对战胜疾病充满信心。指导家长多给患儿心理支持，保持良好的情绪，正确认识使用药物所导致的满月脸、脱发等形象改变，根据不同患儿的年龄尽可能提供一些娱乐及游戏活动，对学龄期患儿可帮助联系其同学及老师前来探望，督促家长帮其补习功课，给予表扬鼓励。

【护理评价】

患儿水肿是否减轻或消退，体液分布是否正常；尿蛋白是否减少或转阴；患儿能否摄入足够的营养物质，以满足其生长发育的需要；患儿住院期间是否并发皮肤损伤及各种感染，有无电解质紊乱发生；患儿对外形改变造成的影响是否有正确的认识，焦虑程度是否减轻或消失，是否愿意接受治疗和护理。

【健康教育】

1. 强调激素治疗的重要性，做好长期服药的健康指导，使患儿及家长主动配合并坚持按计划服药，以防擅自停药或不连续服药造成复发。出院后应门诊定期随访，遵医嘱逐渐递减激素剂量直至停药。

2. 让家长了解感染是本病最常见的并发症及复发的诱因，应采取有效的措施避免感染，不到人多的公共场所去，一旦发生感染及时治疗。须在病情完全缓解且停用激素 3 个月后才可进行预防接种。

3. 多与家长和患儿交流，教会家长和较大小儿学会用试纸检测尿蛋白的变化、如何自己观察并发症的早期表现，对使用药物导致的形象改变，做好心理疏导，以防引起自卑、焦虑的情绪。患儿在恢复期可参加轻松的娱乐活动，以增强自信心，积极配合治疗 。

4. 指导出院后定期门诊随访，让家长了解到肾病综合征的预后主要取决于病理类型，激素治疗无效、耐药或频繁复发时，动员家长配合争取肾穿刺活检，以明确病理类型，以便重新调整治疗方案和评价预后。

第四节　泌尿系感染

泌尿系感染又称尿路感染（urinary tract infection，UTI），是指病原体直接侵入尿路，并在尿液中繁殖，侵犯尿路黏膜或组织而引起的炎性损伤，是小儿常见的泌尿系统疾病之一。1987 年全国调查显示，尿路感染占泌尿系统疾病的 12.5%，发病年龄多在 2～5 岁，小儿泌尿道感染的发病率随性别、年龄不同而异，新生儿及 2 岁以下的婴幼儿男孩发病率高于女孩，但 2 岁以上的小儿及成人，女性的发病率普遍高于男性。20 世纪 80 年代国内进行的全国儿童泌尿系统疾病流行病学调查资料表明，随年龄增长女孩发病率显著高于男孩。尿路感染按感染部位可分为上尿路感染（肾盂炎和肾盂肾炎）和下尿路感染（膀胱炎和尿道炎），根据有无临床症状可分为症状性尿路感染和无症状性尿路感染，无症状性菌尿多见于学龄期女孩，临床无任何症状，仅在普查时发现细菌尿。

细菌引起的尿路感染的发病机制错综复杂,其发生是个体的内在因素与细菌致病性相互作用的结果。

【护理评估】

1. 健康史

(1)病原体:尿路感染常见的致病菌是细菌、真菌和支原体,细菌多数为革兰氏阴性杆菌,60%~80%为大肠埃希菌,其次为克雷伯菌、变形杆菌,少数为肠球菌和葡萄球菌。真菌感染常见于长期使用广谱抗菌药物和皮质激素的患儿。

(2)机体因素

1)小儿泌尿系统解剖生理特点:小儿输尿管长而弯曲,易于扩张而发生尿潴留;婴幼儿使用尿布,尿道口常受细菌污染,女孩尿道短而直,男孩因包皮过长易积垢,均易致上行性感染。

2)尿路畸形:如膀胱输尿管反流、尿路梗阻和输尿管狭窄等均会使细菌在尿路潴留,增加尿路感染的危险性。

3)免疫缺陷:尿道和膀胱分泌的 SIgA 能阻断细菌在黏膜表面黏附,防止感染上行,若 SIgA 生成不足和局部黏膜缺氧缺血,则易增加发生膀胱输尿管反流的机会,是诱发尿路感染的重要因素。

(3)感染途径

1)血源感染:病原菌自局部病灶或全身感染,引起菌血症或败血症,细菌通过血液到达肾脏,引起尿路感染。

2)上行性感染:是尿路感染最主要的感染途径,致病菌从尿道口上行进入膀胱、输尿管及肾脏,导致感染。

3)淋巴感染和直接蔓延:结肠内的细菌可通过淋巴管感染肾脏,肾脏周围组织感染(如肾周脓肿、阑尾炎)可直接蔓延,盆腔炎可通过输尿管周围淋巴管播散至肾脏引起尿路感染。

2. 身体状况

(1)急性感染:随患儿年龄组的不同而存在较大差异,一般年龄越小,全身症状越明显。

1)新生儿:症状不典型,以全身症状为主,患儿常有败血症、脑膜炎及全身中毒等情况发生,表现为发热或体温不升、苍白、拒奶、呕吐腹泻、体重不增、伴有黄疸者多见,甚至发生嗜睡、惊厥等神经系统症状。

2)婴幼儿:发热为最突出的表现,全身症状重,表现为拒食、呕吐、腹胀、腹泻等,局部症状轻微或缺如,仔细观察可发现有排尿时哭闹、排尿中断及夜间遗尿等。尿路刺激症状随年龄增长而逐渐明显。

3)年长儿:表现与成人相似,上尿路感染时全身症状明显,表现为发热、寒战、腹痛、腰痛及肾区叩击痛等,多伴有尿路刺激症状,下尿路感染时以膀胱刺激症状为主,表现为尿频、尿急、尿痛等,尿液浑浊,偶见肉眼血尿。

(2)慢性感染:病程多持续在 1 年以上,症状轻重不等,轻者可无症状,反复发作者有低热、贫血、消瘦、乏力、生长迟缓或肾功能不全,尿路刺激症状可间歇出现,女孩可表现为无症状菌尿,易漏诊。

3. 辅助检查

(1)尿常规:取清晨首次清洁中段尿行离心沉渣镜检,白细胞>10 个/HP,即可怀疑尿路感染,但对新生儿意义不大。

(2)尿细菌培养:为诊断尿路感染的重要依据。其结果分析应结合患儿性别、有无症状、细菌种类及繁殖力综合评价。清洁中段尿培养阳性,如菌落计数≥10^5/ml 可明确诊断,10^4~10^5/ml 为可疑,<10^4/ml 系污染。对于球菌,特别是粪链球菌,中段尿菌落计数≥10^3/ml 也可诊断,通过耻骨上膀胱穿刺获取的尿培养,只要发现细菌生长,即有诊断价值。

（3）尿涂片法找细菌：取一滴新鲜尿直接涂片做亚甲蓝或革兰氏染色，在油镜下找细菌，每个视野≥1个细菌，表明尿内菌落计数≥10^5/ml，提示尿路感染。

（4）亚硝酸盐试纸条试验（Griess试验）：大肠埃希菌、副大肠杆菌能将尿中硝酸盐还原成亚硝酸盐，呈阳性反应；变形杆菌及革兰氏染色阳性球菌呈阴性反应。

（5）其他检查：对反复感染或迁延不愈者应进行影像学检查，观察有无泌尿系畸形或膀胱输尿管反流、慢性肾损伤或瘢痕形成，常用的检查有B超、静脉肾盂造影、排泄性膀胱尿路造影、动静态核素造影及CT扫描等。

4. 心理和社会支持状况　本病见于各年龄组患儿，心理差异较大，因本病有尿急、尿频的表现，可引起患儿不良情绪反应，婴儿表现为哭闹，幼儿表现为行为退化及习惯的改变，年长儿因自尊心，怕被别人嘲笑而紧张不安，尿痛剧烈的患儿，可能因此拒绝排尿，不愿配合护理。少数出现血尿的患儿，家长及患儿会产生恐惧感，应与家长及患儿多交流，加强对本病的认知，积极配合治疗和护理，消除紧张心理。

5. 处理原则　尿路感染治疗的关键是控制感染、根除病原体、去除诱因及防止复发。其中主要的治疗是选择敏感、有效的抗菌药物，对怀疑尿路感染的患儿，应尽快做尿常规和清洁中段尿培养，尽可能确定感染菌株，指导临床正确用药，经合理治疗后多数患儿可于2周内痊愈，但仍有50%复发或再感染，再发性尿路感染如不及时去除诱因，反复发作可致慢性感染，学龄期小儿最易形成瘢痕肾，如不能有效控制，迁延多年最终发展成慢性肾衰竭。

【护理诊断及相关事项】

1. 体温过高　与感染有关。

2. 排尿异常　与膀胱、尿道炎症有关。

3. 潜在并发症　药物副作用。

【预期目标】

1. 患儿感染症状得到控制，体温恢复正常。

2. 患儿膀胱刺激症状改善或消失，能正常排尿。

【护理措施】

1. 维持体温正常

（1）休息：保持室内空气清新，温度适宜，急性期需卧床休息，保持皮肤、口腔清洁，鼓励患儿大量饮水，以利降温；勤排尿，通过增加尿量起到冲洗尿路作用，促进细菌和病毒的排出。

（2）饮食：发热患儿宜给予流质或半流质饮食，供给易消化的食物，含足够热量、丰富蛋白质和维生素，以增强机体抵抗力。

（3）对症处理：监测体温变化，对高热患儿予以物理降温，对严重高热伴头痛、腰痛的患儿应给予解热镇痛药缓解症状，采取退热措施后1小时内复测体温一次，并记录降温效果。

2. 减轻排尿异常

（1）保持会阴部清洁：便后冲洗外阴应从前向后，避免污染尿道口，小婴儿要勤换尿布，开水烫洗及阳光暴晒，幼儿尽量不穿开裆裤。

（2）尿道刺激症状明显时，可酌情应用山莨菪碱等抗胆碱药解痉，或服用碳酸氢钠碱化尿液，以减轻膀胱刺激症状，也可每日用1：5000的高锰酸钾温水冲洗外阴。

（3）送检尿标本：入院后前3天，每日送检尿常规，以后按医嘱留取尿常规，尽量留中段尿做培养，取尿时要做到无菌操作，标本要在30分钟内送检，以免变质。

3. 用药护理　正确选用抗菌谱广、杀菌效强的抗菌药物，轻型和下尿路感染首选复方磺胺甲噁唑或呋喃妥因，上尿路感染应选两种敏感的抗菌药物，一般在上述基础上加用氨苄西林、头孢噻肟钠及头孢曲松钠等；慢性尿路感染或复发性尿路感染为防再发，均应在常规疗程后改用复方磺胺甲噁唑或头孢氨苄维持 4～6 个月。口服抗菌药物应饭后服用以减轻恶心、呕吐等胃肠道反应，服用磺胺药时提醒患儿要多饮水，注意有无血尿、少尿及过敏现象。

【护理评价】

患儿感染症状是否得到控制，体温是否恢复正常；患儿膀胱刺激症状是否改善或消失，是否能正常排尿。

【健康教育】

1. 向家长及患儿介绍本病的护理及预防要点，如幼儿不穿开裆裤或紧身裤，婴幼儿需勤换尿布，外阴保持清洁，单独使用洁具，减少细菌污染尿道，防止感染。及时处理男婴包茎，减少感染因素。婴幼儿衣物与成人衣物分开洗涤，以免交叉感染。

2. 指导患儿按时服药，定期复查，以防复发与再感染。向家长解释留取中段尿培养、清洁外阴的目的是防止尿液污染，影响检查结果，便于家长理解配合。

3. 平时注意饮食营养，增强体质，注意个人卫生，预防及根治蛲虫病，提高机体抗病能力。

第十章 造血系统疾病患儿的护理

第一节 小儿造血和血液特点

一、造血特点

小儿造血分胚胎期造血和出生后造血。

1. 胚胎期造血 根据造血组织发育与造血部位发生的先后，可分为三个阶段。

（1）中胚叶造血期：在胚胎的第 3 周始出现卵黄囊造血，之后在中胚叶组织中出现广泛的原始造血成分，主要是原始的有核红细胞，从胚胎的第 6 周后，中胚叶造血开始衰退。

（2）肝脾造血期：在胚胎的第 6~8 周肝脏开始造血，成为胎儿中期的主要造血部位。主要造有核红细胞，也生产少量粒细胞和巨核细胞，第 4~5 个月时达高峰，至胚胎 6 个月，肝脏造血逐渐减退。约在胚胎第 8 周脾脏开始造血，主要生成红细胞，到第 12 周时出现淋巴细胞和单核细胞，至胚胎 5 个月后脾脏停止造红细胞和粒细胞，而造淋巴细胞的功能维持终身。

胸腺在胚胎第 8 周时出现，开始生成淋巴细胞并维持终身；淋巴结自胚胎第 4 个月开始具有造淋巴细胞的功能，并成为终身造淋巴细胞和浆细胞的器官。

（3）骨髓造血期：胚胎第 6 周时骨髓腔发育，直至胎儿 6 个月时才开始造血，并迅速成为造血的主要器官，出生 2~5 周后成为唯一的造血场所。

2. 出生后造血

（1）骨髓造血：骨髓为出生后主要的造血器官，生成各种血细胞。婴幼儿所有骨髓均为红髓，全部参与造血以满足生长发育的需要。5~7 岁时长骨中的红髓逐渐被脂肪组织（黄髓）所代替，因此到 18 岁时红髓仅限于肋骨、胸骨、脊柱、骨盆、颅骨及长骨近端。黄髓仍具有潜在的造血功能，当造血需要增加时，可变为红髓而恢复造血功能。小儿在出生后前几年由于缺少黄髓，故造血代偿力低，如果造血需要增加，就易出现骨髓外造血。

（2）骨髓外造血：在正常情况下，骨髓外造血极少，当发生感染性或溶血性贫血等需要增加造血时，肝、脾和淋巴结可随时适应需要，恢复到胎儿时期的造血状态而出现肝、脾、淋巴结肿大，同时外周血中可出现有核红细胞和（或）幼稚粒细胞。这是小儿造血器官的一种特殊反应，称为"骨髓外造血"。当病因去除后，又可恢复正常的骨髓造血。

二、血液特点

1. 红细胞数和血红蛋白量 胎儿期处于相对缺氧状态，红细胞生成素合成增加，故红细胞数和血红蛋白量较高，出生时红细胞数为（5.0~7.0）×10^{12}/L，血红蛋白量为 150~220g/L。出生后随着自主呼吸的建立，血氧含量增加，红细胞生成素减少，骨髓暂时性造血功能降低，网织红细胞减少，胎儿红细胞寿命短且破坏多（生理性溶血），婴儿生长发育迅速，循环血量迅速增加，红细胞数和血红蛋白量逐渐降低，至出生后 2~3 个月时（早产儿较早）红细胞数降至 3.0×10^{12}/L，血红蛋白量降至 110g/L，出现轻度贫血，称为"生理性贫血"。"生理性贫血"呈自限性经过，3 个月后由于红细胞生成素的增加，红细胞数和血红蛋白量又逐渐上升，约 12 岁时达到成人水平。

2. 白细胞数与分类 出生时白细胞总数为（15~20）×10^9/L，出生后 6~12 小时达（21~28）×10^9/L，以后逐渐下降，1 岁时平均为 12×10^9/L，婴儿期白细胞维持在 10×10^9/L 左右，8 岁以后接近成人水平。

在白细胞分类中，其特点是中性粒细胞（N）与淋巴细胞（L）比例的变化，出生时中性粒细胞约占 65%，淋巴细胞约占 30%，随着白细胞总数的下降，中性粒细胞比例也相应下降，出生后 4～6 天两者比例相等（第 1 次交叉），之后淋巴细胞比例上升约占 60%，中性粒细胞占 35%，至 4～6 岁时两者又相等（第 2 次交叉），7 岁以后白细胞分类与成人相似。

3. 血小板数 与成人相似，为（150～250）×10⁹/L。

4. 血红蛋白的种类 出生时血红蛋白以胎儿型血红蛋白（HbF）为主，平均占 70%，成人型血红蛋白（HbA）约占 30%，出生后 HbF 迅速被 HbA 所替代，1 岁时 HbF 不超过 5%，2 岁时 HbF 不超过 2%，达到成人的水平，HbA 约占 95%。

5. 血容量 小儿血容量相对较成人多，新生儿血容量约占体重的 10%，小儿血容量占体重的 8%～10%，成人血容量占体重的 6%～8%。

第二节 贫 血

一、小儿贫血的概述

（一）贫血的定义

贫血（anemia）是指外周血中单位容积内的红细胞数或血红蛋白量低于正常。WHO 规定：血红蛋白值的低限在 6 个月～6 岁为 110g/L，6～14 岁为 120g/L，海拔每升高 1000m，血红蛋白上升 4%，低于此值称为贫血。我国小儿血液学会议暂定：新生儿期血红蛋白＜145g/L，1～4 个月时＜90g/L，4～6 个月时＜100g/L 者为贫血。

（二）贫血的分类

1. 贫血程度分类 可依据外周血中血红蛋白含量或红细胞数将贫血分为轻、中、重、极重四度。①血红蛋白从正常下限至 90g/L 为轻度，～60g/L 为中度，～30g/L 为重度，＜30g/L 为极重度。②新生儿血红蛋白值 144～120g/L 为轻度，～90g/L 为中度，～60g/L 为重度，＜60g/L 为极重度（表 10-1）。

表 10-1 贫血程度分类

	轻度	中度	重度	极重度
血红蛋白（g/L）	～90	～60	～30	＜30
红细胞（×10¹²/L）	～3	～2	～1	＜1

2. 病因分类 有利于明确贫血的性质，对诊断和治疗都有一定意义。可根据贫血的原因将其分为三类。

（1）红细胞和血红蛋白生成不足：①营养性贫血，由缺乏造血物质引起，如缺铁性贫血，维生素 B₁₂ 或叶酸缺乏所致的巨幼细胞贫血、铜缺乏等；②再生障碍性贫血，骨髓造血功能衰竭及各种原因（如放射线、化学物质及药物等）所致的骨髓抑制；③感染性、炎症性及癌症性贫血，如小儿风湿热、系统性红斑狼疮等。

（2）溶血性贫血：表现如下。①红细胞内在异常：红细胞膜结构异常如遗传性球形红细胞增多症等，红细胞酶缺陷如葡萄糖-6-磷酸脱氢酶（G-6-PD）缺乏等，血红蛋白合成与结构异常如地中海贫血。②红细胞外在异常：免疫因素如新生儿溶血病等，非免疫因素如物化因素及脾功能亢进等。

（3）失血性贫血：①急性贫血，如创伤性大出血；②慢性贫血，如溃疡病等引起的贫血。

3. 形态分类 根据检测红细胞数、血红蛋白量和血细胞比容计算红细胞平均容积（MCV）、红细胞平均血红蛋白（MCH）和红细胞平均血红蛋白浓度（MCHC）的结果，将贫血分为四类

（表 10-2）。临床多采用病因分类，形态分类有助于病因推断。

表 10-2　贫血的细胞形态分类

	MCV（fl）	MCH（pg）	MCHC（%）
大细胞性贫血	>94	>32	32～38
正细胞性贫血	80～94	28～32	32～38
单纯小细胞性贫血	<80	<28	32～38
小细胞低色素性贫血	<80	<28	<32
正常值	80～94	28～32	32～38

二、营养性缺铁性贫血

营养性缺铁性贫血（nutritional iron-deficiency anemia，NIDA）是由于体内铁缺乏导致血红蛋白合成减少的一种贫血，临床上以小细胞低色素性贫血、血清铁蛋白减少和铁剂治疗有效为特点。缺铁性贫血是小儿最常见的一种贫血，遍及全球，以 6 个月至 2 岁的婴幼儿发病率最高，对小儿的生长发育危害较大，是我国儿科工作者需要重点防治的疾病之一。

人体总铁量中约 2/3 用于合成血红蛋白和肌红蛋白，另外 1/3 为储存铁，以铁蛋白及含铁血黄素的形式存在于肝、脾和骨髓中，极少量构成人体内必需的含铁酶。铁的来源主要有两种途径：① 从食物中摄取的铁；②衰老的红细胞释放出来的铁。正常情况下，食物中的铁经十二指肠和空肠上部吸收到血液，一部分与细胞内的去铁蛋白结合形成铁蛋白，作为储存铁，另一部分与血浆中的转铁蛋白结合后，转运到需铁的组织（如骨髓）。肠黏膜细胞对铁的吸收有调节作用，这种调节又通过体内储存铁和转铁蛋白受体来调控。铁到达骨髓造血组织后即进入幼红细胞，在线粒体中与原卟啉结合形成血红素，血红素再与珠蛋白结合形成血红蛋白。在体内未被利用的铁以铁蛋白及含铁血黄素的形式储存。在机体需要铁时，这两种铁均可被利用。

铁是合成血红蛋白的原料，缺铁时血红蛋白合成减少，新生的红细胞内血红蛋白含量不足，胞质减少，细胞变小；而缺铁对红细胞的增殖、分裂影响较小，故红细胞数量减少的程度不如血红蛋白减少明显，形成小细胞低色素性贫血。当铁供应不足时，储存铁可供造血所需，故缺铁早期无贫血表现，而是要经过三个阶段：①铁减少期（ID）：此期体内储存铁减少，但是供红细胞制造血红蛋白的铁尚未减少。②红细胞生成缺铁期（IDE）：此期储存铁进一步耗竭，红细胞生成所需的铁亦不足，但循环中血红蛋白量尚不减少。③缺铁性贫血期（IDA）：此期出现小细胞低色素性贫血和一些非造血系统的症状。

缺铁可影响肌红蛋白的合成，使体内许多含铁酶的活性降低，如单胺氧化酶、过氧化物酶等，由于这些含铁酶与多种生物功能密切相关，如生物氧化、组织呼吸及神经化学反应。因此，铁缺乏造成酶活性降低，细胞功能紊乱而产生一系列非造血系统的症状，如易疲劳、体力减弱、表情淡漠、注意力不集中和记忆力减退等。缺铁还可引起皮肤、黏膜上皮损伤，出现口腔炎、舌炎及反甲等。

缺铁性贫血是可以预防的，主要是做好卫生宣传工作，使全社会尤其是家长认识到缺铁对小儿健康的危害及做好预防工作的重要性，使之成为小儿保健工作中的重要内容之一。

【护理评估】

1. 健康史

（1）储铁不足：胎儿妊娠最后 3 个月从母体获得的铁最多，足够满足其出生后 4～5 个月之所需，早产、多胎、胎儿失血及母亲患严重缺铁性贫血等均可使胎儿储铁减少。

（2）铁摄入不足：是造成缺铁性贫血的主要原因。人乳、牛乳及谷物含铁量均低，吸收率也不同，人乳中铁的吸收率比牛乳高很多，肉类、鱼类、肝脏等动物性食物中铁的吸收率为 10%～

25%，谷物等植物中铁的吸收率仅为 1%左右，因此约 4 个月月龄的婴儿要增加含铁丰富的辅食。年长儿挑食、偏食等也可导致铁的摄入不足。

（3）生长发育快：婴儿期生长发育较快，5 个月和 1 岁时的体重分别为出生时的 2 倍和 3 倍，随着体重增加，血容量也增加较快，未成熟儿的体重增加更快，如不及时添加含铁丰富的辅食，则易导致缺铁。

（4）铁吸收减少或丢失过多：食物的成分不同对铁的吸收产生的影响也不同，如维生素 C、果糖、氨基酸等还原物质可促进铁的吸收，植物纤维、茶、牛奶、蛋、咖啡等可抑制铁的吸收，所以食物搭配不合理可影响铁的吸收，慢性腹泻、消化道畸形、钩虫病及肠息肉等均可导致铁吸收障碍或丢失过多。婴儿饮用不加热的鲜牛奶，可因对蛋白过敏而致肠出血。

2. 身体状况 起病缓慢，大部分患儿不能确定发病时间，不少患儿因其他疾病就诊时才发现患有本病。

（1）一般表现：面色及皮肤逐渐苍白，以唇、口腔黏膜及甲床最明显，不爱活动，易疲乏，年长儿可诉头痛、眼前发黑。

（2）髓外造血表现：肝、脾、淋巴结轻度肿大，年龄越小，病程越久，贫血越重，肿大也越严重。

（3）非造血系统表现

1）消化系统症状：食欲缺乏，常伴有呕吐、腹泻，部分患儿会出现口腔炎、舌炎及舌乳头萎缩，少数患儿有异食癖，如喜食泥土、墙皮、生米等。

2）神经系统症状：表现为烦躁不安或萎靡不振，年长儿常精神不集中，记忆力减退，上课不专心听讲，智力多数低于同龄儿，由此影响到小儿之间的交往及学习能力和思维活动。

3）心血管系统症状：贫血明显时心率增快、心脏扩大，严重者可发生心力衰竭。

4）其他：因免疫功能低下，常合并各种感染，因上皮组织异常而出现指甲菲薄、反甲等。

3. 辅助检查

（1）血常规：血红蛋白降低比红细胞数减少明显，呈小细胞低色素性，外周血涂片可见红细胞大小不等，以小细胞为主，中央淡染区扩大，MCV、MCH 及 MCHC 均降低，网织红细胞数正常或轻度降低，白细胞、血小板一般无特殊变化。

（2）骨髓象：幼红细胞增生活跃，以中、晚幼红细胞增生为主，各期红细胞均较小，胞质成熟度落后于细胞核，粒细胞和巨核细胞系一般无明显改变。

（3）有关铁代谢的检查：①血清铁蛋白 （SF）降低，SF 可反映体内储存铁的情况，是诊断缺铁 ID 期的敏感指标；②红细胞游离原卟啉（FEP）增高，是缺铁 IDE 期的典型表现；③血清铁（SI）、转铁蛋白饱和度（TS）降低，总铁结合力（TIBC）增高，此三项检查反映血浆中铁的含量常在 IDA 期才有异常；④骨髓可染色铁，骨髓涂片用普鲁氏兰染色、镜检，铁幼粒细胞数减少，是反映体内储存铁的敏感而可靠的指标。

4. 心理和社会支持状况 由于缺铁性贫血多发生在婴幼儿时期，其心理改变不明显，注意评估家长是否能认识到本病对小儿体格、智力发育的影响，年长儿因病情较重、病程较长，不能与同龄健康儿一起尽情玩耍、游戏，学习时注意力不集中，理解力较差，学习成绩不理想，都会使患儿产生焦虑、自卑等心理。家长应正确对待，及时了解防治贫血知识的重要性。对有异食癖的患儿，家长和社会不要过多责备，要积极治疗原发疾病，以免对患儿心理造成不良影响。

5. 处理原则 本病的治疗原则是去除病因、合理喂养、补充铁剂及防治感染。

【护理诊断及相关事项】

1. 活动无耐力 与贫血致组织、器官缺氧有关。

2. 营养失调：低于机体需要量 与铁的供应不足、先天储备不足、丢失或消耗过多有关。

3. 潜在并发症　感染、心力衰竭、药物副作用。

【预期目标】

1. 患儿活动耐力增加，疲乏无力逐步得到改善。

2. 消除缺铁因素，家长及患儿配合纠正不良的饮食习惯，合理搭配膳食。

3. 指导家长及患儿正确服用铁剂，保证铁的摄入。

【护理措施】

1. 注意休息，适量活动　根据患儿日常生活与活动的耐受力制订休息方式、活动强度及每次活动持续的时间，以不感到疲乏为度。注意观察病情，调整活动强度。

（1）轻、中度贫血患儿，生活要有规律，睡眠充足，不必严格限制日常活动，做适合个体的活动，注意其剧烈活动后易感疲劳，甚至头晕，活动间歇应保证休息。

（2）对易烦躁、激动的患儿，护理人员应耐心细致，护理操作时应轻柔，集中进行；在病室内尽量保持安静，避免因哭闹而加重病情。

（3）重度贫血患儿，因组织缺氧可有心悸、气喘等表现，活动后症状明显加重，应卧床休息，必要时吸氧以保护心脏功能，定时测量心率。

2. 饮食护理

（1）指导家长合理喂养，及时添加含铁丰富的辅食，如动物肝、瘦肉、动物血（如鸡血、鸭血），植物性食物（如桂圆、银耳、香菇、豆类、紫菜、海带及黑木耳等），注意食物搭配，避免同时食用茶、钙剂、咖啡、牛奶、麦麸、植物纤维等可抑制铁吸收的食品。

（2）告知家长及年长儿不良饮食习惯会导致缺铁性贫血的发生，协助家长纠正患儿的不良习惯。若婴幼儿食欲较差，家长应创造良好的进食环境，经常变换食物，提高烹调技术，以增加患儿食欲；根据具体情况遵医嘱可服用助消化药物。

（3）指导家长及早添加铁剂，对 4 个月月龄成熟儿每日给予铁剂约 1.5mg/kg，对 2 个月月龄早产儿每日给予铁剂约 2mg/kg，但日总量不能超过 15mg。

（4）婴儿提倡母乳喂养，人乳中铁的含量虽与牛乳相似，但吸收率却高达 49%，而牛乳仅为 4%，鲜牛乳需经过加热后才能喂养婴儿，以免因过敏而造成肠出血，婴儿 4 个月时应添加含铁丰富的辅食，6 个月后应逐步减少每日乳类的摄入量，以便增加含铁丰富的固体食物。

3. 正确应用铁剂

（1）铁剂是治疗缺铁性贫血的特效药，采用二价铁口服补铁易吸收，常用的有硫酸亚铁、富马酸亚铁、多糖铁复合物等，剂量为元素铁每日 4～6mg/kg，分 3 次口服，一次量元素铁不应超过 1.5～2.0mg/kg，此剂量吸收率最高，且安全、副作用小。

（2）口服铁剂时应告知家长有胃肠道反应，如恶心、呕吐、腹泻或便秘、胃部不适等，宜从小剂量开始并在两餐间服用，以减少对胃黏膜的刺激。同时服用维生素 C、果汁以利于铁剂的吸收，忌与抑制铁吸收的食物同服；液体铁剂可使牙齿染黑，尽量用吸管或滴管服之，以减轻染色，服用铁剂后，大便变黑或呈柏油样，停药后恢复，应向家长说明原因，消除紧张情绪。

（3）注射铁剂一般临床慎用，易发生不良反应，甚至过敏性反应致死。常用有右旋糖酐铁等，注射时应选择深部肌肉肌内注射，每次更换注射部位，注射后勿按揉，以防药液渗入皮下组织使皮肤染色或受刺激。能肌内注射者尽量不用静脉注射。

（4）疗效观察：治疗有效者用药 3～4 天后网织红细胞升高，7～10 天达高峰，2～3 周后下降至正常，治疗约 2 周后，血红蛋白相应增加，患儿乏力等临床症状亦随之好转，若服用 3 周血红蛋白上升不足 20g/L，应注意查找原因。铁剂应服用至血红蛋白正常后 2 个月左右停药，以补充体内的储存铁，治疗中最好监测血清铁蛋白，以避免补铁过量。

4. 输血的护理　一般不需输血，重症贫血患儿合并心力衰竭或严重感染时需输血，可少量多次输注浓缩的红细胞，以改善贫血症状。输血时应注意：①输血前认真验血型及交叉配血，准确无误后方可输入患儿体内；②告知家长输血有一定的风险，由于献血者在感染后存在窗口期，此期许多病原体查不出，故输血有被传染的危险，家长须在输血同意书上签名；③有输血指征的每次可输入浓缩红细胞 4～6ml/kg，贫血越重，输入量越小，速度应越慢，以免诱发心功能不全；④密切观察输血过程，疑有输血反应，立即减速或停止输血，并报告医生紧急处理。

5. 预防感染　密切观察有无感染征象，及时报告医师，并遵医嘱应用抗感染药物。居室环境应阳光充足，空气新鲜，温、湿度适宜，定期进行紫外线消毒。必要时对患儿进行保护性隔离，以避免交叉感染。

【护理评价】

患儿活动耐力是否增加，疲乏无力是否逐步得到改善，缺铁因素是否消除，家长及患儿是否配合纠正不良的饮食习惯，合理搭配膳食。家长及患儿能否正确服用铁剂，保证铁的摄入。

【健康教育】

1. 做好母亲的保健工作，孕妇及哺乳期妇女应使用含铁丰富的食物。

2. 宣传科学育儿，提倡母乳喂养，出生 6 个月内的婴儿最好保证足量的母乳，按时添加含铁丰富的辅食；人工喂养小儿应喂哺强化铁奶粉，并及时添加辅食。纠正贫血后，仍要坚持合理安排小儿膳食，培养良好的饮食习惯。

3. 向家长及患儿讲解疾病的有关防治要点及护理知识，对因贫血导致智力低下、成绩差的患儿，家长及学校要注意加强教育和训练，减轻自卑感。

三、营养性巨幼细胞贫血

营养性巨幼细胞贫血（nutritional megaloblastic anemia）是由于缺乏维生素 B_{12} 和（或）叶酸所引起的一种大细胞性贫血，主要临床特点为贫血，伴有神经精神症状，红细胞的胞体变大，骨髓中出现巨幼红细胞，用维生素 B_{12} 和（或）叶酸治疗有效。本病多见于 2 岁以内的婴幼儿，发病率在96%以上，山区、农牧区患儿多见。

维生素 B_{12} 主要来源于动物性食物，如肉类、肝、肾、海产品、禽蛋等，而植物性食物一般不含维生素 B_{12}，乳类中含量少，食物中维生素 B_{12} 进入胃内后先与胃底壁细胞分泌的糖蛋白结合成维生素 B_{12}-糖蛋白复合物，然后经回肠黏膜吸收入血，贮存于肝脏。如日常饮食均衡，仅从食物中摄取的维生素 B_{12} 即可满足生理需要。

人体所需的叶酸亦主要来源于食物，如绿叶蔬菜、水果、酵母、谷类及动物内脏等，但高温加热易遭破坏，肠道细菌也可合成部分叶酸。叶酸主要在空肠及十二指肠中吸收进入血液循环，主要贮存于肝脏。人乳和牛乳均可提供足够的叶酸，可满足机体出生后 4 个月生理所需。羊乳中几乎不含叶酸，长期以羊乳喂养婴儿易患巨幼细胞贫血。

叶酸进入人体后，经叶酸还原酶的还原作用和维生素 B_{12} 的催化作用变成四氢叶酸，四氢叶酸是 DNA 合成过程中必需的辅酶，因此，维生素 B_{12} 和叶酸缺乏多可导致四氢叶酸减少，进而引起DNA 合成障碍。幼红细胞内的 DNA 减少使红细胞的增殖、分裂延迟，细胞质成熟而细胞核发育落后，红细胞胞体变大而形成巨幼红细胞。由于红细胞生成速度减慢，变异的红细胞易遭破坏及红细胞的寿命缩短，故造成贫血。粒细胞的细胞核也因 DNA 的成熟障碍而使胞体变大，出现巨大幼稚粒细胞和中性粒细胞分叶过多现象。

维生素 B_{12} 与神经髓鞘中脂蛋白的形成有关，缺乏时可致周围神经变性、脊髓亚急性联合变性和大脑损伤，出现神经精神症状，还可使中性粒细胞和巨噬细胞吞杀细菌的作用减退而易感染。

【护理评估】

1. 健康史　临床工作中注意评估导致巨幼细胞贫血的原因。

（1）摄入量不足：胎儿可从母体获得维生素 B_{12} 并贮存于肝脏，如孕妇缺乏维生素 B_{12} 可致婴儿储存不足，出生后单纯母乳喂养，奶粉、羊奶喂养而未及时添加辅食的婴儿易致维生素 B_{12} 和叶酸缺乏。年长儿多因挑食、偏食所致。

（2）吸收代谢障碍：严重营养不良、慢性腹泻、胃肠炎、小肠病变或吸收不良综合征使维生素 B_{12} 和叶酸吸收减少。

（3）需要量增加：早产儿、婴幼儿生长发育快，对维生素 B_{12} 和叶酸的需要量增加，严重感染使维生素 B_{12} 消耗增加，慢性溶血、恶性肿瘤等对叶酸的需要增加。

（4）药物作用：长期或大剂量使用某些药物（如广谱抗菌药物）可使正常结肠内部分含叶酸的细菌清除而减少叶酸的供应，抗叶酸制剂（甲氨蝶呤）及某些抗癫痫药（苯妥英钠、苯巴比妥）等均可致叶酸缺乏。

2. 身体状况

（1）一般表现：起病缓慢，面色苍黄多虚胖，伴轻度水肿，毛发稀疏枯黄，严重者皮肤有出血点或瘀斑。

（2）贫血表现：轻度或中度贫血者占大多数，皮肤呈蜡黄色，全身无力，睑结膜、口唇、指甲等处苍白，常伴肝、脾、淋巴结轻度肿大。

（3）神经精神症状：其表现与贫血的严重程度不平行，表现为烦躁不安、易怒等。维生素 B_{12} 缺乏者出现目光发直、表情呆滞、对周围反应迟钝、不认亲人或奶瓶、少哭不笑、动作和智力发育落后甚至退步。严重病例可出现不规则震颤、手足无意识运动，甚至抽搐、共济失调、感觉异常、踝阵挛及巴宾斯基征阳性。

（4）消化系统症状：患儿食欲缺乏，常伴有呕吐、腹泻及舌炎、舌下溃疡等。

3. 辅助检查

（1）血常规：红细胞数的减少比血红蛋白更为明显，呈大细胞性贫血，MCV＞94fl，MCH＞32pg，外周血涂片可见红细胞大小不等，以大细胞多见，可见巨幼变的红细胞，中性粒细胞呈分叶过多，这种分叶过多现象出现在骨髓改变之前，因此具有早期诊断价值。网织红细胞、白细胞、血小板计数常减少。

（2）骨髓象：骨髓增生活跃，以红细胞系增生为主，粒、红细胞系均出现巨幼变，表现为胞体变大、核染色质粗而松、副染色质明显，细胞核的发育落后于胞质，中性粒细胞的胞质空泡形成，核分叶过多，巨核细胞的核有过度分叶现象。

（3）血清维生素 B_{12} 和叶酸测定：血清维生素 B_{12}＜100ng/L，血清叶酸＜3μg/L。本病的治疗原则是去除诱因、加强营养、防止感染及对症治疗。预防重点是哺乳期妇女应注意均衡饮食，营养全面，婴儿特别是人工喂养小儿应及时添加辅食。

4. 心理和社会支持状况 本病多发生在婴幼儿时期，较严重的贫血不但会影响小儿的体格发育，而且还会影响神经、精神的正常发育，如注意力不集中、反应迟钝，不能正常生活和游戏，使患儿产生烦躁、抑郁及自卑的心理。注意评估家长对本病防治知识的了解程度，以及由本病导致的焦虑、担忧心理，及时给予健康指导。

5. 处理原则 去除诱因，加强营养，防治感染。单纯维生素 B_{12} 缺乏者，应以维生素 B_{12} 治疗为主，不宜加用叶酸，以免加重精神神经症状，维生素 B_{12} 每次肌内注射 100μg，每周 2～3 次，一般用药 2～4 天精神症状即好转；叶酸为口服片剂，每次 5mg，每日 3 次，同时服用维生素 C 可提高疗效，使用 2～4 天后网织红细胞开始上升，4～7 天达峰值，需连服数周，直至临床症状好转，血象恢复正常；神经系统的症状恢复较慢。重度贫血者可输注红细胞制剂，肌肉震颤者可给予镇静药。

【护理诊断及相关事项】

1. 活动无耐力 与贫血致组织、器官缺氧有关。

2. 营养失调：低于机体需要量 与维生素 B_{12} 和（或）叶酸的摄入不足、吸收不良等有关。

3. 生长发育改变 与营养不足、贫血及维生素 B_{12} 缺乏影响生长发育有关。

【预期目标】

1. 患儿活动耐力增加，活动量逐步增加，血清维生素 B_{12} 和叶酸达到正常值。

2. 患儿神经精神症状好转，体格、智力发育加快，逐步达到正常同龄儿水平。

3. 消除缺乏维生素 B_{12} 和叶酸的原因，家长及患儿纠正不良的饮食习惯。

【护理措施】

1. 注意休息 根据患儿的活动耐受力情况安排适量活动，一般不需卧床，严重贫血者适当限制活动，烦躁、抽搐频繁者必要时可用镇静剂，以防外伤。

2. 加强营养

（1）指导哺乳母亲改善营养，及时添加富含维生素 B_{12} 和叶酸的辅食，对婴幼儿要少量多餐，耐心喂养，合理搭配饮食以保证能量和营养素摄入全面；对年长儿要鼓励多进食，纠正挑食、偏食的不良习惯。震颤严重不能吞咽者可改用鼻饲。

（2）按医嘱给药。

3. 监测生长发育 评估患儿的体格、智力、运动发育情况，对部分发育落后者应加强锻炼和训练，如做被动体操，训练坐、立、行等运动功能，以促进动作和智力发育。

4. 预防感染 应避免交叉感染，少去公共场所，在医院注意实施保护性隔离，做好口腔清洁。

【健康教育】

1. 向家长讲解本病的临床表现和防治措施，强调预防的重要性。如患本病后应及时予以药物治疗和教育训练，患儿的精神神经症状可逐步恢复正常，给予家长心理安慰和支持。

2. 加强对家长进行营养知识的宣传，无论以何种方式喂养小儿，均应按时添加富含维生素 B_{12} 和叶酸的辅食，如瘦肉、肝、肾、蛋、海产品、绿叶蔬菜、水果、谷类等，哺乳期母亲也应多吃上述食品，以增加乳汁中维生素 B_{12} 和叶酸的含量，满足婴儿生长发育的需要。

附：其他常见小儿贫血性疾病的比较（表 10-3）

表 10-3 其他常见小儿贫血性疾病的比较

疾病	病因	临床表现	实验室检查	治疗	护理
葡萄糖 6-磷酸脱氢酶缺陷症（G-6-PD 缺陷症）	G-6-PD 缺乏，与遗传有关	常见于吃蚕豆或服用药物后出现黄疸、血红蛋白尿、贫血	红细胞、血红蛋白减少，网织红细胞计数增高，血间接胆红素增高，G-6-PD 活性下降	去除诱因，碱化尿液，输给 G-6-PD 正常的红细胞	避免食用蚕豆及其制品，忌服氧化型药物，观察溶血症状，防治感染，对高发区进行普查
遗传性球形红细胞增多症	常染色体显性遗传，红细胞膜缺陷	贫血、黄疸、脾大，劳累、受凉、感染等可诱发溶血危象	红细胞、血红蛋白减少，网织红细胞计数升高，球形红细胞增多	脾切除、抗菌药物	加强营养，防治感染，注意溶血危象的发生
再生障碍性贫血	原发性或物理、化学、生物等因素使骨髓造血功能受到抑制	进行性贫血、出血、反复感染，肝、脾、淋巴结一般不肿大	全血细胞、血红蛋白减少，骨髓增生低下	激素、中药、输血、抗菌药物、造血干细胞移植	加强营养，防治感染，贫血和出血的护理，去除病因，忌用骨髓抑制剂
珠蛋白生成障碍性贫血（地中海性贫血）	遗传因素（常染色体不完全显性遗传）致珠蛋白合成障碍	发病早，慢性进行性贫血、肝脾大、生长发育不良、轻度黄疸、特殊面容	小细胞低色素性贫血，出现异形、靶形红细胞，红细胞渗透脆性减低，骨髓红细胞系增生活跃，HbF 增加	输血、脾切除、造血干细胞移植	注意休息与营养，防治感染，开展人群普查与遗传咨询

第三节 白 血 病

白血病（leukemia）是造血系统的恶性增生性疾病。其特点为造血组织中某一血细胞系统的过度增生、进入血流并浸润到各组织和器官，从而引起一系列临床表现，如贫血、出血及继发感染等。在我国，白血病居小儿各种恶性肿瘤的首位。据统计，我国 10 岁以下小儿的白血病发生率为 3/10 万～4/10 万，男孩发病率高于女孩。任何年龄均可发病，但以学龄前期和学龄期小儿多见。白血病通常分为急性和慢性两大类，小儿 90% 以上为急性白血病，慢性白血病仅占 3%～5%。

白血病的病因及发病机制目前尚未明了，可能与下列因素有关。①病毒感染：研究证实属于 RNA 病毒的逆转录病毒（retrovirus）可引起人类 T 淋巴细胞白血病，近年来的研究提示其可能与癌基因有关，当机体受到致癌因素的作用时，原癌基因可发生点突变、染色体重排或基因扩增，转化为肿瘤基因，导致白血病的发生，其致病机制推测与抑癌基因畸变，失去抑癌活性有关。②理化因素：电离辐射、核辐射等均可能激活隐藏于体内的白血病病毒，使癌基因畸变或抑制机体的免疫功能而引起白血病，苯及其衍生物、氯霉素、重金属、保泰松和细胞毒性药物均可诱发白血病。③遗传因素：白血病不属于遗传病，但具有一定的家族性，如家族中可有多发性恶性肿瘤情况。患有唐氏综合征等遗传性疾病或严重免疫缺陷的患儿，其白血病的发病率较普通正常小儿明显增高，同卵双生儿如果一个患白血病，另一个的患病率为 20%，比异卵双生儿高 12 倍，提示与遗传有关。

急性白血病的分类或分型对于诊断、治疗和提示预后具有一定意义。根据增生的白细胞种类不同，可分为急性淋巴细胞白血病（急淋，ALL）和急性非淋巴细胞白血病（急非淋，ANLL），在小儿白血病中以急淋的发病率最高。

目前，常采用形态学（M）、免疫学（I）、细胞遗传学（C）和分子生物学（M），即 MICM 综合分型，更有利于指导治疗和判断预后。

1. 形态学分型 目前国内普遍采用 FAB 分型，将急淋分为 L1、L2、L3 三个亚型，将急非淋分为 M1、M2、M3、M4、M5、M6、M7 七型。

2. 免疫学分型 用单克隆抗体检测淋巴细胞表面抗原标志，分析正常细胞与恶性细胞的免疫表现，准确鉴别正常不成熟白细胞和白血病细胞，划分细胞的发育阶段，一般将急淋分为 T、B 两大系列。

3. 细胞遗传学分型 应用细胞遗传学技术对白血病进行染色体核型和数目检测，研究表明 90% 以上急淋患儿具有克隆性染色体异常。

4. 分子生物学分型 根据急淋发生及演化中的特异基因分型。

5. 临床分型 国内外一般按临床特点将小儿急淋分为 3 型，但不同地区的具体分型标准略有差别，近年来国际上多个大型"协作组"的总体趋势更关注化疗第 15～19 天的治疗反应和第 29～45 天的微小残留病变（MRD）水平。

急淋的治疗主要采取以化疗为主的综合治疗措施，目前国内外广泛采用此种模式，即加强支持治疗、防治感染、成分输血、应用集落刺激因子及防治尿酸性肾病综合征。采用早期、联合、足量、间歇、交替和长期的正规化疗方案，根据白血病的类型及患方的意愿，选择最佳的治疗方案。同时要近期防治中枢神经系统白血病和睾丸白血病，持续 2.5～3.5 年者方可停止治疗，如有合适的供体可做骨髓移植、外周血造血干细胞移植或脐血造血干细胞移植。

近十年来由于化疗的不断改进，急淋患儿在诱导巩固治疗后，基本上能缓解，正规治疗后 5 年无病生存率达 70%～80%。标危型长期存活率为 70%～85%，高危型为 40%～50%。急非淋初治完全缓解率能达 80%，5 年无病生存率为 40%～60%，长期存活率为 50%。

【护理评估】

1. 健康史 注意收集患儿是否有病毒感染史、放射线接触史及化学毒物，如苯、砷剂、农药等，是否患先天性疾病、免疫缺陷病及恶性肿瘤，应询问患儿有无家族遗传病史及母亲妊娠期情况，对 3 岁以上有贫血表现的患儿，应仔细分析其贫血的发病特点，尤其是曾用常规补血药（如铁剂、维生素 B_{12}、叶酸等）治疗无效的，应警惕白血病的可能。

2. 身体状况 各型急性白血病的临床表现基本相同，大多急性起病，早期症状有面色苍白、乏力、精神不振、食欲低下、鼻衄或牙龈出血等，少数患儿以发热和类似风湿热的骨关节疼痛为首发症状。

（1）发热：为最常见的症状，多数起病时即有发热，热型不定，一般不伴寒战。白血病性发热多为低热且抗菌药物治疗无效，合并感染时表现为持续高热。

（2）贫血：出现较早，随病情呈进行性加重，主要原因是骨髓造血干细胞受到抑制。表现为面色苍白、乏力、活动后气促、易疲倦等。

（3）出血：以皮肤和黏膜的出血常见，主要原因是骨髓被白血病细胞浸润，巨核细胞受抑制使血小板的生成减少和功能不足。以皮肤瘀点、瘀斑、鼻衄、牙龈出血、消化道出血和血尿多见。偶有颅内出血，是引起死亡的重要原因。

（4）白血病细胞浸润引起的症状和体征：①表现为肝、脾、淋巴结肿大，可有压痛，在急淋上尤其显著。②骨和关节痛多见于急淋，约 25% 的患儿为首发症状，部分患儿关节呈游走性疼痛，局部红肿不明显，常伴有胸骨压痛。③白血病细胞浸润中枢神经系统引起中枢神经系统白血病，出现头痛、呕吐、脑神经麻痹，甚至惊厥、昏迷等。目前它是导致急淋复发的主要原因。④睾丸浸润可致局部肿大、触痛，皮肤呈红黑色，化疗药物不易进入是复发的另一重要原因。⑤绿色瘤是急性粒细胞白血病的一种特殊类型，由白血病细胞浸润眶骨、颅骨、肋骨，或肝、肾、肌肉等组织所致。

3. 辅助检查

（1）血常规：白细胞计数增高者占 50% 以上，白细胞分类示以原始和幼稚细胞为主，常有不同程度的贫血，呈正细胞正色素性贫血，血小板计数减少。

（2）骨髓象：骨髓检查是确立诊断和评定疗效的重要依据。典型的骨髓象为该类型白血病的原始及幼稚细胞极度增生，总数超过 30%，并且多在 50%～90%，幼红细胞及巨核细胞减少。

（3）其他：组织化学染色主要用于协助形态学鉴别细胞类型；溶菌酶检查是测定血清与尿液中溶菌酶的含量。

4. 心理和社会支持状况 多数患儿及其家长对本病缺乏了解，家长在其患儿确诊后，由于害怕失去孩子，会极度震惊、恐惧，甚至不愿承认现实，表现为痛苦不堪，不知所措。由于本病会对患儿的生命产生威胁，且住院时间长，正常生活受到限制，患儿因此会产生烦躁、悲观的心理，学龄前期小儿对骨髓穿刺术、腰椎穿刺术充满紧张及恐惧感，操作时哭闹、不愿合作。年长儿因不能与同龄儿一起学习和游戏，加之化疗药物会造成脱发等形象改变，会导致自卑、孤独的心理。应注意评估患儿对诊疗的依从性及家长的心理承受能力，能否正确处理疾病所带来的精神打击。另外高额的医疗费用也给家庭带来沉重的负担，还应评估家庭的经济承受能力及应对方式。

5. 处理原则 采用以化疗为主的综合疗法，其原则是早诊断、早治疗、严格分型，按型选方案、争取尽快完全缓解；化疗药物采用足量、联合（3～5 种）、间歇、交替及长期治疗的方针；同时早期预防中枢神经系统白血病和睾丸白血病；加强支持疗法；造血干细胞移植等。

【护理诊断及相关事项】

1. 体温过高 与大量白细胞浸润、坏死或感染有关。

2. 有感染的危险 与中性粒细胞减少，服用化疗药物有关。

3. 活动无耐力　与贫血致组织、器官缺氧有关。

4. 潜在并发症　出血、化疗药物副作用。

5. 营养失调：低于机体需要量　与疾病过程中消耗增加、抗肿瘤药物致恶心、呕吐有关。

6. 有执行治疗方案无效的危险　与治疗方案复杂、时间长、药物的毒副作用大及家长缺乏白血病的知识有关。

【预期目标】

1. 患儿体温恢复正常。

2. 经过治疗及护理患儿未发生感染或虽已发生感染但得到及时处理与控制。

3. 患儿乏力减轻，能适度活动。

4. 能合理安排饮食，患儿进食量增加，体重维持正常。

5. 家长及患儿能积极配合化疗，增强战胜疾病的信心。

【护理措施】

1. 维持体温正常　检测体温，观察热型及热度，遵医嘱给予降温药，观察降温效果，积极防治感染。

2. 防治感染　感染是白血病最常见和最危险的并发症，由于白血病患儿免疫功能降低，而化疗药物又致骨髓抑制，成熟的中性粒细胞减少或降低，使得患儿极易发生感染，严重者甚至有生命危险，所以有效的预防是感染治疗的重要前提。在化疗阶段可适当应用抗菌药物（如复方磺胺甲噁唑）预防细菌感染。

（1）保护性隔离：由于化疗药物的作用，白血病患儿在诱导缓解期极易感染，应被保护隔离，居住于相对洁净无菌的病房或单人病房，定时进行空气和地面消毒，有条件者应住层流室或无菌单人层流床；医护人员接触患儿前应洗手消毒，训练家长护理患儿尽量做到清洁，限制探视人数和次数，严禁感染者探视。

（2）注意个人卫生：化疗期间最易发生呼吸道及皮肤黏膜的感染，患儿外出时应戴口罩防止感染，保持口腔卫生，每日沐浴，勤换衣服；进食前后应漱口，选用软毛牙刷或海绵，保持鼻腔、外耳道及肛周等部位的清洁，便后应冲洗肛周，以防脓肿形成。

（3）严格无菌操作：护理人员应有严格的无菌观念，遵守操作规程。对粒细胞减少的患儿进行操作时除按常规消毒外，宜用浸过乙醇的无菌纱布覆盖局部皮肤 5 分钟后再进行。

（4）及时发现感染迹象：检测体温变化是否在正常范围内，检查皮肤有无破损、红肿，牙龈有无肿痛，肛周、外阴有无溃烂、渗出、脓肿等，发现感染迹象及时报告医生，遵医嘱使用抗菌药物。同时检测血象，对骨髓抑制明显、中性粒细胞很低者，遵医嘱皮下注射集落刺激因子（CSF）。

3. 休息　白血病患儿常有乏力等现象，护理人员应合理安排其生活作息，既不需过多卧床休息，也要防止患儿活动过度，重病儿卧床休息期间，护理人员应协助其日常生活。

4. 防治出血　出血是白血病患儿死亡的又一主要原因。提供安全的生活环境，避免碰伤或摔伤出血，禁食坚硬、多刺的食物，以免损伤口腔黏膜及牙龈，各种穿刺操作后需按压穿刺部位 10分钟。注意观察有无出血表现，检测血小板的变化，口鼻黏膜出血者可采用压迫止血，无效者请耳鼻喉科医生处理，严重出血者遵医嘱予以止血药、输同型血小板。

5. 应用化疗药物的护理　急性白血病化疗方案通常按次序、分阶段进行。①诱导缓解：需联合数种化疗药物，最大限度地杀灭白血病细胞，尽快获得完全缓解。②巩固治疗：在缓解状态下最大限度地杀灭微小残留病，防止早期复发。③预防髓外白血病：由于大多数化疗药物不能进入中枢神经系统、睾丸等部位，有效地预防髓外白血病是防止骨髓复发、治疗失败的关键之一。④维持和加强治疗：巩固疗效，达到长期缓解或治愈的目的。白血病是一种异质性疾病，每个患儿对药物的疗效反应不一，对药物毒性的耐受性也不同，因此，在治疗中应强调化疗剂量的个体化。

（1）首先应了解化疗方案，即给药途径，按医嘱静脉注射或静脉点滴药物。①使用前先确认静脉通畅方可注入，注意输液速度，以减轻化疗药物对血管的刺激，避免药液外渗造成局部组织疼痛、红肿，甚至坏死，如发现渗漏立即停止输液，局部用 25%的硫酸镁热敷。②鞘内注射时剂量不宜过大，药量不宜过多，缓慢推入，术后应去枕平卧 6 小时。③因患儿需长期静脉用药，应注意保护血管，从远端小静脉开始。操作中要戴口罩和手套，注意自我保护。

（2）观察及处理药物的副作用：①绝大多数化疗药物均可致骨髓抑制，使患儿易感染，应监测血象，观察有无感染、出血倾向及贫血表现。②环磷酰胺（CTX）的主要副作用除骨髓抑制外，还可致出血性膀胱炎和性腺损害，化疗时应增加液体量输入并告知患儿多饮水，可能致脱发者应事先告知家长及患儿，使之有思想准备。③甲氨蝶呤（MTX）可致口腔炎、胃炎、胃肠道反应及消化道溃疡，大剂量应用时注意需水化治疗并碱化尿液，并定时用四氢叶酸钙解救。口腔黏膜有溃疡者，进食清淡、易消化的流质或半流质饮食，疼痛明显者局部喷敷药物。④阿糖胞苷（Ara-C）刺激呕吐中枢引起的恶心、呕吐是最常见的症状，为减轻胃肠道反应，用药前半小时应给予镇吐药。⑤柔红霉素（DNR）主要毒副作用为心肌损害，故用药前后需监测心功能，化疗时加用保护心脏的药物。⑥门冬酰胺酶（L-Asp）应用时可致过敏反应及胰腺炎，每次用药前后应检测尿糖、尿淀粉酶，用药期间还需低脂饮食并注意观察有无过敏现象。

6. 加强营养，注意饮食卫生 食物应新鲜、卫生，食具应消毒。给予高热量、高蛋白、高维生素的饮食，鼓励患儿进食，不能进食者，可采用肠外营养。

7. 心理护理

（1）关心爱护患儿：让家长及年长儿了解随着国内外治疗技术的不断进步，目前白血病已不再是不治之症，如急淋及早诊断、合理治疗 5 年无病生存率为 70%～80%，帮助他们树立战胜疾病的信心并对长期治疗有充分的思想准备。

（2）定期组织活动：为新老患儿家长提供交流的机会，相互交流成功治疗和护理的经验及体会，如何采取措施渡过难关，增强治愈的信心。对年长儿可能出现的心理问题，及时做心理疏导，以正确的态度面对疾病。

（3）进行各项诊疗、护理操作前，告知家长及患儿其目的、操作过程、如何配合及可能出现的不适，让家长了解所用的化疗方案、药物剂量及可能出现的不良反应；明确定期检查（如血象、骨髓、肝肾功能、脑脊液）的必要性，详细记录每次的治疗情况及患儿所处的治疗阶段，使治疗方案具有连贯性、顺序性。

【健康教育】

1. 向家长讲解有关白血病的知识，化疗药物的作用和毒副作用。教会家长如何预防感染和观察感染及出血征象，发现异常及时就诊。对输血液制品者，告知有传播疾病的可能，每次输血前均应做好各项记录，家长须在输血同意书上签名，以免引起医疗纠纷。

2. 初始阶段的诱导巩固治疗结束后，化疗间歇期可进行家庭维持治疗，患儿定期到专科门诊复查，按时按量用药，不能随便停药或减量。即使白血病完全缓解，患儿体内仍有残存的白血病细胞，这是复发的根源，应明确定期化疗的重要性。患儿出院后应参加体格锻炼，增强抗病能力，预防感染。

第十一章 内分泌及代谢性疾病患儿的护理

第一节 先天性甲状腺功能减退症

先天性甲状腺功能减退症（congenital hypothyroidism，CH）简称甲减，是由于甲状腺激素合成或分泌不足所引起的疾病，又称为呆小病或克汀病，是小儿最常见的内分泌疾病。其可以是散发性或家族性（遗传性），分为永久性甲减和暂时性甲减两类。

（一）永久性甲减

1. 甲状腺发育缺陷 散发性甲减 80%～90%为此型，先天性无甲状腺和其他系统不同程度缺陷。

2. 甲状腺激素合成障碍 碘代谢障碍、合成酶缺陷等。

3. 甲状腺激素不反应 甲状腺激素产生正常，但外周组织对甲状腺激素不反应。

4. 促甲状腺激素释放激素（TRH）和促甲状腺素（TSH）缺乏 由于下丘脑产生的 TRH 及垂体产生的 TSH 不足产生甲减。

（二）暂时性甲减

1. 母亲或新生儿使用碘剂。

2. 母亲用抗甲状腺制剂。

3. 母亲有抗甲状腺抗体 母亲血中有抗甲状腺抗体，引起暂时性甲减，母亲的抗体在婴儿血液循环中消失后，婴儿甲状腺功能可以正常。

甲状腺的主要功能是合成甲状腺素（thyroxine，T_4）和三碘甲状腺原氨酸（triiodothyronine，T_3）。甲状腺激素的主要原料为碘和酪氨酸，在体内可转化合成为具有生物活性的 T_3 与 T_4。甲状腺激素的释放先由溶酶体将甲状腺球蛋白水解，使 T_3、T_4 分离再释放入血。释入血中的 T_3、T_4 主要与血浆中甲状腺结合球蛋白（TBG）相结合，仅少量游离的 T_3 与 T_4 发挥生理作用。甲状腺激素的合成与释放受下丘脑分泌的 TRH 和垂体分泌的 TSH 控制，而血清 T_4 则可通过负反馈作用降低垂体对 TRH 的反应性，减少 TSH 的分泌。T_3 的代谢活性为 T_4 的 3～4 倍，机体所需的 T_3 约 80% 是在周围组织中经 $5'$-脱碘酶的作用将 T_4 转化而成的。

T_4 的主要生理作用为：加速细胞内氧化过程，促进新陈代谢；促进蛋白质合成，增加酶活性；促进糖的吸收和利用；加速脂肪分解、氧化；促进细胞、组织的分化、成熟；促进钙、磷在骨质中的合成代谢和骨、软骨生长；更为重要的是促进中枢神经系统的生长发育。因此，当甲状腺功能不足时，可引起代谢障碍、生理功能低下、生长发育迟缓、智力障碍等。

【护理评估】

1. 健康史

（1）散发性先天性甲减

1）甲状腺不发育或发育不良（亦称原发性甲减）：是最主要的原因，约占 90%。患儿甲状腺在宫内阶段即不明原因发育不全，或形成异位甲状腺。大多数患儿在出生时即存在甲状腺激素缺乏，仅少数可在出生后数年开始出现不足症状。发生原因尚未阐明，可能与遗传因素和免疫介导机制有关。

2）甲状腺激素合成途径障碍（亦称家族性甲状腺激素合成障碍）：是第 2 位原因。多为常染色体隐性遗传病，大多由甲状腺激素合成途径中酶缺陷造成。

3）TSH 缺乏（亦称下丘脑-垂体性甲减）：因垂体分泌 TSH 障碍而造成甲状腺功能低下，常见于特发性垂体功能低下或下丘脑发育缺陷。

4）母亲因素（亦称暂时性甲减）：母亲在妊娠期服用抗甲状腺药物或母体存在抗甲状腺抗体，其均可通过胎盘，影响胎儿，造成甲减。

5）甲状腺或靶器官反应性低下：可由于甲状腺细胞质膜上的 Gsα 蛋白缺陷，使环腺苷酸（cAMP）生成障碍而对 TSH 不反应；或由于末梢组织对 T_4、T_3 不反应所致，与 β-甲状腺受体缺陷有关。上述均为罕见病。

（2）地方性先天性甲减：多见于甲状腺肿流行的山区，系由该地区水、土和饮食中缺碘所致，随着碘化食盐在我国的广泛使用，其发病率明显下降。现多由于孕妇饮食中缺碘，致使胎儿在胚胎期即因碘缺乏而导致甲状腺功能低下，造成不可逆的神经系统损害。

2. 身体状况　症状出现的早晚及轻重程度与患儿残留的甲状腺组织的多少及功能有关。无甲状腺组织的患儿，在婴儿早期即可出现症状。有少量腺体者多于 6 个月后症状开始明显，偶有数年之后出现症状者。

（1）新生儿甲减：生理性黄疸时间延长达 2 周以上，反应迟钝、声音嘶哑、少哭、喂养困难、腹胀、便秘；体温低、末梢循环差、四肢凉、皮肤出现斑纹或硬肿现象等。

（2）婴幼儿甲减：多数先天性甲减患儿常在出生半年后出现典型症状。

1）特殊面容：头大颈短，毛发稀少，皮肤苍黄、干燥，面部黏液水肿，眼睑水肿，眼距宽，眼裂小，鼻梁宽平，唇厚舌大，舌常伸出口外。

2）生长发育落后：身材矮小，躯干长而四肢短，上部量/下部量＞1.5，囟门关闭迟，出牙迟。

3）生理功能低下：精神、食欲差，不善活动，安静少哭，嗜睡，低体温，怕冷，脉搏及呼吸均缓慢，心音低钝，腹胀，便秘，第二性征出现晚等。

4）智力低下：动作发育迟缓，表情呆板、淡漠等。

（3）地方性甲减：临床表现为两组不同的症候群，有时会交叉重叠。

1）"神经性"综合征：以共济失调、痉挛性瘫痪、聋哑和智力低下为特征，但身材正常且甲状腺功能正常或仅轻度减低。

2）"黏液水肿性"综合征：以显著的生长发育和性发育落后、黏液水肿、智力低下为特征，血清 T_4 降低、TSH 增高。

3. 辅助检查

（1）新生儿筛查：采用出生后 2～3 天的新生儿干血滴纸片检查 TSH 浓度作为初筛，结果＞20mU/L 时，再采集血标本检测血清 T_4 和 TSH 以确诊。此是早期确诊、避免神经精神发育严重缺陷的极佳防治措施。

（2）血清 T_3、T_4、TSH 测定：T_3、T_4 下降，TSH 升高。

（3）骨龄测定：手和腕部 X 线片可见骨龄落后。

（4）TRH 刺激试验：用于鉴别下丘脑或垂体性甲减。若试验前血 TSH 值正常或偏低，在 TRH 刺激后引起血 TSH 明显升高，表明病变在下丘脑；若 TRH 刺激后血 TSH 不升高，表明病变在垂体。

（5）甲状腺扫描：可检查甲状腺先天缺如或异位。

（6）基础代谢率测定：基础代谢率低下。

4. 心理和社会支持状况　评估患儿及其家长的心理状态，是否有焦虑存在；家庭经济及环境状况；父母角色是否称职，是否掌握与本病有关的知识，特别是服药方法和副作用观察，以及对患儿进行智力、体力训练的方法等。

5. 处理原则　不论何种原因引起者，应尽早开始 T_4 的替代治疗。一般在出生 2 个月内即开始治疗者，不致遗留神经系统损害，因此治疗开始时间越早越好。常用药物有甲状腺素干粉片和左甲状腺素钠，开始剂量应根据病情轻重及年龄大小而不同，并根据甲状腺功能及临床表现随时调整剂量。甲状腺素干粉片的小剂量为 5～10mg/d，每 1～2 周增加一次剂量，直至临床症状改善、血清 T_4 和 TSH 正常，即作为维持量。如用左甲状腺素钠，婴儿用量为 8～14μg/kg，儿童为 4μg/kg。

【护理诊断及相关事项】

1. 体温过低　与代谢率低有关。

2. 营养失调：低于机体需要量　与喂养困难、食欲差有关。

3. 便秘　与肌张力低下、活动量少有关。

4. 生长发育迟缓　与 T_4 合成不足有关。

5. 知识缺乏　与患儿父母缺乏有关疾病的知识有关。

【预期目标】

患儿体温保持正常；患儿营养均衡，体重增加；患儿大便通畅；患儿能掌握基本生活技能，无意外伤害发生；患儿及其父母掌握正确服药方法及药效观察。

【护理措施】

1. 保暖　注意室内温度，适时增减衣服，避免受凉，加强皮肤护理。

2. 保证营养供给　指导喂养方法，供给高蛋白、高维生素、富含钙及铁剂的易消化食物。对吸吮困难、吞咽缓慢者要耐心喂养，提供充足的进餐时间，必要时用滴管喂或鼻饲，以保证生长发育所需。

3. 保持大便通畅　指导防治便秘的措施：提供充足液体入量；多吃水果、蔬菜；适当增加活动量；每日顺肠蠕动方向按摩数次；养成定时排便的习惯；必要时采用大便缓泻剂、软化剂或灌肠。

4. 加强行为训练，提高自理能力　通过各种方法加强智力、行为训练，以促进生长发育，使其掌握基本生活技能。加强患儿日常生活护理，防止意外伤害发生。

5. 用药护理　使家长及患儿了解终身用药的必要性，以坚持长期服药治疗，并掌握药物服用方法及疗效观察。甲状腺制剂作用缓慢，用药 1 周左右方达最佳效力，故服药后要密切观察患儿生长曲线、智商、骨龄，以及血清 T_3、T_4 和 TSH 的变化等，随时调整剂量。药量过小，影响智力及体格发育；药量过大，则可引起烦躁、多汗、消瘦、腹痛和腹泻等症状。因此，在治疗过程中应注意随访，治疗开始时，每 2 周随访 1 次；血清 TSH 和 T_4 正常后，每 3 个月随访 1 次；服药 1～2 年后，每 6 个月随访 1 次。

6. 宣传新生儿筛查的重要性　本病在内分泌代谢性疾病中发病率最高。早期诊断至关重要，出生后 1～2 个月即开始治疗者，可避免严重神经系统损害。

【护理评价】

患儿体温是否保持正常；患儿营养是否均衡，体重是否增加；患儿大便是否通畅；患儿是否能掌握基本生活技能；患儿及其父母是否能掌握正确服药方法及药效观察。

【健康教育】

1. 从围生期保健做起，重视新生儿期筛查。本病在遗传、代谢性疾病中发病率最高，早期诊断尤为重要。

2. 强调尽早开始替代治疗。由于本病严重影响患儿的生长发育和智力发育，疗效取决于治疗开始的早晚，如在出生后 3 个月内治疗，预后较佳，智力绝大多数可达到正常；如未能及早诊断而在 6 个月后才开始治疗，仅可改善生长状况，但智力仍然会受到严重损害。

3. 坚持终身服药。讲解药物治疗的重要性在于使家长和患儿了解终身用药的必要性，坚持长期服药治疗，并掌握药物服用方法及副作用的观察。如用药量不足，患儿身高和骨骼发育滞后，智力也受影响；用药量过大，可导致医源性甲亢，出现烦躁、多汗、消瘦、腹痛、腹泻、发热等症状。治疗开始时间较晚，虽然不能改善智力，但可使患儿变得活泼，改善生理功能低下的症状。

4. 指导家长掌握患儿体温、脉搏、血压、体重的测量方法。

5. 与家长共同制订患儿合理的饮食方案、行为及智力训练方案，并增强其战胜疾病的信心。对患儿多鼓励，帮助其正确看待自我形象的改变。

第二节 生长激素缺乏性侏儒症

生长激素缺乏性侏儒症（growth hormone deficiency dwarfism，GHD）又称垂体性侏儒症（pituitary dwarfism），是由垂体前叶合成和分泌的生长激素部分或完全缺乏，或结构异常、受体缺陷等所致的生长发育障碍，致使小儿身高低于同年龄、同性别、同地区正常小儿平均身高 2 个标准差或在小儿生长曲线第 3 百分位数以下。发生率为 20/10 万～25/10 万，男：女为 3：1。

人生长激素（hGH）由垂体前叶的生长素细胞分泌和储存，它的释放受下丘脑分泌的生长激素释放激素（GHRH）和生长激素释放抑制激素（GHIH）的调节。GHRH 刺激垂体释放 hGH，GHIH 对 hGH 的合成和分泌有抑制作用。垂体在这两种激素的交互作用下释放 hGH，而中枢神经系统则通过神经递质控制下丘脑 GHRH 和 GHIH 的分泌。小儿时期每日生长激素（GH）的分泌量超过成人，在青春发育期更为明显。GH 的基本功能是促进生长，同时也是体内多种物质代谢的重要调节因子。其主要生物效应为：①促生长效应：促进人体各种组织细胞增大和增殖，使骨骼、肌肉和各系统器官生长发育，骨骼的增长即导致身体长高。②促代谢效应：GH 促生长作用的基础是促进合成代谢，可促进蛋白质的合成和氨基酸的转运和摄取；促进肝糖原分解，减少对葡萄糖的利用，降低细胞对胰岛素的敏感性，使血糖升高；促进脂肪组织分解和游离脂肪酸的氧化生酮过程；促进骨骺软骨细胞增殖并合成含有胶原和硫酸黏多糖的基质。

【护理评估】

1. 健康史 导致 GH 缺乏的原因有原发性、获得性和暂时性三种。

（1）原发性：占绝大多数。

1）遗传因素：占 5% 左右，大多有家族史。hGH 基因簇位于 17q22-q24，是由 *GH1*（*GH-N*）、*CSHP1*、*CSH1*、*GH2*、*CSH2* 5 个基因组成的长约 55kbp 的 DNA 链。*GH1* 是 hGH 的编码基因，它的缺陷即导致 GHD。此外，下丘脑转录调控基因缺陷亦可引起 GHD，并可造成多垂体激素缺乏症。

2）特发性下丘脑、垂体功能障碍：下丘脑、垂体无明显病灶，但分泌功能不足，这是 GH 缺乏的主要原因。

3）发育异常：GHD 患儿中证实有垂体不发育、发育异常或空蝶鞍等并不罕见，如合并脑发育严重缺陷常在早年夭折。

（2）获得性（继发性）：继发于下丘脑、垂体或其他颅内肿瘤、感染、放射性损伤和头部创伤等。

（3）暂时性：体质性围青春期生长延迟、社会心理性生长抑制、原发性甲状腺功能低下等均可造成暂时性 hGH 分泌功能低下，在外界不良因素消除或原发病治疗后可恢复正常。

2. 身体状况

（1）原发性生长激素缺乏性侏儒症

1）生长障碍：出生时的身高和体重可正常，1 岁以后呈现生长缓慢，随着年龄的增长，其外观明显小于实际年龄，面容幼稚（娃娃脸），手足较小，身高低于正常身高均数 2 个标准差以下，但上下部量比例正常，体型匀称。

2）骨成熟延迟：出牙及囟门闭合延迟，由于下颌骨发育欠佳，恒齿排列不整。骨化中心发育迟缓，骨龄小于实际年龄 2 岁以上。

3）青春发育期推迟。

4）智力正常：部分患儿同时伴有一种或多种其他垂体激素缺乏，患儿除有生长迟缓外可有其他症状，如伴 TSH 缺乏，可有食欲缺乏、不爱活动等轻度甲状腺功能不足症状；伴有促肾上腺皮质激素缺乏者，易发生低血糖。

（2）继发性生长激素缺乏性侏儒症：可发生于任何年龄，并伴有原发性疾病的相应症状，如颅内肿瘤多有头痛、呕吐、视野缺损等颅内压增高和视神经受压迫等症状和体征。

3. 辅助检查

（1）GH 刺激试验：正常人体 GH 呈脉冲性释放，故随机采血测 GH 无诊断价值。临床多采用 GH 刺激试验来判断垂体分泌 GH 的功能。GH 分泌功能的生理性试验包括运动试验和睡眠试验，两者用于对可疑患儿的筛查。GH 分泌功能的药物刺激试验包括胰岛素、精氨酸、可乐定、左旋多巴试验，有两项不正常方可确诊 GHD。表 11-1 列出了临床常用的 GH 分泌功能试验的测定方法。各种药物刺激试验均需在用药前（0 分钟）采血测定 GH 基础值。一般认为在试验过程中，GH 峰值<$10\mu g/L$ 即为分泌功能不正常。

表 11-1　GH 分泌功能试验

生理性试验	方法	采血时间
1. 运动试验	禁食 4~8 小时后，剧烈活动 15~20 分钟	开始运动后 20~40 分钟
2. 睡眠试验（药物刺激）	晚间入睡后用脑电图监护	Ⅲ~Ⅳ期睡眠时
胰岛素	0.75U/kg，静脉滴注	0、15、30、60、90、120 分钟测血糖、皮质醇、GH
精氨酸	0.5g/kg，用注射用水配成 5%~10%溶液，30 分钟滴完	0、30、60、90、120 分钟测 GH
可乐定	0.004mg/kg，1 次口服	0、30、60、90、120 分钟测 GH
左旋多巴	10mg/kg，1 次口服	0、30、60、90、120 分钟测 GH

（2）胰岛素样生长因子（IGF-1）和胰岛素样生长因子结合蛋白（$IGFBP_3$）测定：血中 IGF-1 大多与 $IGFBP_3$ 结合，两者分泌模式与 GH 不同，呈非脉冲分泌，血中浓度稳定，且与 GH 水平一致，一般可作为 5 岁到青春期发育前小儿 GHD 的筛查检测。

（3）其他：对确诊为 GHD 的小儿，根据需要做头颅侧位摄片、CT 扫描、MRI 检查，有助于明确病因。

4. 心理和社会支持状况　评估患儿及其家长是否掌握与本病有关的知识，特别是服药方法和副作用观察；了解患儿及其家长的心理状态、家庭经济及环境状况。

5. 处理原则　采用激素替代治疗。

（1）GH 替代治疗：基因重组人生长激素（recombinant hGH，r-hGH）已被广泛应用，目前大多采用 0.1U/kg，每晚临睡前皮下注射一次，治疗应持续至骨前愈合为止。治疗过程中须监测甲状腺功能。恶性肿瘤或有潜在肿瘤恶变者及严重糖尿病患者禁用。

（2）生长激素释放激素（GHRH）治疗：对由于下丘脑功能缺陷、GHRH 释放不足的 GHD 患儿可采用。

（3）性激素治疗：对同时伴有性腺轴功能障碍的 GHD 患儿，在骨龄达 12 岁时即可开始用性激素治疗，以促使第二性征发育。男孩用长效庚酸睾酮，每个月肌内注射一次，25mg，每 3 个月增加 25mg，直至 100mg。女孩用炔雌醇 1~2μg/d，或结合雌激素，剂量自 0.3mg/d 起，逐渐增加。

【护理诊断及相关事项】

1. 生长发育迟缓　与生长激素缺乏有关。

2. 自我概念紊乱（self-concept disturbance）　与生长发育迟缓有关。

【预期目标】

患儿营养均衡，体重、身高增加；患儿能正确地看待自我形象的改变，树立正向的自我概念；患儿及其父母掌握正确服药方法及药效观察。

【护理措施】

1. 指导用药，促进生长发育　GH 替代疗法在骨骺愈合以前均有效，应为患儿及其家长提供有关激素替代治疗的信息和相关教育资料，用药期间应严密随访骨龄发育情况。

2. 心理护理　向患儿及其家庭提供心理支持，运用沟通交流技巧，与患儿及其家人建立良好的信任关系。鼓励患儿表达自己的情感和想法，提供其与他人及社会交往的机会，帮助其正确地看待自我形象的改变，树立正向的自我概念。

【健康教育】

向家长讲解疾病的相关知识和护理方法。教会家长掌握药物的剂量、使用方法和副作用。治疗过程中，每 3 个月测量身高、体重 1 次，记录生长发育曲线，以观察疗效。向家长强调替代治疗一旦终止，生长发育会再次减慢。

第十二章 免疫系统疾病患儿的护理

第一节 小儿免疫特征

一、非特异性免疫特征

（一）皮肤、黏膜的屏障作用

致密的上皮细胞具有机械屏障作用，可直接阻止病原微生物侵入机体；上皮细胞的更新、呼吸道黏膜上皮细胞纤毛随呼吸的定向摆动及黏膜上皮细胞表面分泌液的冲洗作用，也具有清除病原体的作用；皮肤和黏膜分泌物中具有一些杀菌、抑菌物质，如皮脂腺分泌的脂肪酸、汗腺分泌的乳酸、胃液中的胃酸及唾液、呼吸道黏膜中的溶菌酶等。小儿皮肤角质层薄嫩，容易破损，故屏障作用差，对外界刺激的抵抗力弱，易受机械或物理损伤而继发感染；新生儿皮肤较成人偏碱性，细菌或真菌易于增殖；肠道通透性高，胃酸较少，血脑屏障未发育成熟，以及呼吸道纤毛细胞发育不完善等。以上均导致新生儿和婴幼儿的非特异性免疫功能较差，易发生感染。

（二）吞噬作用

血液中具有吞噬功能的细胞主要是中性粒细胞和单核吞噬细胞。受分娩的刺激，出生后 12 小时外周血中性粒细胞计数较高，72 小时后开始下降，以后逐渐达成人水平。出生时嗜中性粒细胞的吞噬和杀菌功能已趋成熟，但由于缺乏血清补体、调理素、趋化因子等而使中性粒细胞功能暂时性低下而易发生化脓性感染。新生儿单核吞噬细胞发育已完善，但因缺乏必需的辅助因子，所以其趋化、黏附、吞噬和杀菌功能均较成人差。

（三）补体水平

母体补体不传输给胎儿，故婴儿出生时血清补体含量低。新生儿补体经典途径（CH50、C3、C4、C5）活性为成人的 50%～60%，出生后 3～6 个月达成人水平。旁路途径的各种成分发育更为落后，B 因子和备解素分别为成人的 35%～60% 和 35%～70%。

二、特异性免疫特征

特异性免疫反应包括细胞免疫和体液免疫两种，这两种免疫反应必须由抗原性物质进入机体刺激免疫系统后方可形成。T 细胞主要担负细胞免疫功能，B 细胞主要担负体液免疫功能。

（一）T 细胞及其分泌的细胞因子

1. T 细胞 成熟 T 细胞占外周血淋巴细胞的 80%，因此外周血淋巴细胞计数可反映 T 细胞数量。胸腺是 T 细胞发育成熟的重要场所。在胚胎 7～8 周，胸腺细胞开始分化，此后前 T 细胞在胸腺上皮趋化因子诱导下逐渐分化成熟。出生时胸腺大小与功能已达高峰，T 细胞自身发育已完善，但因从未接触过抗原，需与多种抗原接触后，其功能才更倾向成熟。足月新生儿外周血中 T 细胞绝对计数已达成人水平，其中 CD4 细胞数较多，使 CD4 与 CD8 的比值高达 3～4，以后逐渐下降，2 岁时为 2，达成人水平。与成人 CD4 细胞功能不同，新生儿期 CD4 细胞辅助功能低，且具有较高的抑制活性。一般出生后 6 个月 CD4 辅助功能趋于正常。

2. 细胞因子 CD4⁺T 淋巴细胞受抗原刺激后可分化为两个亚群，即 Th₁ 和 Th₂，他们可产生多种细胞因子，调节免疫细胞应答时的模式和强度及免疫细胞与炎症细胞的相互反应。新生儿时期 γ-干扰素（IFN-γ）产量为成人的 1/10～1/8，白细胞介素-4（IL-4）的产量约为 1/3，约 3 岁时 IL-4

和 IFN-ρ 达成人水平。

（二）B 细胞和免疫球蛋白

1. B 细胞　骨髓是 B 细胞成熟的场所，淋巴结是 B 细胞富集的器官。与 T 细胞免疫相比，B 细胞免疫的发育较迟缓。新生儿 B 细胞能分化为产生 IgM 的浆细胞，但不能分化为产生 IgG 和 IgA 的浆细胞。分泌 IgG 的 B 细胞于 2 岁、分泌 IgA 的 B 细胞于 5 岁时才达成人水平。B 细胞不足比血清 Ig 水平较低的后果更为严重，不利于特异性抗体生成，易发生暂时性低丙种球蛋白血症。

2. 免疫球蛋白（immunoglobulin, Ig）　具有抗体活性的球蛋白称为免疫球蛋白，是 B 细胞最终分化为浆细胞的产物，存在于血管内外的体液中和 B 细胞膜上，分为 IgG、IgA、IgM、IgD 和 IgE 五类。

（1）IgG：是唯一可以通过胎盘的免疫球蛋白，也是血清中主要的 IgG。大量 IgG 通过胎盘发生在妊娠晚期，足月新生儿血清 IgG 高于其母体 5%～10%，而早产儿 IgG 相对较低。来自母体的 IgG 于小儿出生后因代谢分解而逐渐下降，至 6 个月时全部消失，故 6 个月后，小儿易患感染性疾病。胎儿至出生后 3 个月自身产生的 IgG 数量不多，3 个月后产量逐渐增加，至 6～7 岁时接近成人水平。

（2）IgM：是个体发育过程中最早合成和分泌的抗体。正常情况下，因无抗原刺激，胎儿自身产生的 IgM 甚微；又因 IgM 不能通过胎盘，故脐带血中 IgM 含量极低。若脐带血 IgM 增高，提示宫内感染。出生后 3～4 个月时 IgM 在血清中的含量为成人的 50%，1 岁时达成人的 75%。IgM 是抗革兰氏阴性杆菌的主要抗体，由于其在新生儿血液中含量较低，故新生儿期易患革兰氏阴性杆菌感染，尤其容易患大肠埃希菌败血症。

（3）IgA：是血清中增加较慢的一类 Ig，至青春期或成人期才达成人水平。母体 IgA 不能通过胎盘，若脐带血中 IgA 增高同样提示宫内感染。IgA 分为血清型和分泌型两种。分泌型 IgA 存在于唾液、泪水、乳汁等外分泌液中，是黏膜局部抗感染的重要因素，因其在新生儿及婴幼儿体内水平较低，故此期间的小儿易患呼吸道及消化道感染。

（4）IgD：母体的 IgD 不能通过胎盘输给胎儿，脐血中 IgD 的含量仅为成人的 10%，5 岁时达成人水平的 20%。IgD 的生理功能至今了解不多，多种疾病特别是变态反应病与慢性疾病的人均能检出特异性 IgD 抗体或较高的血清 IgD 水平。

（5）IgE：人体 IgE 的血清浓度很低，一般不能通过胎盘。胎儿自 11 周开始合成 IgE。出生时小儿 IgE 水平约为成人的 10%，7 岁左右达成人水平。IgE 是导致速发型变态反应的主要物质，新生儿 IgE 很低，因而不易出现典型的速发型变态反应。

第二节　原发性免疫缺陷病

免疫缺陷病（immunodeficiency disease，ID）是指因免疫活性细胞和免疫活性分子发生缺陷引起免疫反应缺如或降低，导致机体抗感染等免疫功能低下的一组临床综合征。将所有由先天性因素所致的免疫缺陷病统称为原发性免疫缺陷病（primary immunodeficiency disease，PID）；由出生后环境或其他原发疾病所致，当去除不利因素后，免疫功能可恢复正常，称为继发性免疫缺陷病（secondary immunodeficiency disease，SID）。PID 多发生于婴幼儿，其总发病率尚无确切资料，以活产婴儿的发病数计，估计约为 1∶10 000（未包括选择性 IgA 缺乏症）。

按国际免疫协会 PID 专家委员会 1999 年以发病机制和遗传学特征为基础的分类原则，分为：①特异性免疫缺陷病（联合免疫缺陷病、以抗体缺陷为主的免疫缺陷病、以 T 细胞缺陷为主的免疫缺陷病、伴有其他症状的免疫缺陷病）；②免疫缺陷合并其他先天性疾病；③补体缺陷病；④吞噬细胞缺陷病。

【护理评估】

1. 健康史　PID 的病因目前尚不清楚。

（1）遗传因素：在许多 PID 的发生中起作用。一旦发现家族中有可疑性免疫缺陷病儿，则应进行家谱调查。

（2）宫内感染因素：曾报道胎儿感染风疹病毒后引起低丙种球蛋白血症伴高 IgM，而感染巨细胞病毒使胎儿的干细胞受损导致严重联合免疫缺陷。

（3）过去史：脐带延迟脱落是黏附分子缺陷的重要线索；严重的麻疹或水痘病提示有细胞免疫缺陷可能，而接触性皮炎则表明细胞免疫功能完善；详细询问预防接种史。

2. 身体状况

（1）PID 共同的临床表现：PID 的临床表现由于病因不同而极为复杂，但其共同的表现却非常一致，即反复感染、易患肿瘤和自身免疫性疾病。

1）反复感染：反复感染是本病的最大特点，常表现为严重、持久的感染。患者易感染的病原类型主要取决于其免疫系统受损的部分，如体液免疫缺陷患者易发生细菌性感染，不常见和致病力低下的细菌均可为致病的感染原；而细胞免疫缺陷患者则易发生病毒或其他细胞内微生物感染。

2）自身免疫性疾病：PID 患儿若能存活到 3～5 岁，部分病例可患自身免疫性疾病，如系统性红斑狼疮、类风湿性关节炎等。

3）易患肿瘤：PID 患者随年龄的增长易发生肿瘤，尤其是淋巴系统肿瘤。其发生率较正常人群高 100～300 倍。

（2）几种常见的 PID 的临床特点

1）X 连锁无丙种球蛋白血症（X-linked agammaglobulinemia，XLA）：又称 Bruton 病。血清中各类免疫球蛋白明显下降或缺如，外周血 B 细胞缺如或很少，但 T 细胞免疫功能正常。有家族史，属 X 连锁遗传性疾病，女性为携带者，男性发病。患儿出生后数月因从母体获得了一定量的抗体可无临床症状。本病多于 4～8 个月月龄后起病，表现为反复的细菌感染，如肺炎、鼻窦炎、中耳炎、脑膜炎、败血症等。本病预后差，常于婴幼儿期死于重症感染，如能及时诊断，坚持应用丙种球蛋白治疗，可使感染减轻，存活延长。

2）婴儿暂时性低丙种球蛋白血症（hypogammaglobulinemia of infancy）：本病偶有家族史，男女均可发病，其机制不明。患儿因不能及时产生 IgG，故血清 IgG 水平持续低下，易患革兰氏阳性细菌性感染。本病有自限性，一般在 1.5～3.0 岁时血清 IgG 上升至正常水平。

3）常见变异型免疫缺陷病（common variable immunodeficiency disease，CVID）：为一组病因不明，遗传方式不定，表现为抗体缺如的 PID。本病发病率较高，可发生于任何年龄，但多见于青少年。由于疾病的类型不同，免疫缺陷程度各异，临床表现多样，常见反复呼吸道感染，包括上呼吸道感染、鼻窦炎、中耳炎、支气管炎、肺炎和支气管扩张，脑膜炎、败血症、脓皮病等也常发生，可有消化道症状，如脂肪泻、难治性腹泻及慢性吸收不良综合征，甚至发生营养不良。CVID 易并发多种自身免疫性疾病，如类风湿性关节炎、系统性红斑狼疮等。其并发恶性肿瘤的概率也较高。少数患者可出现淋巴结肿大和脾大。患儿血清免疫球蛋白含量普遍降低，B 细胞数量可减少，T 细胞功能可异常。

4）先天性胸腺发育不全：本病又称 DiGeorge 综合征，男女均可发生，大多为非遗传性的。临床表现的轻重与胸腺、甲状旁腺缺损程度有关。临床特点为出生 24～48 小时后，即可发生低钙血症，反复发作手足抽搐；可有一种或多种心血管畸形；特殊面容包括人中短、眼距宽、下颌骨发育不良、耳郭低位并有切迹等；反复感染，如呼吸道感染、鹅口疮和腹泻等，由于反复感染，使发育迟缓、生活能力低下；循环 T 细胞数显著减少，B 细胞百分数可升高，抗体功能和免疫球蛋白水平一般正常。本病预后不良，多于出生后 1 周内死于低钙血症，有的 2 岁内死于感染。但较轻病例经治疗后 T 细胞功能可以得到恢复，甲状旁腺功能也可能自行恢复。

3. 辅助检查

（1）体液免疫功能测定

1）免疫球蛋白（Ig）的测定：是检测 B 细胞功能最常用的试验。年长儿和成人总 Ig＞6g/L 属正常，总 Ig＜4g/L 或 IgG＜2.5g/L，IgA 或 IgM＜0.1g/L 提示抗体缺陷。

2）同族血凝素试验：1 岁以上非 AB 血型小儿血清中抗 A 或抗 B 滴度应＞1：4，低于此数值提示体液免疫缺陷。

3）特异性抗体测定：正常小儿经全程白喉类毒素预防注射后，皮肤锡克试验应为阴性。体液免疫和联合免疫缺陷者因缺乏产生抗体的反应，此试验则呈阳性。

4）骨髓检查或淋巴结活检：缺乏浆细胞。

（2）细胞免疫功能测定

1）外周血淋巴细胞计数：少于 $1.2×10^9/L$，提示细胞免疫缺陷。

2）皮肤迟发型超敏反应：OT 试验或 PPD 试验阴性反应除了表示未接种过卡介苗、无结核感染外，还可提示细胞免疫缺陷。

3）淋巴细胞转化试验：以每分脉冲数（CPM）或刺激指数（SI）表示。当 SI＜3 时，认为 T 细胞免疫缺陷。

4）E 玫瑰花形成试验：此试验的正常值为 50%～80%，低于正常则提示 T 细胞减少，见于细胞免疫缺陷。

5）胸部 X 线片：婴幼儿期缺乏胸腺影者提示 T 细胞功能缺陷。

4. 处理原则

（1）一般治疗：保护性隔离，防止感染，已合并感染时选用适当的抗菌药物。

（2）替代疗法：设法对缺陷的体液或细胞免疫进行替代疗法，如应用丙种球蛋白、高效价免疫血清球蛋白、新鲜血浆或细胞因子。

（3）免疫重建：为患儿移植免疫器官或组织，使其在患儿体内定居存活，以恢复其免疫功能，如造血干细胞移植、胎儿胸腺移植、基因治疗等。

【护理诊断及相关事项】

1. 有感染的危险　与免疫功能缺陷有关。

2. 焦虑　与反复感染、预后较差有关。

【预期目标】

1. 患儿感染得到及时控制。

2. 患儿及其家长焦虑减轻，积极配合治疗。

【护理措施】

护理的重点是采取多种措施预防感染，使每一位医护人员、患儿及其家属明确预防感染对本病的重要性。

1. 隔离患儿　应给予患儿保护性隔离，不与感染性疾病患儿接触；保持病室空气新鲜，避免上呼吸道感染；医护人员要严格执行消毒隔离制度、无菌操作原则；做好患儿口腔及皮肤的护理。

2. 观察病情　密切观察病情，及时发现感染迹象；合并感染时，遵医嘱给予抗菌药物；应用免疫球蛋白替代疗法时，应注意变态反应的发生。

3. 合理喂养　选择营养丰富且易消化吸收的食物，注意热量、蛋白质、维生素和微量元素的供给；鼓励小婴儿采用母乳喂养；所用食具定期消毒。

4. 心理支持　由于反复感染和住院，患儿易产生焦虑、孤独、沮丧、恐惧心理，应加强与患儿及其家长的沟通交流，了解其心理活动，及时给予心理支持，帮助其树立战胜疾病的信心。

【护理评价】

1. 患儿未发生感染扩散，营养状况良好。

2. 家长与患儿有良好的心理状态，坚持配合治疗。

【健康教育】

1. 介绍预防感染的卫生知识，指导合理喂养，鼓励患儿尽可能参加正常生活。

2. 有细胞免疫缺陷的患儿应禁种活疫苗或菌苗，以防发生严重感染；有严重细胞免疫缺陷的患儿不宜输新鲜血制品，以防发生移植物抗宿主反应。PID 患儿一般不做扁桃体和淋巴结切除术，并且脾切除术为禁忌，糖皮质激素类药物应慎用。

第十三章　结缔组织病患儿的护理

第一节　风　湿　热

风湿热（rheumatic fever）是一种具有反复发作倾向的全身结缔组织病，其发病与 A 组乙型溶血性链球菌感染密切相关。临床表现为发热，多数伴有心肌炎、关节炎，较少出现皮下结节、环形红斑或舞蹈病。其中心脏损害最为严重，有时首次发作即有心脏损害，反复发作可使 2/3 的患儿发展成为慢性风湿性心瓣膜病。发病年龄以 5～15 岁多见，以冬春季节、寒冷、潮湿地区发病率高，近年资料显示，我国南方患病率高于北方，可能与天气潮湿有关。

本病的病因和发病机制尚未完全阐明。多认为与 A 组乙型溶血性链球菌感染后的两种免疫反应相关。①变态反应：有些抗链球菌抗体可与人的心脏、丘脑和丘脑下核等组织发生交叉反应，导致Ⅱ型变态反应性组织损伤，还可因链球菌菌体成分及其产物与相应抗体作用，形成免疫复合物沉积于关节、心肌、心瓣膜，导致Ⅲ型变态反应性组织损伤；②自身免疫：风湿性心脏病患者可出现抗心肌抗体，损伤心肌组织发生心肌炎。

【护理评估】

1. 健康史　询问患儿发病前 1～4 周有无上呼吸道感染的表现，有无精神异常或不自主的动作表现，既往有无心脏病或关节炎病史。

2. 身体状况　测量生命体征，注意心率增快与体温升高是否呈比例；听诊有无心音减弱、奔马律及心脏杂音；检查四肢关节有无红、肿、热、痛表现，有无活动受限；有无皮疹，尤其在躯干和关节伸侧。

（1）一般表现：发病前 1～4 周常有上呼吸道感染史，一般呈急性起病，发热，呈不规则热或低热，伴面色苍白、食欲差、多汗、疲倦、腹痛等症状。

（2）主要表现：①心肌炎，是本病最严重的表现，小儿风湿热以心肌炎起病者占 40%～50%，年龄越小，心脏受累的可能越大。心肌、心内膜、心包膜均可不同程度受累，当三者同时受累时，称为全心炎，以心肌炎及心内膜炎多见。②关节炎，年长儿多见，男孩较多见，以游走性、多发性、侵犯大关节为主要特点，主要侵犯膝、踝、肩、肘、腕等关节，局部出现红、肿、热、痛和功能障碍。经治疗关节功能可恢复，不遗留强直或畸形。轻症患儿仅有关节酸痛而无局部红、肿表现。③舞蹈病，女孩多见，表现为不自主、无目的、不协调的舞蹈样动作，如皱眉、挤眼、努嘴、伸舌、颜面肌肉抽动、耸肩等，在兴奋或注意力集中时加剧，入睡后消失。舞蹈病系锥体外系受累所致，可伴有其他风湿热表现，也可单独出现。约 40%伴心脏损害，伴关节炎者罕见。轻症在数周内消失，重症持续 3～4 个月。④皮下结节，常见于复发病例，好发于肘、腕、膝、踝等关节伸面，骨隆起处或肌腱附着处皮下，为粟米至豌豆大小、可活动无压痛的硬结，常在起病数周后出现，2～4 周自然消失。⑤环形红斑、结节性或多形性红斑，以环形红斑最具诊断意义，是风湿热的特征性体征。多在风湿热后期出现，常位于躯干及四肢屈侧，钱币大小，为淡红或暗红色，边缘轻度隆起，环内肤色正常，多于数小时或 1～2 天内消失，反复出现，不留痕迹。

3. 辅助检查

（1）血常规：常有轻度贫血，周围血白细胞总数和中性粒细胞增多，伴核左移现象。

（2）风湿热活动期实验室指标：血沉增快、C 反应蛋白阳性、黏蛋白增高。

（3）抗链球菌抗体测定：为链球菌近期感染证据，如抗链球菌溶血素 O（ASO）、抗链球菌激酶（ASK）和抗透明质酸酶（AH）增高。

4. 心理和社会支持状况　评估家长有无焦虑，对本病的预后、疾病的护理方法、药物副作用、预防复发等方面的认识程度。对年长儿还需注意评估有无因长期休学带来的忧虑，由于舞蹈病带来的自卑等。了解患儿家庭环境及经济情况。

5. 处理原则　治疗原则是注意休息、抗链球菌感染和抗风湿治疗。

（1）一般治疗：卧床休息，加强营养，补充维生素 A、C 等。

（2）抗链球菌感染：青霉素每日 60 万～80 万 U，肌内注射，用药时间至少 2 周，青霉素过敏者改用红霉素，剂量为每日 30～50mg/kg，分 4 次口服。

（3）抗风湿治疗：使用水杨酸盐或肾上腺皮质激素。心肌炎时宜早期使用肾上腺皮质激素，常用泼尼松每日 1.5～2.0mg/kg，或地塞米松每日 0.15～0.30mg/kg，分次口服，重症可静脉滴注地塞米松，症状好转后逐渐减量至停药，总疗程 8～12 周。停用激素之前用阿司匹林治疗量接替，以防因激素停用反跳。无心肌炎患儿用阿司匹林，每日 80～100mg/kg，分 4 次口服，至体温恢复正常、关节肿痛消失和实验室活动性指标正常后，剂量减半，总疗程 6～12 周。

（4）舞蹈病治疗：药物疗效不佳，一般采用支持和对症治疗。可口服苯巴比妥、氯丙嗪、地西泮等镇静。

【护理诊断及相关事项】

1. 心排血量减少　与心脏受损有关。

2. 疼痛　与关节受累有关。

3. 焦虑　与疾病的预后有关。

4. 潜在并发症　药物副作用。

【预期目标】

患儿能保持充足的心排血量，生命体征恢复正常；患儿自觉疼痛减轻并能进行自理活动；患儿的并发症能得到及时发现和处理；患儿情绪逐渐稳定、精神愉快、积极配合治疗。

【护理措施】

1. 防止发生严重的心功能损害

（1）观察病情：注意患儿面色、呼吸、心率、心律及心音的变化，如有烦躁不安、面色苍白、多汗、气急等心力衰竭的表现，及时处理。

（2）休息：根据病情限制活动量。急性期卧床休息 2 周，有心肌炎时轻症绝对卧床休息 4 周，重症 6～12 周，伴心力衰竭者待心功能恢复后再卧床 3～4 周，症状消失、血沉接近正常方可下床活动，活动量根据心率、心音、呼吸、有无疲劳进行调节。一般恢复至正常活动量所需时间是：无心脏受累者 1 个月，轻度心脏受累者 2～3 个月，严重心肌炎伴心力衰竭者 6 个月。

（3）饮食护理：给予易消化、高蛋白、高维生素食物，有心力衰竭和应用肾上腺皮质激素治疗期间适当限制盐和水的摄入。少量多餐，详细记录出入水量，并保持大便通畅。

（4）做好一切生活护理，使患儿在体力和精神上得到静养。

2. 减轻关节疼痛　关节疼痛时，可让患儿保持舒适的体位，避免痛肢受压，移动肢体时动作轻柔，用热水袋热敷局部关节止痛，做好皮肤护理。

3. 心理护理　关心爱护患儿，耐心解释各种检查、治疗、护理措施的意义，争取合作。及时解除患儿的各种不适感，如发热、出汗、疼痛等，增强其战胜疾病的信心。

4. 用药护理　遵医嘱用泼尼松、阿司匹林等抗风湿治疗，有心力衰竭者加用洋地黄制剂，同时配合吸氧、利尿、维持水和电解质平衡等治疗。因抗风湿治疗疗程较长，服药期间注意观察药物的副作用，如阿司匹林可引起胃肠道反应、肝功能损害和出血，饭后服用或同服氢氧化铝可减少对胃的刺激，加用维生素 K 可防止出血；泼尼松可引起消化性溃疡、肾上腺皮质功能不全、精神症状、血压升高、电解质紊乱、免疫抑制等，应密切观察，避免交叉感染及骨折；心肌炎时机体对洋地黄敏感性增加，易出现中毒，用量应为一般剂量的 1/3～1/2，用药期间注意有无恶心、呕吐、心律不齐、心动过缓等副作用，并注意补钾。

【护理评价】

患儿能否保持充足的心排血量，使生命体征恢复正常；患儿是否自觉疼痛减轻并能进行自理活动；患儿的并发症能否得到及时发现和处理；患儿情绪是否逐渐稳定、精神愉快，并能积极配合治疗。

【健康教育】

早期诊断和治疗链球菌咽峡炎是预防风湿热的关键。防止受凉、改善居住条件、避免寒冷潮湿、避免去人多的公共场所、及时控制链球菌感染。一旦确诊链球菌咽峡炎，应及早给予青霉素肌内注射，疗程为 7～10 天。给患儿做好出院指导，尤其对遗留有心脏瓣膜病变者，特别要指导家长做好患儿日常生活、饮食、用药、活动量及上学等事项的具体安排。详细向家长讲解预防风湿热复发的重要性及具体做法，首选长效青霉素，剂量为 120 万 U，肌内注射，每个月 1 次。对青霉素过敏者可口服红霉素。预防时间最少不短于 5 年，有心肌炎者应延长至青春期后，有风湿性心脏病者，宜终身药物预防。不要参加剧烈活动以免过度劳累，定期门诊复查。

第二节　过敏性紫癜

过敏性紫癜（anaphylactoid purpura），又称舒-亨综合征（Henoch-Schonlein purpura，HSP），是小儿时期最常见的一种血管炎，以毛细血管变态反应性炎症为病理基础，以臀部和下肢对称分布的出血性皮疹为特征。有时伴腹痛、便血和关节肿痛，肾脏易受累，形成血尿和蛋白尿，血小板不减少。本病主要见于学龄期小儿，男女之比为 2∶1，冬、春季多见。病程有时迁延反复，但预后多良好。

本病主要病理变化为无菌性血管炎，以毛细血管炎为主，亦可波及小静脉和小动脉。皮肤损伤主要见于真皮血管，呈急性炎症反应，血管周围有中性粒细胞及嗜酸性粒细胞浸润。局部渗出增加，发生水肿，并有红细胞渗出，邻近血管的胶原纤维肿胀。血管壁有纤维样坏死及间质水肿。重者呈坏死性小动脉炎。肠道病变主要在黏膜下，呈显著水肿、出血、坏死，重者发生肠黏膜溃疡。肾脏病变主要累及肾小球，呈局灶性或弥漫性损伤，毛细血管内皮增生，局部纤维化和血栓形成，灶性坏死，亦可见新月形病变。在荧光显微镜下可见肾小球毛细血管基膜有膜性和广泛性增殖性改变，并可见 IgG 及颗粒纤维蛋白等沉积。有的病例还可有心、肺、胸膜和颅脑血管发生相同的病理改变。

【护理评估】

1. 健康史　多呈急性起病，起病前 1～3 周常有上呼吸道感染史，可伴有低热、食欲缺乏、乏力等全身症状。病因不明，目前认为本病是一种自身免疫反应性疾病。致敏原可为病原体（细菌、病毒或寄生虫等）、药物（抗菌药物、异烟肼、水杨酸类、苯巴比妥钠等）、食物（鱼、虾、蟹、蛋、牛奶等）及其他（花粉吸入、昆虫叮咬、疫苗注射等）。机体对这些因素产生不恰当的免疫应答，形成免疫复合物沉积于小血管，引起皮肤、胃、肠、关节的广泛性毛细血管炎，导致水肿和出血。

2. 身体状况　皮肤、关节、消化道和肾脏是主要受累部位，可出现相应临床表现。

（1）皮肤紫癜：常为首发症状，全身均可发生，以下肢和臀部多见，尤其是下肢伸面，呈对称性分批出现。典型紫癜为初起出现紫红色荨麻疹及红斑、斑丘疹，紫癜大小不等、形态不一、高出皮面，继之颜色加深，带有水肿和出血，压之不褪色的皮疹。少数重症紫癜可融合成大疱以致出血性坏死。病程中反复出现皮肤紫癜为本病特征，每次发作病情相同，但一次比一次持续时间短，症状轻。

（2）消化道症状：约有 2/3 的患儿出现消化道症状，常在皮疹发生 1 周内出现，也可在皮疹未出现前发生。突发较重的腹痛、恶心、呕吐，伴肠鸣音增强及脐周或下腹部轻压痛，腹部柔软，腹痛是由于肠道病变引起肠蠕动增强或痉挛所致。偶尔发生肠套叠、肠梗阻、肠穿孔及出血坏死性小肠炎。此型临床称为"腹型"。

（3）关节疼痛及肿胀：约 1/3 患儿出现关节肿痛，多累及膝、踝、肘等关节，可单发或多个大关节损害，呈游走性，一般无红、热，有积液，不遗留关节畸形。偶尔关节炎出现在紫癜前 1~2日。此型临床称为"关节型"。

（4）肾脏损害：1/3~2/3 的患儿有肾脏病变，尸检发现几乎所有患儿有不同程度的肾损害。常在病程 1~8 周内发生，出现血尿、蛋白尿及管型尿，伴血压升高和水肿，称为紫癜性肾炎。少数呈肾病综合征表现。一般患儿肾损害较轻，个别重症出现大量蛋白尿、氮质血症、高血压脑病，极少数因急性肾衰竭死于尿毒症。此型临床称为"肾型"。

（5）其他：中枢神经系统病变是本病潜在威胁之一，患儿偶可因颅内出血导致失语、瘫痪、昏迷、惊厥、肢体麻痹。个别患儿有鼻衄、牙龈出血、咯血等表现。以上各种症状可单独出现，也可几种同时存在，同时存在几种临床表现时，称"混合型"。

3. 辅助检查　外周血白细胞数正常或轻度升高，可伴嗜酸性粒细胞升高。血小板计数、出血和凝血时间、血块退缩试验和骨髓检查均正常，约半数患儿毛细血管脆性试验阳性。尿液检查与肾小球肾炎相类似，可有血尿、蛋白尿、管型尿。大便隐血试验可呈阳性反应。血清 IgA 浓度升高，IgG、IgM 升高或正常。

4. 心理和社会支持状况　了解家长是否掌握与本病有关的知识，特别是本病易反复发作和并发肾损害；同时应了解患儿的饮食、家庭经济和环境状况、家长是否有心理焦虑等。

5. 处理原则　本病无特效疗法。急性发作期应卧床休息，控制感染，对症处理，积极寻找并避免变应原。

【护理诊断及相关事项】

1. 皮肤完整性受损　与变态反应性血管炎有关。

2. 疼痛　与关节和肠道变态反应性炎症有关。

3. 潜在并发症　消化道出血，紫癜性肾炎等。

【预期目标】

皮肤完整性未受损或受损后能很快恢复，不发生疼痛或疼痛轻微，未发生潜在并发症或发生并发症后能及时有效处理。

【护理措施】

1. 促进皮肤恢复正常功能

（1）观察皮疹的形态、颜色、数量、分布，是否反复出现，可绘成人体图形，每日详细记录皮疹变化情况。

（2）保持皮肤清洁，防止擦伤和抓伤，如有破溃及时处理，防止出血和感染；衣着宽松、柔软，保持清洁、干燥。

（3）避免或及时去除可能存在的各种致敏原，遵医嘱使用止血、脱敏药等。

2. 减轻或消除关节肿痛和腹痛　注意观察关节型病例的疼痛及肿胀情况，保持患肢功能位置，协助患儿选择舒适体位以减轻疼痛：膝下放一小平枕，使膝关节处于伸展位，根据病情使用热敷或冷敷，教会患儿使用放松、娱乐等方法减轻疼痛。做好日常生活护理，患儿腹痛时应卧床休息，禁止腹部热敷，以防加重肠出血，护理人员尽量守护在床边。

3. 用药护理

（1）按医嘱使用肾上腺皮质激素，以缓解关节疼痛和解除痉挛性腹痛。肾上腺糖皮质激素与免疫抑制剂能有效缓解免疫损伤，解除肠道痉挛，减轻肠壁水肿，对腹型紫癜最有效，能有效控制症状，但不能阻止病变发生或缩短病程，也不能防止复发。急性发作症状明显时口服泼尼松，剂量为每日 1～2mg/kg，症状缓解后即可停药。若并发肾炎且经激素治疗无效者，可试用环磷酰胺治疗，以抑制严重免疫损伤。

（2）卡巴克洛可增加毛细血管对损伤的抵抗力，大剂量维生素 C（2～5g/d）、抗组胺药物或静脉滴注钙剂可减轻过敏反应强度，恢复毛细血管内壁完整性，缓解腹痛症状。有感染的患儿积极应用有效抗菌药物控制感染。对于单纯皮肤和关节症状者应用阿司匹林，使关节消除肿痛，但要注意防止引起胃肠道出血。

4. 密切观察病情

（1）观察有无腹痛、便血等情况，同时注意腹部体征并及时报告和处理。消化道出血时给予无动物蛋白、无渣的流质饮食，出血量多时要考虑输血并禁食，经静脉补充营养。

（2）观察尿色、尿量、尿液性状及尿比重的改变，定时做尿常规检查，若有血尿和蛋白尿，提示紫癜性肾炎，按肾炎护理。

【护理评价】

患儿皮肤完整性是否未受损或受损后是否能及时处理，患儿是否不发生疼痛或疼痛轻微，是否未发生潜在并发症或发生并发症后能否及时有效处理。

【健康教育】

本病病程多为 4～6 周，极少数病程可持续数月甚至数年。急性期后，肾脏是否受累及严重程度是决定远期预后的主要因素，多数预后良好，转成慢性肾衰竭者极少。对病程迁延和合并肾损害者，给患儿和家长带来不安和痛苦，可影响到患儿学业，应根据具体情况予以解释，帮助其树立战胜疾病的信心。做好出院指导，有肾及消化道症状者宜在症状消失后 3 个月复查；教会患儿和家长观察病情、合理调配饮食，定期来院复查，及早发现肾脏并发症。

第三节 川 崎 病

川崎病（Kawasaki disease，KD）又称黏膜皮肤淋巴结综合征（mucocutaneous lymph node syndrome，MCLS），是一种以变态反应性全身小血管炎为主要病理改变的结缔组织病。本病自 1967 年日本川崎富首次报道以来，全球均有发生，有地区流行趋势，春、冬季（4～5 月及 11 月至次年 1 月）发病相对较多。男女之比为 1.5∶1，婴幼儿多见，1～2 岁为高发年龄。<3 岁占 80%。我国近年来本病发病率明显升高，多数自然康复，急性期发生心脏损害约 40%，心肌梗死是主要死因。目前本病发病率已超过风湿热，占小儿后天性心脏病发病首位。

川崎病的基本病理改变是中小血管的变态反应性坏死性血管炎，主要累及冠状动脉，形成冠状动脉扩张、冠状动脉瘤，同时全身器官的中小血管均可受累。受累的血管内皮细胞坏死，肌层和外膜有白细胞浸润，内膜层断裂，血管扩张、管壁内有血栓形成。由于内皮损伤及炎症细胞浸润引起动脉中层损害，可使动脉壁的完整性遭到破坏而形成动脉瘤和（或）内膜增生及纤维化而狭窄。除血管炎外，病理变化还涉及多种脏器，尤其以间质性心肌炎、心包炎及心内膜炎最显著，并可波及传导系统。

【护理评估】

1. 健康史 应详细询问患儿的生活环境或其接触史。本病病因尚未完全明确。川崎认为，本病是宿主对感染原的一种特异反应，并且是一种以心血管为中心的多种抗原刺激机体后引起的变态反应性疾病。可能与多种病原感染有关，如 EB 病毒、逆转录病毒或链球菌、丙酸杆菌、支原体、立克次体、尘螨等均可能是病原，但均未得到证实，也可能与环境污染、药物、化学物质、清洁剂等因素有关。目前认为，川崎病是一定易患宿主对多种感染病原触发的一种免疫介导的全身性血管炎。

2. 身体状况 本病病程多为 6～8 周，有心血管症状者可持续数月至数年。

（1）主要表现：①发热，为最早出现的症状，呈稽留热或弛张热，持续1～2周，抗菌药物治疗无效。②皮疹，一般在发热5日内出现，呈向心性和多形性，最常见为遍布全身的荨麻疹样皮疹，其次为红斑状、猩红热样皮疹，无水疱或结痂。皮疹多见于躯干和四肢，1周左右消退。约10%有肛周脱皮，在原卡介苗接种处可重新出现红斑、疱疹、溃疡或结痂为本病特征。③黏膜表现，双眼结膜充血，无脓性分泌物和流泪，常持续出现于整个发热期。口唇干燥潮红、皲裂、出血和结痂是本病的重要体征。舌乳头突起呈杨梅舌。口腔及咽部黏膜弥漫性充血发红。④手足皮肤硬性肿胀，早期手足皮肤广泛性硬性肿胀，手指（脚趾）呈梭形肿胀，伴疼痛和关节强直。体温下降时指（趾）端甲床与皮肤移行处出现膜状脱皮，重者指（趾）甲可脱落，即为本病特征。⑤淋巴结肿大，在发热的同时多数患儿出现单侧或双侧颈淋巴结非化脓性肿大，质硬，轻压痛，局部皮肤不发红。有时枕后和耳后淋巴结亦可受累。

（2）心血管系统表现：是川崎病最严重的表现，常于发病后1～6周出现症状，也可迟至急性期后数月，甚至数年后。在急性发热期可表现为心脏杂音、心律不齐、心脏扩大和心力衰竭等；在急性期、亚急性期和恢复期，可因冠状动脉炎和动脉瘤而发生心肌梗死致猝死。约半数动脉瘤在1年内消散。

（3）其他症状：脓尿及尿道炎，呕吐、腹泻、腹痛，脑膜刺激征，肝大、轻微黄疸和血清转氨酶活性升高等。

3. 辅助检查

（1）血液检查：轻度贫血，外周血白细胞计数升高，以中性粒细胞升高为主，有核左移现象。血沉增快，C反应蛋白升高，免疫球蛋白升高，为炎症活动指标。血小板早期正常，发病后2～3周显著升高，部分患儿转氨酶、血清胆红素升高。

（2）心血管系统检查：有心脏受损者可见心电图和超声心动图改变。心电图主要表现为QRS波群低电压、P-R间期及Q-T间期延长、ST段和T波改变、心律失常等。二维超声心动图是诊断和随访冠状动脉病变的最佳方法，安全、可靠、重复性好。冠状动脉扩张及冠状动脉瘤样改变，在病程的第2～3周检出率最高，多在病程1～2年内恢复。

（3）其他：脑脊液白细胞增高，以淋巴细胞增高为主。尿沉渣检查白细胞增多，轻度蛋白尿。

4. 心理和社会支持状况 本病病程长，临床表现较重且呈多样性，少数并发心肌损害而危及生命。应注意评估家长是否有焦虑及对本病的了解程度，患儿对住院、治疗是否存在恐惧等。

5. 处理原则 除对症、支持治疗外，主要是减轻血管炎症和对抗血小板凝集，预防冠状动脉瘤及动脉栓塞的发生。

【护理诊断及相关事项】

1. 体温过高 与感染、免疫反应等因素有关。

2. 皮肤完整性受损 与小血管炎有关。

3. 口腔黏膜改变 与小血管炎有关。

4. 潜在并发症 心脏受损。

【预期目标】

患儿体温能保持正常，皮肤完整性未受损或受损后能得到及时有效处理，口腔黏膜能保持正常，未发生潜在并发症或发生后能及时有效处理。

【护理措施】

1. 降低体温

（1）急性期患儿应绝对卧床休息，保持病室一定的温湿度，监测体温变化。观察热型及伴随症状，以便及时采取相关治疗及护理措施。防止高热惊厥的发生。

（2）评估患儿体液状态，给予清淡、高热量、高维生素、高蛋白的流质或半流质饮食。鼓励患儿多饮水或静脉补液。

2. 促进皮肤恢复正常功能 评估皮肤病损情况。保持皮肤清洁，每日用软布轻洗患儿皮肤，注意勿擦伤。衣被质地柔软而清洁，以减少对皮肤的刺激，每次便后清洗臀部。勤剪指甲，保持手清洁，以防抓伤皮肤。对半脱的痂皮应用干净剪刀剪除，切忌强行撕脱，以防出血和继发感染。每日用生理盐水或硼酸棉球擦洗双眼 1～2 次，也可涂眼膏，以保持眼的清洁。

3. 促进口腔黏膜恢复 评估患儿口腔卫生习惯及进食能力，观察口腔黏膜病损情况，每日予口腔护理 2～3 次，晨起、睡前、进餐前后漱口，以保持口腔清洁，防止继发感染。口唇干裂时可涂护唇油，口腔溃疡时涂碘甘油以消炎止痛。

4. 用药护理 按医嘱给予药物治疗，注意观察药物的疗效和副作用。①阿司匹林具有抗炎、抗凝作用，为首选药物。早期与免疫球蛋白联用可控制急性炎症过程，减少冠状动脉病变。用法：每日 30～50mg/kg，分 3～4 次口服，热退后可减至每日 3～5mg/kg，用至临床症状消失、血沉正常方可停药，总疗程为 1～3 个月。②对血小板显著增多、有冠状动脉扩张、血栓形成的患儿加用双嘧达莫（潘生丁）（每日 3～5mg/kg，分 2～3 次口服）或维生素 E（每日 20～30mg/kg），用至冠状动脉内径缩至小于 3mm。③早期（发病 10 天以内）大剂量丙种球蛋白静脉滴注可明显减少冠状动脉病变的发生，尤其适用于具有发生冠状动脉瘤高危因素者。用法：每日 400mg/kg，连用 5 天，或单剂量丙种球蛋白 2g/kg，于 12 小时内静脉滴注。④应用抗菌药物控制继发感染，有心肌损害者可用 ATP、辅酶 A 等。

5. 加强病情观察 密切监测患儿有无心血管损害的症状，如面色、精神状态、心率、心律、心音、心电图改变等，如有以上变化立即进行心电监护，及时处理。

【护理评价】

患儿体温是否能保持正常，皮肤完整性是否未受损或受损后是否能得到及时有效处理，口腔黏膜是否能保持正常，是否未发生潜在并发症或发生后是否能及时有效处理。

【健康教育】

及时向家长交代病情，家长因患儿心血管受损导致可能发生猝死而产生不安心理，应给予心理支持。患儿需定期做心电图、超声心动图等检查，应结合小儿年龄与家庭经济状况进行解释，以取得配合。对遗留有冠状动脉病变的患儿应长期密切随访，不宜参加体育活动，每 3～6 个月做 1 次超声心动图检查，直至恢复正常。

第十四章 神经系统疾病患儿的护理

第一节 小儿神经系统解剖生理特点

一、脑、脊髓

小儿生长发育过程中，神经系统发育最早，速度亦快。新生儿脑的平均重量为370~390g，相当于体重的1/9~1/8，6个月时达700g左右，6岁时达1300g左右，而成人脑重约为1500g，相当于体重的1/40~1/35。新生儿大脑已有主要的沟回，但较成人浅，皮质较薄，细胞分化不成熟，树突少，大脑皮质下中枢发育已较成熟，大脑皮质及新纹状体发育尚不成熟，灰、白质分界不清，故出生时各种活动主要靠皮质下中枢调节。3岁时细胞分化基本成熟，8岁时已接近成人。小儿脑部功能发育较形态学的发育慢，6岁左右神经纤维的髓鞘从脑干、小脑开始，逐步遍及大脑皮质，神经中枢的内在联系加强。但复杂功能是机体与外界相互作用、相互影响而获得的。婴幼儿时期，对外界刺激引起的神经冲动传入大脑速度慢，易于泛化，遇强刺激时易发生昏睡或惊厥。3~6岁是小儿认知水平提高、智力全面发展的重要阶段。7~8岁小儿大脑的额叶迅速生长，使小儿运动的准确性和协调性得到发展，综合分析能力提高，为小儿学习和记忆发展创造条件。9~16岁是大脑皮质内部结构和功能的复杂化过程，神经元的功能加强。小脑的大小在出生后15个月接近成人，为维持机体的平衡性与动作的准确性提供了条件。小儿的脑耗氧量，在基础代谢状态下占总耗氧量的50%，而成人则为20%，缺氧耐受性较成人更差。

小儿的脊髓下端在新生儿位于第2腰椎下缘或第3腰椎水平，4岁时上移至第1腰椎，做腰椎穿刺选择穿刺点注意年龄特点，4岁以内小儿应在第4~5腰椎间隙进行腰椎穿刺，4岁以上小儿可在第3~4腰椎间隙穿刺，以免损伤脊髓。

二、脑脊液

小儿脑脊液（cerebrospinal fluid，CSF）检查正常值见表14-1。

表14-1 小儿脑脊液检查正常值

	婴儿（新生儿）	儿童
总量（ml）	5（新生儿）	100~150
压力（mmH$_2$O）	30~80（新生儿）	70~200
细胞数	（0~20）×10^6/L	（0~10）×10^6/L
蛋白总量（g/L）	0.2~1.2（新生儿）	0.2~0.4
糖（mmol/L）	3.9~5.0	2.8~4.5
氯化物（mmol/L）	110~122	117~127

三、神经反射

小儿神经反射与神经系统发育和成熟程度有密切关系。神经反射有以下几种情况：出生时存在，终身不消失的反射，如角膜反射、瞳孔反射、吞咽反射等，减弱或消失提示神经系统有病变；出生时存在，以后随年龄增长而逐渐消失的反射，如觅食反射、拥抱反射、握持反射等，于出生后4～5个月消失，如这些反射出生后缺乏，或短期存在后又消失，或到消失时间仍存在，为异常。婴儿腹壁反射和提睾反射不易引出，到1岁以后稳定。3～4个月前小儿肌张力高，克尼格（Kernig）征可为阳性，2岁以下的小儿双侧巴宾斯基（Babinski）征可呈阳性，但若一侧阳性则应引起重视。

护理神经系统疾病的患儿应重点观察以下几个方面。①意识和精神状态：根据小儿对外界的反应状态，来判断是否有意识障碍。意识障碍的程度可分为嗜睡、意识模糊和昏迷。精神状态注意有无烦躁不安、激惹、谵妄、迟钝、抑郁、幻觉及定向障碍。②＜18个月的小儿如前囟门有饱满或隆起，提示颅高压。瞳孔不等大或散大、对光反射消失则提示脑疝，病情危重。吞咽困难、声音嘶哑、咽反射减弱或消失，并出现呼吸及循环功能障碍，称为延髓性麻痹。③肌力、肌张力、肢体运动和神经反射：肢体活动是否对称，有无活动障碍、肌张力低下或增加。角膜反射、瞳孔对光反射及吞咽反射、腹壁反射、提睾反射等是否有减弱或消失。

第二节　化脓性脑膜炎

化脓性脑膜炎（purulent meningitis，以下简称化脑），是小儿时期常见的神经系统急性感染性疾病，以婴幼儿多见。由于小儿机体抵抗力较弱，血脑屏障功能差，因此，细菌容易侵入神经系统而发病。

化脑主要病理改变为脑膜表面血管极度充血、蛛网膜及软脑膜发炎，大量脓性渗出物覆盖在大脑顶部、颅底及脊髓，并可发生脑室膜炎，导致硬脑膜下积液和（或）积脓、脑积水。炎症还可损害脑实质、脑神经、运动神经和感觉神经而产生相应的临床神经系统体征。小儿化脓性脑膜炎病死率较高，神经系统后遗症多。

【护理评估】

1. 健康史

（1）病原体：各种化脓性细菌都可导致化脑。致病原因与年龄、季节、地区、机体免疫功能、头颅外伤及是否有先天性的神经或皮肤缺陷有关。约80%以上的化脑是由脑膜炎奈瑟球菌、肺炎链球菌、流感嗜血杆菌引起。新生儿及出生2～3个月以内的婴儿化脑常见致病菌是大肠埃希菌和B型溶血性链球菌与葡萄球菌。细菌大多从呼吸道侵入，也可由皮肤、黏膜或新生儿的脐部侵入。少数化脑可由患中耳炎、乳突炎、鼻窦炎、先天发育畸形（如脑脊膜膨出）或头颅骨折时，细菌直接侵入到脑膜所致。

新生儿多有败血症，婴幼儿多有呼吸道或胃肠道感染史及其表现。因此，应询问患儿患病前有无呼吸道、消化道或皮肤感染史，新生儿应询问生产史及脐带感染史。

（2）机体因素：小儿免疫功能差，血脑屏障发育不完善是易致化脑的重要因素。

2. 身体状况　小儿化脓性脑膜炎的临床表现主要是感染、颅高压及脑膜刺激征。其临床表现因年龄及病原菌的不同而表现各异。典型者起病急，以高热、头痛、呕吐、烦躁、惊厥、脑膜刺激征阳性及脑脊液改变为特征。病情严重的可有意识障碍、休克、弥散性血管内凝血及脑疝。

测量体温、脉搏、呼吸，检查患儿有无发热、头痛、呕吐、惊厥、嗜睡及昏迷。注意精神状态、皮肤有无出血点及皮疹、面色、囟门是否紧张或隆起，有无脑膜刺激征。

（1）神经系统：主要表现颅内压增高、脑膜刺激征、意识障碍及惊厥等。

1）颅内压增高：表现为头痛，哭闹、咳嗽、大便用力及改变头位时加重。婴儿因颅骨未闭合可出现前囟饱满或隆起、颅缝增宽，头痛出现较晚，也可出现中枢性呕吐，较频繁，呈喷射性，可出现生命体征改变，如血压升高、脉率减慢、呼吸由快到慢而不规则等，严重颅内压增高可发生脑疝而危及生命。

2）意识障碍：出现表情淡漠、精神萎靡或烦躁不安、嗜睡，甚至昏迷。

3）惊厥：出现局部或全身性抽搐，伴有意识障碍，婴幼儿多见。

4）脑膜刺激征：患儿有颈抵抗、克尼格征阳性。

5）部分患儿出现第Ⅱ、Ⅲ、Ⅵ、Ⅶ、Ⅷ颅神经受损或肢体瘫痪。

（2）其他：有发热及全身中毒症状，多是突起高热，体温可达 39℃以上，但新生儿则可出现体温下降或波动不稳。婴儿可伴有腹泻。常见并发症有硬膜下积液、脑积水、脑性低钠血症、脑室管膜炎及脑实质或脑神经损伤和肢体瘫痪等。

3. 辅助检查

（1）血象：白细胞明显增多，可达（20～40）×10⁹/L 以上，以中性粒细胞为主。

（2）脑脊液检查：是确诊本病的主要依据。外观浑浊或脓性，压力增高，白细胞显著增多达 1000×10⁶/L 以上，以中性粒细胞为主，糖含量降低，氯化物降低，蛋白质增多，涂片或细菌培养可找到致病菌。

（3）血培养：有利于寻找致病菌。

4. 心理和社会支持状况 评估患儿有无意识障碍而出现认知能力下降，年长儿有无因自己颅内有病而产生恐惧，家长有无因担心影响患儿正常生长发育、出现并发症和后遗症而紧张、焦虑，同时，应重视评估社区卫生保健机构能否对患儿康复起指导作用等。

5. 处理原则 本病的治疗主要是应用抗菌药物控制感染、应用激素防止颅内粘连、降低颅内压等处理和对症支持疗法。若治疗及时，处理得当，预后较好，否则可危及生命或留有神经系统后遗症，如脑积水、耳聋、失明、智力障碍等。

（1）抗菌药物治疗：应选择对病原菌敏感，可穿透血脑屏障，在脑脊液中达到有效浓度的杀菌药物。应注意及早、足量、足疗程的应用原则，并且必须静脉给药。急性期应静脉给药 10～14 天，症状好转后减量或改肌内注射。停药适应证：脑脊液完全正常 2 周左右，临床症状消失；革兰氏阴性杆菌、金黄色葡萄球菌引起的脑膜炎治疗应达 4 周或更长；如应用抗菌药物 3 天症状加重者改用其他药物。

1）病原菌未明者：选用氨苄西林 300mg/（kg·d）或氯霉素 50～100mg/（kg·d）（新生儿用量要少，且要慎用），或氨苄西林与大剂量青霉素 40 万～80 万 U/（kg·d）。有的病原菌对青霉素类耐药，氯霉素副作用较大，故目前主张选用对血脑脊液屏障通透性好的第三代头孢菌素，如头孢曲松钠 50～100mg/（kg·d）或头孢噻肟钠 100～200mg/（kg·d）。

2）病原菌明确者：应参照细菌药物敏感试验结果选用抗菌药物，新生儿化脑出生后 1 周内病原菌多为大肠埃希菌，出生 2 周后多为葡萄球菌，应选用敏感抗菌药物，疗程不少于 3～4 周。

（2）对症及支持疗法：包括以下内容。①对急性期患儿应严密观察病情变化，如各项生命体征及意识、瞳孔的改变等，以便及时给予相应的处理。要注意热量和液体的供应，维持水电解质平衡。②肾上腺皮质激素的应用，因其可以减轻炎症反应和中毒症状，降低颅内压，故在使用抗菌药物的同时可每日静脉注射地塞米松 0.2～0.6mg/kg，连用 3～5 天。③及时处理高热、惊厥和休克，高热给予物理降温，必要时可给予药物降温。有惊厥者及时给予抗惊厥药物，如地西泮、苯巴比妥等。重症易发生感染性休克，一旦出现，应积极给予扩容、纠酸、血管活性药物等抗休克治疗。④降低颅内压，一般用 20%甘露醇每次 0.5～1.0g/kg，6～8 小时 1 次。对于颅内压增高严重者，可加大剂量（每次不超过 2g/kg）或加用利尿药物，以防脑疝的发生。⑤加强支持疗法，对于新生儿或免疫功能低下的患儿，可少量输注新鲜血液或静脉输注丙种球蛋白等。

【护理诊断及相关事项】

1. 体温过高 与细菌感染有关。

2. 有受伤的危险 与惊厥和瘫痪有关。

3. 营养失调：低于机体需要量 与摄入不足、机体消耗增多有关。

4. 潜在并发症 颅内高压症。

5. 恐惧 与家长担心预后不良有关。

【预期目标】

改善患儿体温并维持正常，避免发生脑疝，无惊厥，不发生受伤，保持体液平衡，营养供给能满足机体的需要，防止口腔溃疡，防止皮肤破损，防止窒息。

【护理措施】

1. 高热的护理

（1）保持病房安静，空气新鲜，绝对卧床休息。

（2）每4小时测体温1次，并观察热型及伴随症状。体温超过38.5℃时，及时给予物理降温或药物降温，以减少大脑氧的消耗，防止惊厥，并记录降温效果。

（3）鼓励患儿多饮水，必要时静脉补液。注意保暖，出汗后及时更衣。

2. 防止受伤的护理

（1）注意患儿安全，躁动不安或惊厥时防止发生坠床，防止舌咬伤。

（2）协助患儿洗漱、进食、大小便及个人卫生等生活护理。

（3）做好口腔护理，呕吐后帮助患儿漱口，保持口腔清洁，及时清除呕吐物，减少不良刺激。

（4）做好皮肤护理，及时清除大小便，保持臀部干燥，适当使用气垫等抗压力器材，预防褥疮的发生。

3. 保证营养供应 保证足够的热量摄入，根据患儿热量需要制订饮食计划，给予高热量、清淡、易消化的流质或半流质饮食，少量多餐，以减轻胃的饱胀感，防止呕吐发生。注意食物的调配，增加患儿食欲。对频繁呕吐而不能进食的患儿，应注意观察呕吐情况包括有无合并消化道出血，并及时静脉输液，维持水、电解质平衡。监测患儿每日热量摄入量，及时给予适当调整。

4. 预防并发症的护理

（1）监测生命体征：密切监测体温、脉搏、呼吸、血压及意识状态。

（2）若患儿出现意识障碍、囟门及瞳孔改变、躁动不安、频繁呕吐、肢体发紧、血压升高等，说明有脑水肿；若呼吸节律不规则、瞳孔忽大忽小或两侧不等大、对光反应迟钝，说明有脑疝及呼吸衰竭。应经常巡视、密切观察、详细记录，以便及早发现给予急救处理。

（3）做好抢救药品及器械的准备：做好氧气、吸引器、人工呼吸机、脱水剂、呼吸兴奋剂、硬脑膜下穿刺包及侧脑室引流包的准备。

（4）如患儿在治疗中发热不退或退而复升，前囟饱满、颅缝裂开、呕吐不止、频繁惊厥，应考虑合并硬膜下积液或脑室炎的可能，可做头颅CT扫描检查等，以便早期确诊并及时处理，对硬脑膜下积液多时可行硬膜下穿刺放液。

（5）用药护理：护理过程中应了解各种药物的使用要求及副作用，如静脉用药的配伍禁忌，青霉素稀释后应在1小时内输完，防止破坏，影响疗效；注意观察氯霉素的骨髓抑制作用，定期做血象检查，静脉输液速度不宜过快，以免加重脑水肿；保护好静脉血管，保证静脉输液通畅。记录24小时出入水量等。

【护理评价】

通过再评估，确定患儿实施护理措施后是否达到：改善患儿体温并使体温维持正常，避免患儿发生惊厥和脑疝，不使患儿受伤，保持体液平衡，营养供给能满足机体的需要，不发生口腔溃疡、皮肤破损及窒息。

【健康教育】

向家长讲解疾病的病因、症状及可能预后，给予患儿及其家长安慰、关心和爱护，使其接受疾病的事实，鼓励其增加战胜疾病的信心。根据患儿及其家长的接受程度，介绍病情，讲解治疗及护理的方法，使其能主动配合。及时解除患儿不适，取得患儿及其家长的信任；对恢复期和有神经系统后遗症的患儿，应进行功能训练，指导家长根据不同情况给予相应护理，促使病情尽可能地康复；加强卫生知识的宣传，预防呼吸道感染。凡与流感嗜血杆菌性脑膜炎和流行性脑脊髓膜炎接触的易感儿均应服用抗菌药物预防；普及卫生知识，改善生活环境，提高人体免疫力。因病原菌主要是经呼吸道侵入，故应保持室内卫生，空气新鲜，阳光充足；重视婴幼儿呼吸道感染，对呼吸道感染、中耳炎、鼻窦炎、皮肤感染等及时、彻底治疗。指导预防注射，我国已有流脑疫苗用于易感人群，出院患儿应定期随访。

第三节　病毒性脑膜炎、病毒性脑炎

病毒性脑膜炎、病毒性脑炎是由各种病毒感染引起的以发热、颅内压增高和意识障碍为主要表现的中枢神经系统炎症，常累及脑实质，称为病毒性脑炎，如同时累及脑膜则称为病毒性脑膜炎，患儿可同时出现脑膜刺激征。本病是由各种病毒感染引起的脑膜、脑实质炎症，是小儿常见的急性中枢神经系统感染性疾病，夏秋季发病率较高。病情轻重差异很大，轻者预后良好，重者可留下后遗症，甚至导致死亡。

病毒感染中枢神经系统大多通过血行播散。病毒自呼吸道、胃肠道或经昆虫叮咬侵入人体，在淋巴系统内繁殖后经血液循环（此时期为病毒血症期）到达各脏器，特别是网状内皮系统，此时可产生发热等全身症状，如病毒在这些器官中再大量增殖并进入血流，则可进一步向播散全身。在小儿机体免疫力较低，血脑屏障功能不健全的情况下，病毒则可进入中枢神经系统，侵犯脑膜引起充血、水肿；或进入神经细胞内繁殖，破坏神经组织，导致脑组织水肿、软化和坏死，病变可为局部性或弥散性。此外，有些病毒也可直接经周围神经通路侵入脑组织引起炎症（如单纯疱疹病毒经嗅神经侵入脑部），此种途径较为少见。中枢神经系统的病变可为病毒直接损伤的结果，也可为"感染后"的"过敏性"脑炎改变，导致神经脱髓鞘病变、血管及其周围的损伤所造成的供血不足。

【护理评估】

1. 健康史　多种病毒可引起脑膜炎、脑炎，80%以上由肠道病毒引起（如柯萨奇病毒、埃可病毒等），其次为虫媒病毒（如乙型脑炎病毒）、腮腺炎病毒等。

2. 身体状况　本病轻重不一，症状多样，多呈急性或亚急性起病。起病前1～3周多有上呼吸道及胃肠道感染史、接触动物或昆虫叮咬史。病毒性脑膜炎患儿可有发热、头痛、呕吐、颈背疼痛、颈强直，但意识多不受累，也无局限性神经系统体征。病毒性脑炎患儿首发症状多有不同程度的发热，后随体温升高出现不同程度的意识障碍，轻者出现表情淡漠、嗜睡，重者神志不清、谵妄、昏迷，或精神异常。颅内高压表现为头痛、呕吐、局限性或全身性抽搐，严重者引起脑疝，甚至呼吸、循环衰竭死亡。由于主要受累脑区不同，可出现不同的局限性神经系统体征，例如，一侧大脑病变为主者，特别是有血管梗死时，可引起急性偏瘫；小脑受累可出现共济失调；脑干受累可出现交叉性瘫痪和中枢性呼吸衰竭；后组颅神经受累则出现吞咽困难，声音低微；自主神经受累可出现汗腺分泌异常及二便功能障碍；锥体外系受累则出现不自主运动等。

由于病毒感染常同时影响不同脏器，故可出现其他系统症状，如单纯疱疹病毒有时可伴有口唇或角膜疱疹，在新生儿期尚可因全身播散而出现周身皮损；肠道病毒可伴有心肌炎和各种不同类型的皮疹；腮腺炎病毒常伴有腮腺肿大等。

本病病程约2周左右，一般预后较好，大多能恢复健康。昏迷较久，频繁抽搐者预后较差，可留有不同程度的后遗症，如智力减退、癫痫、脑神经麻痹及肢体瘫痪等。

3. 辅助检查

（1）血象：白细胞正常或偏低，部分可轻度升高。

（2）脑脊液：为确诊本病主要依据，大多患儿脑脊液压力增高，外观清亮，白细胞计数多在$150×10^6$/L以下，以淋巴细胞为主（病初以中性粒细胞占多数），蛋白大多轻度升高或正常，糖和氯化物无明显改变。涂片或培养均无细菌发现。

（3）病毒及血清学检查：发病早期可收集脑脊液或咽分泌物、大便等标本，进行病毒的分离培养与鉴定，或直接用聚合酶链式反应（PCR）等技术检测病毒抗原。病毒性脑膜炎脑脊液中病毒培养的阳性率虽高于脑炎，但仍有约 1/3 的病例无法肯定致病病毒。血清学检查需采集患儿早期和恢复期双份血清，且恢复期血清的抗体效价比早期血清中抗体效价升高 4 倍才有诊断意义。

（4）脑电图：主要表现为高幅慢波，多呈弥漫性分布，少数可有痫样放电波。脑电图虽无特异性，但其改变与病情一致，有时能提示病变部位和预后，故有较高的参考价值。

4. 处理原则 目前多无特效抗病毒制剂，主要以对症处理和支持疗法为主。

（1）对症治疗：高热者可用物理或药物降温。控制惊厥适当使用地西泮、苯巴比妥，有颅内高压或脑疝征象时，可用 20%甘露醇或加用呋塞米等利尿药以减轻脑水肿。

（2）抗病毒治疗：包括以下内容。①疑似疱疹病毒脑炎可给予阿昔洛韦治疗，每次 10mg/kg，于 1 小时内静脉注射，每 8 小时用 1 次，疗程为 1～2 周；②对其他病毒感染可酌情选用干扰素、更昔洛韦、利巴韦林、静脉注射免疫球蛋白、中药治疗等。

（3）肾上腺皮质激素的应用：急性期应用可抑制炎症反应，减轻脑水肿，降低颅内压。对重症病例在急性期选用地塞米松 0.2～0.5mg/（kg·d）静脉注射，7～10 天为一疗程，有一定疗效，但尚有争论。

（4）抗菌药物的应用：在未完全排除细菌感染前，应常规给予抗菌药物治疗，对于重症婴幼儿或继发细菌感染者，均应给予抗菌药物治疗。

【护理诊断及相关事项】

1. 体温过高 与病毒血症有关。

2. 急性意识障碍 与脑实质炎症有关。

3. 躯体活动障碍 与昏迷、肢体瘫痪有关。

4. 营养失调：低于机体需要量 与摄入不足及消耗过多有关。

5. 潜在并发症 颅内压增高。

【预期目标】

患儿体温维持在正常范围，患儿及其家长能理解病情，并能主动配合治疗及护理工作，患儿能摄入足够的营养及水分，患儿的并发症能及时发现和处理。

【护理措施】

1. 维持正常体温 监测体温，观察热型及伴随症状。出汗后及时更换衣物，体温＞38.5℃时给予物理降温或遵医嘱予药物降温，静脉补液。

2. 促进脑功能的恢复 向患儿介绍环境，以减轻其不安与焦虑，尽量避免环境中可引起患儿坐立不安的刺激因素。纠正患儿的错误概念和定向力错误，如患儿存在幻觉，讨论幻觉内容，以便采取相应措施，为患儿提供保护性看护和日常生活的细心护理。

3. 促进肢体功能恢复 做好心理护理，增强患儿自我照顾能力和信心，卧床期间协助患儿洗漱、进食、大小便及个人卫生等。教给家长协助患儿翻身及皮肤护理的方法，适当使用气圈、气垫等，预防压疮。保持瘫痪肢体于功能位，病情稳定后，及早督促患儿进行肢体的被动或主动功能锻炼，活动时要循序渐进，加强保护措施，防碰伤。在每次改变锻炼方法时给予指导、帮助和鼓励。

4. 观察病情，保证营养供应 患儿取平卧位，一侧背部稍垫高，头偏向一侧，以便分泌物排出，上半身抬高 20°～30°，利于静脉回流，降低脑静脉窦压力，以利于降低颅内压。每 2 小时翻身一次，轻拍背部促进排痰，减少坠积性肺炎。密切观察瞳孔及呼吸，以防移动体位致脑疝形成和呼吸骤停，保持呼吸道通畅、给氧，如有痰液堵塞，立即予气管插管、吸痰，必要时行气管切开术或使用人工呼吸机。对昏迷或吞咽困难的患儿，尽早给予鼻饲，保证热量供应，做好口腔护理。输入能量合剂营养脑组织，促进脑功能恢复，控制惊厥，遵医嘱使用镇静药、抗病毒药、激素、促进苏醒的药物等。

【护理评价】

患儿体温正常；未发生受伤；患儿营养正常；未发生潜在并发症；家长没有发生恐惧情绪。

【健康教育】

向患儿及其家长介绍病情，做好心理护理，增强战胜疾病的信心。向家长提供保护性看护和日常生活护理的有关知识，指导家长做好患儿智力训练和瘫痪肢体功能训练，对于恢复期患儿或遗留有后遗症者，可给予针灸、按摩、高压氧治疗等，以促进神经功能的恢复。告知出院后应定期随访。

第四节　注意力缺陷多动症

注意力缺陷多动症（attention deficit hyperactivity disorder，ADHD）又称儿童多动症，是以与年龄所不相称的活动过多、注意力不集中、任性、易冲动为主要特征的行为障碍。其神经系统检查智商（IQ）基本正常。但有学习困难、运动功能不协调及心理异常。14 岁以下的儿童患病率为 7%～9%，50%患儿起病在 4 岁以内，男女比例为 4∶1～6∶1。

【护理评估】

1. 健康史　由于引起本病的原因较多，遗传因素在本病发生中有相当大的作用。此外，还与妊娠及分娩轻微脑损伤、早产、低出生体重、铅中毒、中枢神经系统的病毒感染、营养不良、不良的社会和家庭环境、虐待或忽视、心理障碍等因素有关，因此对于在妊娠与分娩期及出生后所有可造成中枢神经系统损伤的因素应进行详细询问。

2. 身体状况　本病的主要症状是注意力缺陷和活动过度，两者多同时存在。

（1）活动过度：患儿从小表现兴奋多动，睡眠少、易兴奋、好跑动、不得安宁。上课时小动作不断，摇椅转身，离位走动。说话过多，常在问题尚未说完时抢话，叫喊讲话。扰乱课堂秩序，翻箱倒柜，常干扰别人的活动。

（2）注意力缺陷：是本病必备表现之一，易受外来影响而激动，患儿注意力短暂、易随环境转移，在玩和学习时往往心不在焉。做事有始无终，对各方面的刺激都起反应。听课不专心，常一事未完又做另一事，无监督时难以完成作业。

（3）其他表现：患儿任性冲动、情绪不稳定、缺乏克制力，伴有学习困难。

对于 7 岁前起病患儿，根据其父母、老师对小儿行为的评估，病程持续超过半年者可考虑本病，但应与某些器质性或功能性精神病等相鉴别。

3. 处理原则　应采取综合治疗措施，包括心理治疗、合理教育、认知行为治疗、社会技能训练及必要的药物治疗等。

（1）心理治疗和教育：学校、家长与医务人员密切配合，共同关心患儿，先给予支持性心理疗法。要消除各种不良刺激，避免对患儿歧视和责骂，鼓励患儿纠正不良行为，合理安排教学计划和生活制度，必要时给予特殊教育和训练。

（2）药物治疗：目前主要应用的是中枢兴奋药（如哌甲酯、匹莫林、苯丙胺），此外还可应用三环类抗抑郁药（如丙咪嗪）和单胺氧化酶抑制剂。药物治疗必须在医生指导下进行，从小剂量开始，定期随访，注意观察其疗效和副作用。①哌甲酯：为首选药物。剂量为 0.3～0.8mg/kg，每日早晨上课前半小时服用一次，2～3 天无效可逐渐增加剂量，至症状明显得到控制为止，最大剂量为 60mg/d，如服用 1 个月无效者停药。晚上不服药，周末和假期停服，6 岁以下小儿尽量不用。轻者服药 6 个月～1 年，重者疗程为 3～5 年。副作用有失眠、厌食、体重暂时下降等。②匹莫林：剂量 2.25mg/（kg·d）。③苯丙胺：剂量 0.15～0.3mg/（kg·d）。青春期以后原则上不再用药。

【护理诊断及相关事项】

1. 社交障碍　与注意力不集中有关。

2. 焦虑 家长焦虑与患儿学习成绩不良及存在破坏和攻击行为有关。

【护理措施】

1. 用药护理 一般 6 岁以上患儿应用哌甲酯等药物，对需要用药物治疗的患儿，指导用药的方法，一般治疗根据病情需要早上和中午用药，做好疗效及副作用的观察。神经兴奋剂仅能改善患儿注意力，而对多动、冲动等无多大影响。该类药物有引起淡漠、社会退缩、刻板动作、食欲减退、影响发育等不良反应，用药中应予以注意。抗精神病药、催眠药对本症无效，有时还会使症状恶化，不宜使用。

2. 心理护理 心理治疗非常重要，需家长、教师、医务人员密切配合共同关注，给予支持性心理治疗，杜绝歧视、打骂等各种不良刺激。发现优点予以表扬以提高其自尊心。鼓励患儿积极参加文娱、体育活动，使其过多的精力得以释放，并可培养其注意力。为患儿制订简单可行的规矩，培养一心不二用，如吃饭时不看书，做作业时不玩玩具等。对于一些攻击和破坏性行为不可袒护，要严加制止，但应注意方法。加强家庭与学校的联系，共同教育，持之以恒。

【健康教育】

医院、家长及教师合作，保证家长、教师了解患儿所用药物的名称、剂量及用药时间，保证患儿接受必要的训练和教育，为患儿制订特殊的学习计划，监测、评估患儿的进步及药物不良反应。

第五节　脑　性　瘫　痪

脑性瘫痪（cerebral palsy）简称脑瘫，是指出生前到出生后 1 个月内由各种原因引起的非进行性脑损伤综合征。其主要表现为运动障碍和姿势、肌张力、腱反射异常。本病可伴有智力低下、癫痫和语言及精神行为异常。

【护理评估】

1. 健康史 详细询问患儿出生前、出生时及出生后的情况。母亲妊娠期的感染、妊娠高血压综合征、糖尿病、腹部外伤。是否早产，有无发育异常，有无窒息、缺氧、产伤、颅内出血等，出生后有无严重感染、黄疸及外伤。早产婴儿由于神经系统发育不完善极易发生本病。不少病例病因不明。

2. 身体状况 本病主要症状为中枢性运动障碍，表现为运动发育落后，如患儿抬头、翻身、坐和走等均落后于同龄儿。自主运动困难，动作不协调、不对称。肌张力和姿态异常，表现为肌张力增高、低下或高低变化不定。肌张力增高者呈足尖着地，双下肢呈剪刀状交叉。膝腱反射亢进，可有踝阵挛，巴宾斯基征阳性。约有 2/3 的脑瘫患儿可合并智力落后，半数患儿伴听力障碍、语言障碍、癫痫发作或精神行为障碍等。

检查患儿的瘫痪程度及肌张力，同时检查智力水平。患儿常有异常姿势，如角弓反张或四肢痉挛。根据患儿的临床表现特点可将脑性瘫痪分为以下几型。

（1）痉挛型：是脑瘫最常见类型。占全部患儿的 60%～70%。其主要表现为肌张力增高，自发运动减少和腱反射亢进。根据受累部位的不同，又可分为双侧瘫、四肢瘫、偏瘫、截瘫、单瘫等。

（2）手足徐动型：约占脑瘫患儿的 20%，患儿在静止时常出现缓慢的、无规律、无目的、不协调、不能自控的手足徐动作，面部表情怪异，入睡后消失。

（3）强直型：少见，表现为全身肌张力显著增高，身体异常僵硬。四肢被动运动时，可感觉到肢体呈铅管样或齿轮样强直。本型常有严重的智力低下。

（4）共济失调型：少见，主要表现为稳定性差、协调性差、步态蹒跚、共济失调，上肢常有意向性震颤。

（5）肌张力低下型：肌张力降低呈软瘫状，自主运动很少，仰卧时四肢外展如同仰翻的青蛙。但腱反射可引出。此型常为过渡形式。

（6）震颤型：此型很少见，表现为四肢震颤，一般为静止性震颤。

（7）混合型：同时兼有以上两种类型的症状混合出现，以手足徐动型和痉挛型并存多见。

3. 辅助检查　可进行脑电图及头颅 CT、MRI 检查以明确病变部位和病因，有无脑发育畸形或合并癫痫。

4. 心理和社会支持状况　脑瘫患儿由于生活困难而导致其心理和精神发育障碍，家长往往不能正确认识和接受疾病的事实，所以可出现担心、紧张，又因为今后生活照顾、教育等方面出现困难，而出现情绪焦虑等心理反应。

5. 处理原则　本病治疗的主要目的是促进各系统功能的恢复和正常发育，纠正异常姿势，减轻其伤残程度。早期发现和及时治疗非常重要。进行功能训练，利用各种有益的手段对患儿进行全面、多样化的综合治疗。家长与医务人员密切配合，共同制订训练计划，评估训练效果。此外可用整形外科手术及脑外科手术解除肌紧张，减轻肢体畸形。有癫痫发作者按发作类型给予抗癫痫药物治疗。

【护理诊断及相关事项】

1. 成长发展迟缓　与脑损伤有关。

2. 躯体活动障碍　与肢体中枢性瘫痪有关。

3. 潜在并发症　废用综合征。

【护理措施】

1. 日常护理

（1）脑瘫患儿的护理是一个长期的过程，需要耐心细致。由于脑瘫患儿往往存在多方面的能力缺陷，应指导家长正确护理患儿，如为患儿选择穿脱方便的衣服，更衣时注意患儿体位，一般瘫痪重侧肢体先穿、后脱。

（2）要注意培养患儿生活自理的能力，根据患儿年龄进行日常生活动作的训练，如进食、穿衣、洗漱、大小便等，养成定时大小便习惯，教会患儿在排便前能向大人预示，学会使用卫生纸、穿脱衣服等。对伴有听力、语言障碍的患儿，应按正常小儿语言发育的规律进行训练，多给患儿丰富的语言刺激，鼓励患儿发声，矫正发声异常，并持之以恒，以增强患儿对社会生活的适应能力。

（3）鼓励患儿与正常小儿一起参加集体活动，多表扬患儿的进步，调动其积极性，防止发生孤独、自卑心理，促进其健康成长。

2. 保证营养供给

（1）供给高热量、高蛋白及富含维生素、易消化的食物。

（2）对独立进食困难的患儿应进行饮食训练。喂食时保持患儿头处于中线位，避免头后仰导致异物吸入。在患儿牙齿紧咬时切勿用匙强行喂食，以防损伤牙齿。耐心地教患儿学习进食动作，尽早能独立进食。

（3）如患儿热量无法保证时应进行鼻饲。

3. 功能训练　脑瘫患儿大脑病损是静止的，但所造成的神经功能缺陷并非永远固定不变。若不早期进行功能锻炼，其异常姿势和运动模式会固定下来，同时会造成肌腱挛缩，骨、关节畸形，进而加重智力障碍。婴幼儿脑组织可塑性大、代偿能力强，若康复治疗措施恰当，可获最佳效果。因此，患儿一经确诊，应立即开始功能锻炼。对瘫痪的肢体应保持功能位，并进行被动或主动运动，促进肌肉、关节活动和改善肌张力。还可配合推拿、按摩、针刺及理疗等，以纠正异常姿势，平衡肌张力。严重肢体畸形者 5 岁后可考虑手术矫正。

4. 预防皮肤完整性受损的护理　部分病情严重不能保持坐位的患儿往往长时间卧床，可引起躯体受压部位血液循环障碍、营养不良产生压疮，家长及护理人员要常帮助患儿翻身，保证衣服、被褥平整，及时清理大小便，保持皮肤清洁，防止压疮发生或继发其他感染。

【健康教育】

做好产前保健，在妊娠早期预防感染性疾病，如风疹、弓形虫等感染。避免外伤和难产，预防胎儿受损。避免早产，因为体重过低是脑性瘫痪的一个重要因素；做好新生儿期的预防，主要是预防新生儿呼吸暂停、低血糖、胆红素脑病及颅内感染等疾病；指导家长正确护理患儿，做好患儿的特殊教育，对他们应进行一些特殊的职业训练，培养其独立生活的能力和克服困难的信心，尽可能避免其产生自卑心理。

第十五章　遗传性疾病患儿的护理

遗传性疾病是人体由于遗传物质结构或功能改变所导致的疾病，简称遗传病（genetic disease）。由于分子生物学技术的飞速发展，人们对遗传性疾病的认识从细胞水平进入分子水平，对众多疾病的发病机制有了新的认识，并在诊断、治疗和预防方面开拓了新的途径。

遗传物质包括细胞中的染色体及其基因（DNA），染色体是细胞遗传物质（基因）的载体。人类细胞染色体数为 23 对，其中 22 对为常染色体，1 对为性染色体。人体细胞的遗传物质信息全部编码在组成染色体的 DNA 分子长链上。根据遗传物质的结构和功能改变的不同，将遗传性疾病分为三大类：①基因病，指遗传物质的改变仅涉及基因水平，分为单基因病、线粒体病、分子病、多基因遗传病等；②染色体病，指由于染色体数目、形态或结构异常而引起的疾病，可分为常染色体病和性染色体病两大类；③体细胞遗传病，是体细胞中的遗传物质改变所引起的疾病，如各种肿瘤及某些先天畸形。

第一节　21-三体综合征

21-三体综合征（21-trisomy syndrome）又称先天愚型或唐氏综合征，是人类最早发现且最常见的常染色体病。在活产婴儿中的发生率为 1/800～1/600，即 1.2‰～1.6‰，发病率随孕母年龄的增长而增加。本病主要特征为智力落后、生长发育迟缓和特殊面容，并可伴有多种畸形。

本病由常染色体畸变引起，第 21 号染色体呈三体型。其发生主要由于生殖细胞在减数分裂时或受精卵在有丝分裂时发生不分离，致使体细胞内存在一条额外的 21 号染色体。根据染色体的异常，可分为三种类型：①标准型，占全部患儿的 95%，体细胞染色体总数为 47 条，核型为 47，XY（或 XX）+21，有一个额外的 21 号染色体。其发生机制系因亲代的生殖细胞在减数分裂时染色体不分离所致。②易位型，占 2.5%～5%，染色体总数为 46 条，其中一条是易位染色体。最常见的是 D/G 易位，即 G 组 21 号染色体与 D 组 14 号染色体发生着丝粒融合，核型为 45，XY（或 XX），−14，−21，+t（14q21q）。另一种为 G/G 易位，是由于 G 组中两个 21 号染色体发生着丝粒融合，核型为 46，XY（或 XX），−21，+t（21q21q）。③嵌合型，占 2%～4%，患儿体内存在两种细胞系，一为正常细胞，一为 21-三体细胞，本型是受精卵在早期分裂过程中染色体不分裂所致，临床表现随正常细胞所占百分比而定。

【护理评估】

1. 健康史　本病的发生与孕妇高龄、妊娠期接触放射线、病毒感染、应用某些致畸药物和遗传因素等有关。发病率随孕母年龄增长而升高，可能与字母卵子老化有关。

2. 身体状况　主要特征为智力落后，生长发育迟缓，特殊面容，并可伴有多种畸形。

（1）智力落后：患儿有不同程度的智力发育障碍，随着年龄的增长而日益明显。

（2）生长发育迟缓：患儿出生的身长和体重均较正常儿低，出生后体格发育、动作发育均迟缓。身材矮下，骨龄落后，出牙迟且顺序异常；四肢短，关节可过度弯曲；肌张力低下，腹膨隆，可伴有脐疝；手指粗短，小指尤短，且向内弯曲。

（3）特殊面容：出生时即有明显的特殊面容，如表情呆滞，眼裂小，眼距宽，双眼外眦上斜；鼻梁低平，外耳小；常张口伸舌，流涎多；头小而圆，前囟闭合延迟；颈短而宽。

（4）皮纹特点：可见通贯手，手掌三叉点 t 移向掌心，atd 角增大，第 5 指有的只有一条指褶纹。

（5）其他：约 50%患儿伴有先天性心脏病，其次是消化道畸形。免疫力低，易患各种感染。白血病的发病率增长 10～30 倍。存活至成人期，则常在 30 岁左右即出现老年性痴呆症状。

3. 辅助检查

（1）染色体检查：可发现异常。

（2）酶的改变：红细胞中的超氧化物歧化酶-1（SOD-1）活性较正常人增高 50%；白细胞中的碱性磷酸酶活性亦可增强。

4. 心理和社会支持状况 评估患儿家庭经济状况及父母角色是否称职，了解父母对疾病的认识程度。了解家长是否因本病无有效治疗办法及患儿智力低下、生活自理能力差而焦虑。

5. 处理原则 目前尚无有效治疗方法。注意预防感染，加强患儿教育和训练以提高生活自理能力。如伴有其他畸形，可考虑手术矫治。

【护理诊断及相关事项】

1. 自理缺陷 与智力低下有关。

2. 有感染的危险 与免疫力低下有关。

3. 焦虑（家长） 与小儿智力低下有关。

4. 知识缺乏 与家长缺乏对疾病认识有关。

【预期目标】

1. 患儿能逐步生活自理，从事简单劳动。

2. 患儿家长达到良好心理适应，并掌握有关疾病知识及对患儿进行教育、训练的技巧。

【护理措施】

1. 加强生活护理，培养自理能力

（1）细心照顾患儿，协助吃饭、穿衣，定期洗澡，并防止意外事故。细心喂养患儿，喂养时依据患儿实际吞咽能力而定，少量多餐，保证均衡营养。

（2）保持皮肤清洁干燥，患儿长期流涎，应及时擦干，保持下颌及颈部清洁，用面油保持皮肤的润滑，以免皮肤糜烂。

（3）帮助母亲制订教育、训练方案，进行示范，使患儿通过训练能逐步生活自理，从事简单劳动。

2. 预防感染 患儿免疫力低下，易发生感染，以呼吸道感染多见。保持空气新鲜，避免与感染患儿接触，注意个人卫生，勤洗手。

3. 心理护理 当家长得知他们的孩子患有 21-三体综合征时，会难以接受事实并表现出忧伤、自责，护士应理解他们的心情并予以耐心开导，帮助他们面对现实，增强心理承受能力，并提供有关孩子养育、家庭照顾的知识，使他们尽快适应疾病的影响。

【护理评价】

患儿生活自理程度如何，能否进行基本需要的表达及基本人际沟通；家长能否面对现实，有良好的心理适应；家长是否掌握有关疾病知识及对患儿进行教育、训练的技巧。

【健康教育】

35 岁以上妇女，妊娠后做羊水细胞检查。注意发现易位染色体携带者，凡 30 岁以下的母亲，子代有 21-三体综合征者，或姨表姐妹中有此患者，应及早检查子亲代染色体核型。妊娠期避免接受 X 线照射，勿滥用药物，预防病毒感染。患儿常合并先天性心脏病，要防止心功能不全。鼓励家长定期随访和遗传咨询。

第二节 苯丙酮尿症

苯丙酮尿症（phenylketonuria，PKU）是一种常见的氨基酸代谢病，属常染色体隐性遗传病。本病因苯丙氨酸代谢过程中酶缺陷，使得苯丙氨酸不能转化为酪氨酸，导致苯丙氨酸及酮酸蓄积并从尿中大量排出而得名。其临床主要表现为智力低下、惊厥发作和色素减少。其发病率随种族而异，为 1/25 000～1/6000，我国发病率为 1/16 500。

本病分典型（约占 99%）和非典型（约占 1%）两型。典型 PKU 患儿肝细胞缺乏苯丙氨酸羟化酶（phenylalanine hydroxylase，PAH），引起苯丙氨酸代谢障碍，使其不能转变为酪氨酸，从而导致苯丙氨酸在体内过多蓄积，而引起一系列临床症状：①过量苯丙酮酸由尿排出形成苯丙酮尿；②由于酪氨酸生成减少，使酪氨酸转变为黑色素的过程受阻，使患儿毛发色素减少；③高浓度的苯丙氨酸及其代谢产物导致脑细胞受损，使脑的发育和功能受到显著影响，导致患儿智力落后，并可出现神经系统症状。非典型 PKU 由苯丙氨酸在羟化过程中所必需的辅酶——四氢生物蝶呤（BH₄）缺乏所致，使苯丙氨酸不能氧化成酪氨酸，造成多巴胺、5-羟色胺等重要神经递质缺乏，引起神经系统功能损害。非典型 PKU 临床症状更重，治疗亦不易。

【护理评估】

1. 健康史 本病属常染色体隐性遗传病，注意询问家族其他成员发病情况，询问父母是否为近亲结婚，患儿是否有智力低下及体格发育较同龄儿落后，了解喂养情况、饮食结构、小便气味等。

2. 身体状况 患儿出生时一般都正常，3～6 个月时出现症状，后逐渐加重，1 岁时症状明显。

（1）神经系统：智力发育落后，可有行为异常、肌痉挛或癫痫发作。少数肌张力增高和腱反射亢进。BH₄ 缺乏型 PKU 患儿的神经系统症状出现较早且较重，常见肌张力下降、嗜睡和惊厥，如不及时治疗，常在幼儿期死亡。

（2）外观：患儿出生数月后因黑色素合成不足，毛发逐渐变为棕色或黄色，皮肤白嫩，虹膜色素变淡。

（3）其他：可有呕吐、喂养困难、皮肤湿疹症状，尿及汗液有鼠尿样臭味，此与尿中存在苯乙酸有关。

3. 辅助检查

（1）新生儿期筛查：采用 Guthrie 细菌生长抑制试验可以半定量测定新生儿血液苯丙氨酸浓度。在开始给小儿喂奶类 2～3 日后，用厚滤纸采集其末梢血液，晾干后送检。当苯丙氨酸含量超过正常 2 倍（＞0.24mmol/L）时，应复查或采静脉血进行苯丙氨酸和酪氨酸定量测定。

（2）尿三氯化铁试验和 2，4-二硝基苯肼试验：两者都是检查尿中苯丙酮酸的化学呈色法。由于患儿尿中苯丙酮酸排泄呈间歇性，故需多次检查。一般用作对较大小儿的初筛。

（3）血浆氨基酸分析和尿液有机酸分析：可为本病提供生物化学诊断依据，同时也可用于鉴别其他的氨基酸、有机酸代谢缺陷。

（4）DNA 分析：目前该技术广泛用于 PKU 诊断和产前诊断。但由于基因的多态性，分析结果必须谨慎。

4. 处理原则 本病是少数可治性遗传代谢病之一，开始治疗的年龄越小，效果越好。诊断一旦明确，立即给予低苯丙氨酸饮食疗法。对非典型 PKU 除饮食控制外，应给予 BH₄、5-羟色氨酸和左旋多巴等药物治疗。

【护理诊断及相关事项】

1. 生长发育改变 与高浓度的苯丙氨酸导致脑细胞受损有关。

2. 有皮肤完整性受损的危险 与尿液及汗液的刺激有关。

3. 知识缺乏 家长缺乏饮食控制的知识。

【预期目标】

1. 患儿神经系统损伤减轻。

2. 患儿皮肤保持完好。

3. 患儿家长适应疾病带来的家庭改变，积极配合治疗。

【护理措施】

1. 控制饮食、促进生长 供给低苯丙氨酸饮食,其原则是使摄入苯丙氨酸的量能保证生长发育和代谢的最低需要。应适量供给 30～50mg/(kg·d),使血中苯丙氨酸浓度维持在 0.24～0.61mmol/L(4～10mg/dl)。对婴儿可喂给特制的低苯丙氨酸奶粉,对幼儿添加辅食时应以淀粉类、蔬菜和水果等低蛋白质食物为主,忌用肉、蛋、豆类等含蛋白质高的食物。饮食控制期间应根据年龄定期随访血中苯丙氨酸浓度,同时注意生长发育情况。饮食控制应尽早在 3 个月以前开始,超过 1 岁以后开始治疗,虽可改善抽搐症状,但智力低下是不可逆转的。饮食控制应至少持续到青春期以后。

2. 加强皮肤护理 由于高浓度的苯丙酮尿和汗液刺激,皮肤完整性易受到损害。应勤换尿布,保持皮肤干燥,尤其是注意腋下、腹股沟等处皮肤的清洁,有湿疹时应及时处理。

【护理评价】

患儿神经系统损伤是否减轻;患儿是否出现皮肤黏膜损害;家长是否适应疾病带来的家庭改变,能否坚持低苯丙氨酸饮食。

【健康教育】

向家属讲解本病的有关知识,强调本病为少数可治性遗传代谢病。说明饮食控制直接影响患儿智力和体格发育,必须坚持。协助制订食谱,督促定期复查。对有本病家族史的夫妇可采用 DNA 分析或羊水检测对胎儿进行产前诊断。